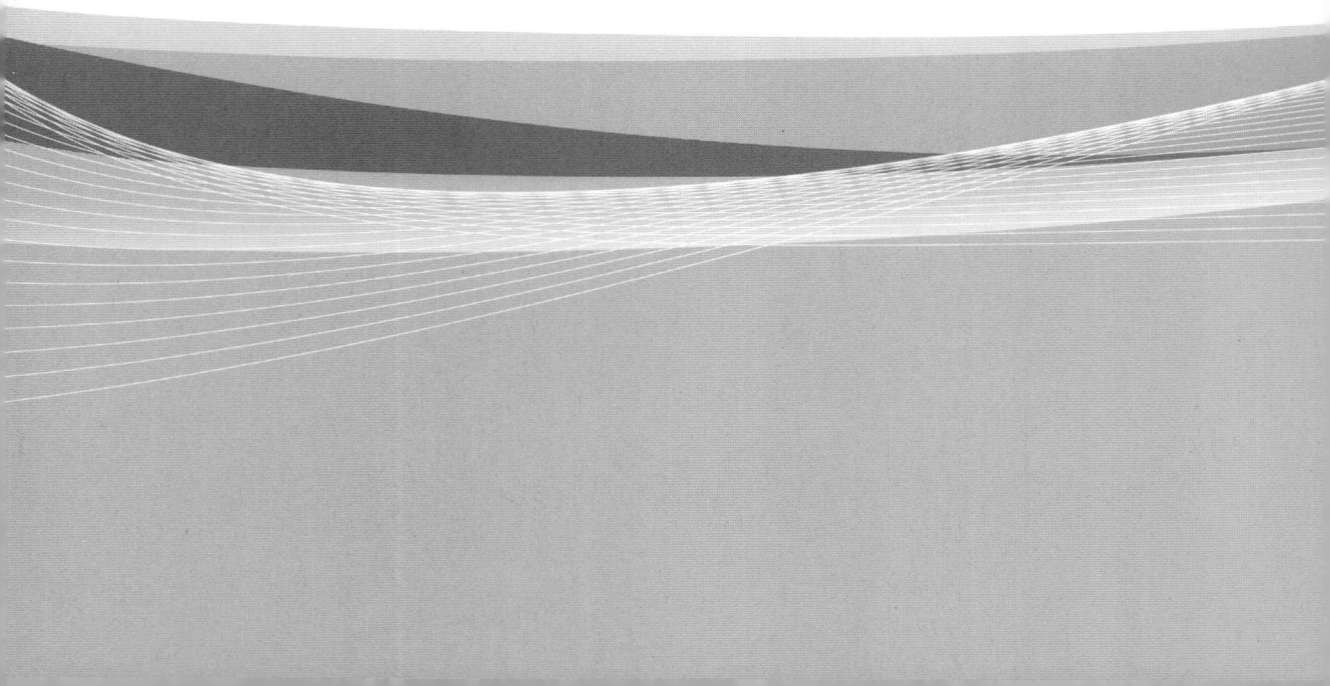

全国高职高专医药院校推荐教材

供护理、助产等专业使用

案例版

Nursing psychology

护理 心理学

主　编 ◎ 陈　燕

副主编 ◎ 余仙平　姚艳艳　胡　洁

暨南大学出版社
JINAN UNIVERSITY PRESS

中国·广州

图书在版编目（CIP）数据

护理心理学/陈燕主编；余仙平，姚艳艳，胡洁副主编 . —广州：暨南大学出版社，2014.11（2020.9 重印）

ISBN 978 - 7 - 5668 - 1252 - 0

Ⅰ . ①护…　　Ⅱ . ①陈…②余…③姚…④胡…　　Ⅲ . ①护理学—医学心理学　Ⅳ . ①R471

中国版本图书馆 CIP 数据核字（2014）第 245003 号

护理心理学

HULI XINLIXUE

主　编：陈燕　副主编：余仙平　姚艳艳　胡洁

出 版 人：张晋升

责任编辑：张仲玲　梁嘉韵　牛　攀　李倬吟

责任校对：华文杰　陈丽娟　龙梦姣

责任印制：汤慧君　周一丹

出版发行：暨南大学出版社　（510630）

电　　话：总编室（8620）85221601

　　　　　营销部（8620）85225284　85228291　85228292　85226712

传　　真：（8620）85221583（办公室）　85223774（营销部）

网　　址：http://www.jnupress.com

排　　版：广州市天河星辰文化发展部照排中心

印　　刷：佛山市浩文彩色印刷有限公司

开　　本：787mm×1092mm　1/16

印　　张：17.625

字　　数：415 千

版　　次：2014 年 11 月第 1 版

印　　次：2020 年 9 月第 5 次

印　　数：7501—9000 册

定　　价：39.80 元

前　言

当代医学模式由生物医学模式向生物—心理—社会医学模式转变，护理模式也发生了巨大的变化，在原来以病症为中心的护理基础上转变为以患者为中心的护理。护理服务不仅要求护士与医生紧密配合，更要求其针对每位患者的具体情况，力图消除心理、社会因素带来的消极影响。我国现在常用的整体护理模式强调以患者为中心，由责任护士对患者的身心健康实施整体护理。整体护理模式明确提出了心理护理的目标，要求护理人员懂得心身关系，对患者进行心理护理。

《中国护理事业发展规划纲要（2011—2015 年）》提出："十二五"期间将进一步加快护理教育的改革与发展，在课程设置中应当加大心理学知识的比重。根据全国卫生职业教育指导委员会颁布的《护理专业标准》，"护理心理学"为护理专业的专业必修课。"护理心理学"课程中所包含的心理治疗、心理护理等内容是内、外、妇、儿等护理课程中心理护理内容的基础，也是"精神科护理"的专业基础。在护理专业培养体系中，重视心理护理课程的开展，加强心理护理技能的训练，使护理人才的知识体系更符合现代护理模式的需求。

根据我国医院护理工作现状调查研究，一般性心理护理方法应用广泛，而治疗性心理护理方法除支持性疗法外，较少应用。以往护理心理学教材对治疗性心理方法的介绍较为简略，可操作性不强。本教材改变了以往心理学基础知识部分与心理护理部分各成体系、融合较少的情况，以护理学角度来介绍心理学基础知识部分，从心理学角度加强患者心理及心理护理部分的可操作性。

本教材由具备丰富临床经验和教学经验的护理学及心理学双师型教师共同编写完成。本教材通过临床常见案例导入，介绍护理心理学理论知识，并依据各章心理学理论对案例进行专业分析，提出了可操作性强的心理护理方案。

根据国内外护理心理学发展趋势，本教材新增加了我国护理心理学领域可用的沙盘游戏、意象对话等方法的内容。本教材适用于高职高专院校护理、助产等专业教学使用，亦可作为护士、医生等医疗卫生机构专业人士的参考书籍。

本教材参考了许多专家和学者的学术成果，在此，向各位作者和出版机构表示衷心感谢。本教材在编写过程中受编者知识水平及编写经验的限制，其中难免存在一些缺点和不足，热忱欢迎各位同行、使用教材的师生和读者批评指正，以便本教材在修订和再版时进一步完善。

编　者

2014 年 8 月

目　录
CONTENTS

第一章 绪 论

案例思考

现今 70 多岁的老伯曾广举，在 1989 年被确诊患了右肺肺癌，专家根据当时的病情给他下了最多只能活 4 年的"判决书"。但 20 年过去了，他仍活得有滋有味，还将 20 年的抗癌心得写成一部 30 万字的专著，以激励其他癌症患者。他说："许多癌症患者是被吓死的，我活到今天，实践证明要战胜癌症，必须首先战胜自己！"

1989 年初夏，曾广举被诊断出肺癌并做了手术。手术后 45 天肿瘤复发，病灶转移到胸骨。第二次手术中，医生将他的半边右肺和两根肋骨都切除了。第二次手术后，他又连续做了 6 个疗程的化疗。之后，积极乐观的他结合中药，采用心理、饮食和运动疗法，并常与太极拳、气功、交谊舞相伴，对生活充满信心和勇气。20 年过去了，曾广举终让死神望而却步。

思考：
1. 曾老伯的抗癌经历说明了什么问题？
2. 你认为心理因素对人类健康及疾病的治疗有何影响？

第一节 心理学概述

一、心理与心理学

（一）心理学的概念

"心理学"一词来源于希腊文，原意是关于灵魂的科学。"灵魂"在希腊文中也有气体或呼吸的意思，因为古代人们认为生命依赖于呼吸，呼吸停止，生命也就完结了。随着科学的发展，心理学的对象由灵魂变为心灵。直到 19 世纪初，德国哲学家、教育学家赫尔巴特才首次提出心理学是一门科学。科学的心理学不仅对心理现象进行描述，更重要的是对心理现象进行说明，以揭示其发生与发展的规律。

心理学（英文名称 Psychology）是研究人和动物心理现象发生、发展和行为规律的一门科学。心理学既是一门理论学科，也是一门应用学科，它包括理论心理学与应用心理学两大领域。心理学既研究动物的心理，也研究人的心理，但以人的心理现象为主要研究对象。因此从狭义上来说，心理学是研究人的心理现象及其规律的一门科学。

心理学的研究对象就是心理现象，即我们非常熟悉，并随时会接触到、感受到的精神现象，又称心理活动，简称心理。心理是生物进化到高级阶段时人脑的特殊功能。

心理学的研究领域相当广泛，目前的主要研究领域有 7 个：普通心理学、生理心理学、发展心理学、教育心理学、医学心理学、工程心理学和社会心理学。心理学的应用范围很广，有很多分支学科，如医学心理学的分支学科就有临床心理学、护理心理学、变态心理学和神经心理学等。可以这样说，人类有多少种行业，就有多少门应用心理学，只要有人的地方，就有心理学。

（二）心理现象

心理现象人皆有之，它是自然界中最复杂的现象之一。心理现象是心理活动的表现形式，是生命活动过程中的高级运动形式，是一个复杂的、相互影响的、完整的统一体。为了研究方便，我们将其分为心理过程和个性心理，详见下图。

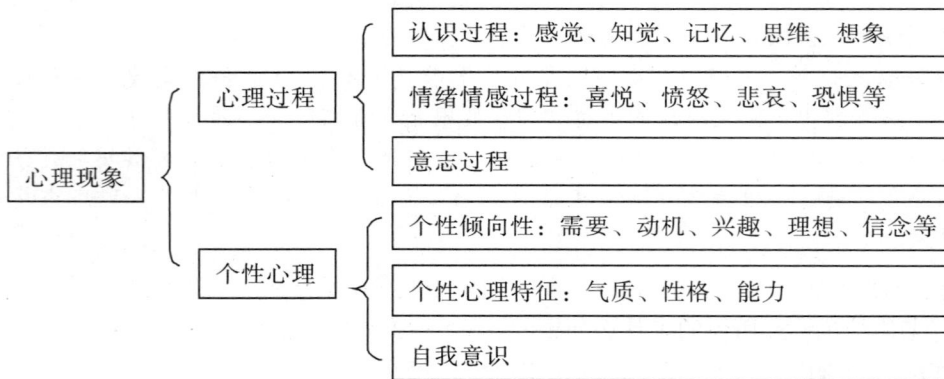

图 1-1　心理现象结构图

1. 心理过程

心理过程（mental process）是指一个人心理现象的动态过程。其包括认识过程、情绪情感过程和意志过程，反映正常个体心理现象的共同性一面。

认识过程即认知过程，是个体在实践活动中对认知信息的接受、编码、贮存、提取和应用的心理过程。它主要包括感知觉、思维、记忆和想象等。

情绪情感过程是个体在实践活动中对事物的态度的体验。

意志过程是个体自觉地确定目标，并根据目的调节支配自身的行动，克服困难，以实现预定目标的心理过程。

以上三种过程又被简称为知、情、意过程。这三个过程不是彼此孤立的，而是相互联系、相互作用，构成个体有机统一的心理过程的三个不同方面。

2. 个性心理

个性心理（individual mind）也称人格，是一个人在社会生活实践中形成的相对稳定的各种心理现象的总和，包括个性倾向性、个性心理特征和自我意识，反映人的心理现象的个别性一面。

个性倾向性是推动人进行活动的动力系统，是个性结构中最活跃的因素。个性倾向性决定着人对周围世界认识和态度的选择和趋向，决定人追求什么。它主要包括需要、动机、兴趣、理想、信念、价值观和世界观等。

个性心理特征是个体经常表现出来的本质的、稳定的心理特征。它主要包括气质、性格和能力。个性心理特征在个性结构中并非孤立存在，它受到个性倾向性的制约。例如，能力和性格是在动机、理想等推动作用下形成、稳定或者再变化的，也需要依赖于动机和理想等动力机制才能表现出来。二者相互制约、相互作用，使个体表现出时间上和情景中的一贯性，体现个体行为。

自我意识是一个人对自己的认识和评价，包括对自己个性倾向性、个性心理特征和心理过程的认识与评价。正是由于人具有自我意识，才能使人对自己的思想和行为进行自我控制和调节，使自己形成完整的个性。自我意识是衡量个性成熟水平的标志，是整合、统一个性各个部分的核心力量，也是推动个性发展的内部动因。自我意识也是个体自身心理、生理和社会功能状态的知觉和主观评价。

3. 两者联系

人的心理过程和个性心理密不可分，二者相互联系、相互影响、相互制约。一方面，个性是在心理过程中形成的，如果没有对客观事物的认识，没有对客观事物产生的情绪情感，没有改造客观事物的意志过程，个性是无法形成的。个性是一个人生活经历的写照，例如在舒适环境中长大的孩子，容易形成骄傲自满的个性特征；而在艰苦环境中长大的孩子，则容易形成吃苦耐劳的个性特征。另一方面，已经形成的个性又会制约心理过程的进行，并在心理活动过程中得到表现，从而对心理过程产生重要影响，使之带有鲜明的个人特色，如个性刚强的人做事目标会更加明确，意志也会更加坚定。

二、心理的实质

心理现象是在人的各种活动中发生、发展的，是每个人都体验过或正在体验着的、非常熟悉的现象。但是，心理现象究竟是怎样产生的，心理现象的产生是否依赖于身体某一器官，心理现象同物质现象的关系怎样，也就是说，心理的实质是什么，确实是一个非常复杂的问题。辩证唯物主义心理观认为脑是心理的器官，心理是脑的机能。心理是脑对客观现实的主观能动的反映，这是关于心理实质的唯一正确的观点。

（一）脑是心理的器官，心理是脑的机能

在历史上一个相当长的时期内，人们曾经认为心脏是产生心理活动的器官。随着近代科学的发展，人们才逐渐认识到产生心理活动的器官是脑，而心脏与心理活动并无特别直接的关系。1863 年，俄国生理学家谢切诺夫在其著作《脑的反射》一书中，把脑的全部活动解释为对事物的反射。之后，著名生理学家巴甫洛夫提出的高级神经活动学说，进一步科学地揭示了心理活动的脑机制。其实，常识也告诉我们脑是心理活动的器官，例如人们在睡眠或酒醉时，心脏活动与清醒时并无多大差别，但精神状态则与清醒时大不一样。

物种进化的历史和个体发育的进程，也表明心理活动与神经系统，尤其是大脑有着直接的关系。

1. 脑的进化是动物心理发展的基础

动物的心理发展水平是与其神经系统的发展水平相适应的。

（1）感觉阶段：无脊椎动物，如腔肠动物（海葵、海星等）、环节动物（蚯蚓、水蛭等）和节肢动物（蜜蜂、蜘蛛等），开始出现了神经系统，但由于没有脑，所以只能对刺激物的属性进行分析，其心理也只能停留在极其原始的、简单的感觉阶段。

（2）知觉阶段：脊椎动物的神经系统进一步发达，原始的脑开始形成，爬行动物又有了大脑皮层，就具备了心理活动的最高调节机构，因而就有了稳定的知觉。例如，鱼类大脑两半球处于萌芽状态，只能对光和声等形成条件反射；两栖类动物出现了大脑两半球，视、听觉尤为发达；爬行类动物出现了大脑皮质，具有初步的分析综合能力，感觉敏锐；鸟类枕叶和小脑尤为发达，能凭视觉控制在空中飞行自如。

（3）思维的萌芽阶段：哺乳动物的神经系统发展趋于完善，大脑皮质出现沟回，脑的不同部位执行着不同的功能。例如，猫、狗不但知觉水平有了长足的发展，而且有了一定的记忆能力；灵长类动物的大脑接近人脑的水平，所以对事物有了原始的概括能力，能进行简单的思维。

2. 脑的发育促进个体心理的发展

人类的大脑结构更加复杂，其机能高度完善，所以人类成了地球上最聪明的主宰者。就人类个体的发育而言，心理活动发展水平也是与脑的发育紧密相联的。例如，婴幼儿的大脑虽然在形态、结构上与成人的差不多，但由于重量轻、细胞分支少，其心理活动要比成人简单得多。个体心理的发生、发展是随着脑重的增加在逐渐地发展完善的，从感觉阶段到表象阶段，从形象思维到抽象思维（见下表 1 - 1 脑的发育成熟与个体心理的发展）。

表 1 - 1　脑的发育成熟与个体心理的发展

年龄	脑重	心理活动
新生儿	390g	哭叫
9 个月	660g	有模仿行为，明显的注意力及记忆力
3 岁	1000g	行动随意，词汇量增加，较复杂的情感体验
7 岁	1280g	自由交谈，开始逻辑思维，社会性情感开始发展
12 岁	1400g	具备抽象逻辑思维能力，情感深刻，能进行道德评价

（二）心理是人脑对客观现实主观能动的反映

1. 客观现实是心理的源泉

脑是心理的器官，具有反映的机能，但人脑必须在客观现实的影响下才能实现其反映的机能，从而把客观存在转化为主观的心理。人脑好比是个"加工厂"，客观现实就是"原材料"，没有"原材料"，大脑这个"加工厂"就不能生产出任何产品。没有客观现实的作用，就不能实现脑的反映机能。只有在客观现实的作用下，人脑的反映机能才能由可能性变为现实性。客观现实制约着人心理发展的方向、速度和可能达到的水平。因此，人的心理所反映的是客观现实，客观现实是人的心理源泉。对人来说，客观现实包括自然环境和社会环境。自然环境所包括的日月山川、飞禽走兽等是人的心理的源泉；而社会生活条件所包括的城市、乡村、工厂、学校、家庭、风俗习惯、文化传统和人际关系等是人的心理最重要的、起决定性作用的源泉和内容。

大量实例证明，离开了社会生活条件，人就不可能产生正常人的心理。"狼孩"便是一个典型的实例。1920 年，印度人辛格在加尔各答附近发现了两个"狼孩"。其中大的 7 岁，取名为卡玛拉；小的 2 岁，取名为阿玛拉。阿玛拉在被发现后不久便死亡。起初，卡玛拉用四肢爬行，双手和膝盖着地休息。她害怕强光，白天蜷缩在黑暗角落里睡觉，夜间潜行，不穿衣服，不怕冷，不洗澡，用舌头舔饮生水和流汁，只吃扔在地板上的生肉。经过辛格的照料和教育，两年后她学会了站立，6 年后学会了独立行走。8 岁时的她只有 6个月婴儿的智力水平，4 年后学会了 6 个词，7 年后学会了 45 个词，17 岁死去时她的智力水平只相当于 4 岁儿童。这一事实告诉我们：一个人如果失去了社会生活条件，尽管他有正常的人脑，也不可能产生正常人的心理。卡玛拉自幼失去了人的社会生活条件，生活在动物的自然环境里，她只能成为生物的个体，而不可能产生人的心理，即使后来给予了她正常的社会生活条件以及多年的教育和训练，也难以使其达到正常人的心理发展水平。

因此，人的心理现象无论是简单的，还是复杂的；无论是离奇的幻想，还是虚无缥缈的神话故事，其内容和材料都来自于客观现实。正是由于客观现实中复杂的事物作用于人脑，人才能产生感觉、知觉、记忆、思维、想象、情感和意志等心理过程、个性心理特征以及个性倾向性。所以说，客观现实是人的心理活动的内容和源泉。

2. 心理是人脑对客观现实的主观能动的反映

人的一切心理现象，从简单的感觉、知觉到复杂的观念与意识，无一不是客观现实的各种特性、关系在人脑中的反映。人的心理是由客观现实引起的、在脑中形成的近似于客体的映象，是在脑的物质过程中实现的，并表现于言行之中。因此，人的心理按其内容、源泉及其发生方式来说，是客观的。但就产生心理的人这一主体来说，任何心理都属于一定主体并产生于具体人的脑中，是不可替代的，由于每个人的知识经验、生活经历、世界观、需要、态度和个性特征以及当时的心理状态不同，就必然使人的心理活动带上鲜明的个人色彩，表现出对客观事物反映的主观性。因此，不同的人对同一个事物的反映不同。例如，同一个班的学生读同一本书，各人对书的内容的理解及评价不会完全相同，甚至同一个人在不同时期、不同情境下对同一事物的反映也不相同。诗人李白两次游君山，由于心境不同，所作的诗中对君山的反映也完全不同，一句是"淡扫明湖开玉镜，丹青画出是君山"，另一句却是"铲却君山好，平铺湖水流"，反映出李白截然不同的心理状态。由此可以看出，人的心理是对客观现实的主观反映。

人的心理是人脑对客观现实的主观反映，这并不是指人对客观现实的主观臆测或任意附加，而是指人是反映的主体，客观现实是反映的客体，人对客观现实的反映总是带有作为主体的具体人的特点。正是由于人对当前事物的每一个反映都有过去的知识经验、个性特征参与而起作用，才保证了人对客观现实的反映不断深入。

人对客观现实的反映，并不是机械的、刻板的、照镜子式的；更不是对客观现实的简单复制，而是通过人和客观现实的相互作用，对客观现实进行积极的、能动的反映；人不仅可以反映客观现实的表面现象和外部联系，而且可以反映客观现实的本质和规律，从而有目的、有计划地改造客观现实。

因此，人的心理活动不仅具有客观性，而且还具有主观性和能动性，是对客观现实主观的、能动的反映。

3. 人的心理是在实践活动中发生、发展的

心理是脑的机能，并不等于说脑能自发地产生心理。人脑作为反映外界的物质器官，是产生生理现象的自然前提和物质基础。只有在客观事物的作用下，脑才会产生心理现象。即使有了反映器官和被反映的客观现实，如果人不从事社会实践活动，仍然不会自然地产生人的正常心理。社会实践活动是把人脑和客观现实联系起来的桥梁。

实践活动是人的心理发生、发展的基础。人的一切心理活动都是在实践活动中，在劳动、学习、交往中产生的，离开实践活动，人的心理不可能得到发展，因为人的心理的日益丰富是随着实践活动的日益深化而实现的。人在改变外界的实践活动中，也同时改变了自己对外界的反映，使自己的心理得到发展。

人的心理服务于实践，指导实践。按照"实践—认识—再实践—再认识，循环往复，以至无穷"的认识规律来看，在实践活动中发生、发展起来的心理，必将作为再实践的理论指导，才能使实践活动不断深入，以提高实践活动的效率。即使是一些极其简单的实践活动，也需要在心理调节下完成。正如恩格斯所言："甚至人吃饭喝水，也是受了反映在他头脑中的饥渴感觉之影响而来的，停止吃喝，则是因为饱的感觉反映在他的头脑中。"

实践活动是检验人的心理的唯一标准，人对客观现实的反映是否正确，要由实践活动是否达到预期目标来进行检验。它推动着人们去改正错误，使反映不断精确和完善。因此，人的心理是在实践活动中实现的，是对客观现实的反映。

三、心理学的流派

德国著名心理学家艾宾浩斯（H. Ebbinghaus）曾概括地描述心理学的发展历程："心理学有一个漫长的过去，但只有短暂的历史。"说它古老，是因为早在古希腊时期就已经有了心理学的萌芽，但作为一门科学，心理学的历史则十分短暂。19 世纪中叶以后，自然科学的迅猛发展为心理学成为独立的科学创造了条件，尤其是德国感官神经生理学的发展，为心理学成为独立的科学起了较为直接的促进作用。1879 年，德国生理学家冯特在莱比锡大学创立了世界上第一个心理学实验室。他用实验的手段来研究心理现象，这被公认为心理科学独立的标志。从此，心理学才真正从哲学中分化出来，成为一门独立的科学，

开始了其蓬勃发展的历程。

由于心理现象本身的复杂性，在科学心理学独立后经历的一百多年间，人们对心理学的研究对象与理论体系进行了数十年的争鸣，形成了各种不同的理论流派，大概有构造学派、功能学派、行为学派、机能派、格式塔学派、精神分析学派、日内瓦学派、人本主义学派和认知学派等。下面介绍几种对人类有重大影响的流派，因为这些流派的基本理论对于心理诊断、心理咨询和心理治疗都有着极其重要的意义。

（一）行为主义学派

行为主义学派最早出现在美国。20 世纪初自然科学飞速发展，一些年轻的心理学家对冯特学派不满意，认为心理学不能只研究意识，而应该研究看得见、摸得着的客观东西，也就是行为。

行为主义的主要观点是认为心理学不应该研究意识，只应该研究行为，把行为与意识完全对立起来。在研究方法上，行为主义主张采用客观的实验方法，而不使用内省法。行为主义学派认为，对行为的研究包括刺激和反应两个方面。刺激是指外界环境和身体内部的变化，如光、声音、饥、渴等。反应是指有机体所做的任何外部动作（外部反应）和腺体分泌（内部反应）。反应有先天反应和习得反应两种。复杂反应和动作技能是通过建立条件反射学会的。

1. 早期行为主义观点

1913—1930 年是早期行为主义时期。早期行为主义是由美国心理学家华生在巴甫洛夫条件反射学说的基础上创立的，他主张心理学应该只研究所观察到的并能客观加以测量的刺激和反应。他认为人类的行为都是后天习得的，环境决定了一个人的行为模式，无论是正常的行为还是病态的行为，都是经过学习而获得的，也可以通过学习而更改、增加或消除。

2. 新行为主义理论

从 1930 年起出现了新行为主义理论，以托尔曼为代表的新行为主义者修正了华生的极端观点。他们指出在个体所受刺激与行为反应之间存在着中间变量，这个中间变量是指个体当时的生理和心理状态，它们是行为的实际决定因子，包括需求变量和认知变量。

3. 激进的行为主义

激进的行为主义是新行为主义的一个分支，以斯金纳为代表。斯金纳在巴甫洛夫经典条件反射学说的基础上提出了操作性条件反射，他自制了一个"斯金纳箱"，在箱内安装一特殊装置，压一次杠杆就会出现食物。他将一只饿鼠放入箱内，它会在里面乱跑乱碰，自由探索，偶然一次压杠杆就得到食物，此后老鼠压杠杆的频率越来越高，即学会了通过压杠杆来得到食物的方法，斯金纳将其命名为操作性条件反射或工具性条件作用。食物即强化物，运用强化物来增加某种反应（即行为）频率的过程叫做强化。斯金纳认为强化训练是解释机体学习过程的主要机制。

（二）精神分析学派

精神分析心理学派诞生于 19 世纪末 20 世纪初，是西方颇有影响的心理学主要流派之一，由奥地利医生西格蒙德·弗洛伊德创立。精神分析是从治疗人的心理障碍开始而发展起来的。为了达到治疗的目的，弗洛伊德重视探索人的动机和行为的根源，从而弥补了传统心理学的不足，改变了心理学研究的方向。

精神分析学派认为，人的重要行为表现是自己意识不到的动机和内心冲突的结果。精神分析学派后来产生了分化。其中，坚持弗洛伊德的性本能、无意识和性心理发展阶段的被称为经典精神分析流派；重视社会文化因素作用的被称为新精神分析学派。

该学派的主要代表人物是弗洛伊德、阿德勒和荣格。心理学家把精神分析理论概括为五个部分：

1. 潜意识理论

该理论是阐述人的精神活动，包括欲望、冲动、思维、幻想、判断、决定、情感等，会在不同的意识层次里发生和进行。不同的意识层次包括意识、前意识和潜意识三个层次，好像深浅不同的地壳层次，故称为精神层次。人的心理活动有些是能够被自己觉察到的，只要我们集中注意力，就会发觉内心不断有观念、意象或情感流过，这种能够被自己意识到的心理活动叫做意识。而一些本能冲动、被压抑的欲望或生命力却在不知不觉的潜在境界里发生，因不符合社会道德和本人的理智，无法进入意识而被个体所觉察，这种潜伏着的无法被觉察的思想、观念、欲望等心理活动被称为潜意识。前意识则界于意识与潜意识的层次中间，一些不愉快或痛苦的感觉、意念或回忆常被压存在潜意识这个层次，一般情况下不会被个体所觉察，但当个体的控制能力松懈时，比如醉酒、催眠状态或梦境中，偶尔会暂时出现在意识层次里，让个体觉察到。

2. 人格结构理论

弗洛伊德认为人格结构由本我、自我、超我三部分组成。本我即原我，是指原始的自己，包含生存所需的基本欲望、冲动和生命力。本我是一切心理能量之源，本我按快乐原则行事，它不理会社会道德、外在的行为规范，它唯一的要求是获得快乐，避免痛苦。本我的目标乃是求得个体的舒适、生存及繁殖，它是无意识的，不被个体所觉察。自我是指自己可意识到的，执行思考、感觉、判断或记忆的部分，自我的机能是寻求本我冲动得以满足，而同时保护整个机体不受伤害，它遵循的是"现实原则"，为本我服务。超我是人格结构中代表理想的部分，它是个体在成长过程中通过内化道德规范，内化社会及文化环境的价值观念而形成的。其机能主要在监督、批判及约束自己的行为。超我的特点是追求完美，所以它与本我一样是非现实的。超我大部分也是无意识的，超我要求自我按社会可接受的方式去满足本我，它所遵循的是"道德原则"。

3. 性本能理论

弗洛伊德认为人的精神活动的能量来源于本能，本能是推动个体行为的内在动力。人类最基本的本能有两类：一类是生的本能，另一类是死亡本能或攻击本能。生的本能包括性欲本能与个体生存本能，其目的是保持种族的繁衍与个体的生存。弗洛伊德是泛性论者，在他的眼里，性欲有着广泛的含意，是指人们一切追求快乐的欲望，性本能冲动是人一切心理活动的内在动力，当这种能量（弗洛伊德称之为"力必多"）积聚到一定程度时就会造成机体的紧张，这时机体就要寻求途径释放能量。弗洛伊德将人的性心理发展划分为五个阶段：口唇期、肛门期、生殖器期、潜伏期和生殖期。刚生下来的婴儿就懂得吸乳，乳头摩擦口唇黏膜引起快感，叫做口唇期性欲。2～3岁的儿童学会自己大小便，粪块摩擦直肠、肛门黏膜产生快感，叫做肛门期性欲。4～6岁的儿童从对性器官的刺激中得到快乐，喜欢触摸性器官；懂得了两性的区别，开始眷恋异性父母，嫉恨同性父母，这一阶段叫做生殖器期。期间充满复杂的矛盾和冲突，儿童会体验到俄狄浦斯（Oedipus）情结和厄勒克特拉（Electra）情结，这类感情更具性的意义，不过还只是心理上的性爱而非生理上的性爱。只有经过潜伏期到达青春期性腺成熟后才有成年的性欲。成年人成熟的性欲以生殖器性交为最高满足形式，以生育繁衍后代为目的，这就进入了生殖期。

弗洛伊德认为成人人格的基本组成部分在前三个发展阶段已基本形成，所以儿童的早年环境、早期经历对其成年后的人格形成起着重要的作用，许多成人的变态心理、心理冲突都可追溯到早年时期的创伤性经历和压抑的情结。

弗洛伊德在后期还提出了死亡本能，即桑纳托斯（thanatos）。它是促使人类返回生命前非生命状态的力量。死亡是生命的终结，是生命的最后稳定状态。生命只有在这时才不再需要为满足生理欲望而斗争；只有在此时，生命不再有焦虑和抑郁。所以，所有生命的最终目标是死亡。死亡本能派生出攻击、破坏和战争等一切毁灭行为。当它转向机体内部时，就会导致个体的自责，甚至自伤和自杀；当它转向外部世界时，就会导致对他人的攻击、仇恨和谋杀等。

4. 释梦理论

弗洛伊德是一个心理决定论者，他认为人类的心理活动有着严格的因果关系，没有一件事是偶然的，梦也不例外。梦绝不是偶然形成的联想，而是欲望的满足。在睡眠时，超我的监察松懈，潜意识中的欲望绕过抵抗，并以伪装的方式乘机闯入意识而形成梦，可见梦是对清醒时被压抑到潜意识中的欲望的一种委婉表达。梦是通向潜意识的一条秘密通道。通过对梦的分析可以窥见人的内部心理，探究其潜意识中的欲望和冲突。通过释梦可以治疗神经症。

5. 心理防御机制理论

心理防御机制是自我的一种防卫功能。很多时候，在超我与本我之间、本我与现实之间，经常会有矛盾和冲突，这时人就会感到痛苦和焦虑，这时自我可以在不知不觉中，以某种方式调整一个冲突双方的关系，使超我的监察可以接受，同时本我的欲望又可以得到某种形式的满足，从而缓和焦虑、消除痛苦，这就是自我的心理防御机制。它包括压抑、否认、投射、退化、隔离、抵消转化、合理化、补偿、升华、幽默和反向形成等各种形式。人类在正常和病态情况下都在不自觉地运用，运用得当可减轻痛苦，帮助渡过心理难关，防止精神崩溃，运用过度就会表现出焦虑、抑郁等病态心理症状。

弗洛伊德是心理治疗的鼻祖，在临床实践中，弗洛伊德认为潜意识里的本我和意识里的超我之间的矛盾冲突是一切心理障碍的根本原因。精神分析治疗的目的在于揭示患者的潜意识冲突，使之上升到意识之中，并帮助患者理解其为了控制焦虑曾经采用过的防御机制。一旦患者洞悉了自己的潜意识动机或需求，他就能以更加现实的方式处理和适应各种情况。

（三）人本主义学派

人本主义于20世纪50—60年代在美国兴起，70—80年代迅速发展。它既反对行为主义把人等同于动物，只研究人的行为，不理解人的内在本性，又批评弗洛伊德只研究神经症和精神患者，不考察正常人的心理，因而被称为心理学的第三种运动。人本主义学派强调人的尊严、价值、创造力和自我实现，把人的本性的自我实现归结为潜能的发挥，而潜能则是一种类似本能的性质。人本主义最大的贡献是看到了人的心理与人的本质的一致性，主张心理学必须从人的本性出发去研究人的心理。

该学派的主要代表人物是马斯洛和罗杰斯。马斯洛的主要观点是：对人类的基本需要进行了研究和分类，将其与动物的本能加以区别，提出人的需要是分层次发展的；他按照追求目标和满足对象的不同，把人的各种需要从低到高分为五个不同的层次，即生理的需要、安全的需要、归属和爱的需要、尊重的需要和自我实现的需要。他认为人类只有在最基本的需要得到满足之后才会产生新的、更高级的需要。而罗杰斯的主要观点是：在心理治疗实践和心理学理论研究中发展出人格的"自我理论"，并倡导"患者中心疗法"这种心理治疗方法。人类有一种天生的"自我实现"的动机，即一个人发展、扩充和成熟的趋力，它是一个人最大限度地实现自身各种潜能的趋向。

人本主义为以后的心理治疗，如来访者中心疗法、存在主义疗法以及格式塔疗法等提供了坚实的理论基础。人本主义的治疗结果比精神分析乐观得多，能够使人感到生活丰富和有益，并充分利用他们的潜能。

（四）认知学派

认知学派的形成是以1976年美国心理学家奈瑟的《认知心理学》一书的出版为标志的。该理论不是由个人所独创的，而是由多种因素影响，逐渐演变而成的。现代认知心理学纯粹采用信息加工观点来研究认知心理学过程，即运用信息论及计算机的类比、模拟、验证等方法来研究人的知识如何获得、输入、存贮、输出和使用，又称信息加工心理学，是当今心理学研究的主流。认知心理学再次把意识变为心理学研究的主要内容，与行为主义结合形成了认知行为学派。当知觉由于某种原因得不到充分的信息，或由于对感觉作出错误的评价与解释时，个体歪曲的、不合理的、消极的思维方式和个体所特有的错误信念、思想就会导致心理障碍。认知疗法的目的就是与患者共同找出这些不良认知，并改变人的认知，使患者的认知更接近现实和实际。随着对不良认知正确、合理的再认识，并进行有效调整，患者的心理障碍逐渐被克服，不良行为和情感随之得到改善。

第二节　护理心理学概述

一、护理心理学的概念

健康是人的基本权利，是人生的第一财富。随着社会的不断进步与发展，现代人对健康的理解是多元而广泛的，包括生理、心理和社会适应性三个方面，其中社会适应性归根结底取决于生理和心理的素质状况。而心理因素与个体的健康和疾病密切相关，它可以致病，也可以治病，在一定程度上影响着疾病的发生、发展和转归。因此随着现代"生物—心理—社会"医学模式的建立，护理专业承载着更多的维护人类身心健康的使命。护理制度也由过去以"疾病为中心"的功能制护理向以"患者为中心"的"整体护理"转变。把人看成是一个身心统一的整体，护理工作就是要给患者以护理支援，关心患者的心理，提高患者的自我护理能力，促进患者早日康复。

护理心理学就是在心理学应用研究向各个领域渗透以及现代护理迅速发展的基础上产生和发展起来的。随着护士教育的发展和医院临床护理工作训练水平的提高，使一向被认为是一门技艺的护理工作逐渐形成一门科学。护理心理学向我们提供了一个认识人类和人类行为（特别是护理服务对象）的一个整体性、综合性的理论，对指导护理工作、提高护理质量以及推动护理事业的发展都具有重要的现实意义。

护理心理学是护理学与心理学相结合而形成的一门应用科学。它既是医学心理学中的一个分支，又是护理学的重要组成部分。护理心理学是指从护理情境与个体相互作用的角度出发，研究在护理情境中个体心理活动发生、发展及其变化规律的学科。此定义中所指的"个体"，即护理心理学的研究对象，包括护士与患者两个方面。也就是说，护理心理学既要研究在护理情境下"患者"个体心理活动的规律，又要研究"护士"个体心理活动的规律，二者不可偏废。要更好地理解护理心理学，应明白以下几个问题：

1. 护理心理学是交叉的边缘学科

护理心理学是介于心理学和护理学之间的边缘学科，该属性由其研究对象的特点所决定。护理心理学既需要用心理学的理论来阐明护理过程中护士与患者个体间的相互作用，揭示其心理活动的规律；又需要广泛吸收医学、护理学等学科的研究成果。它是现代医学、护理学迅速发展的产物，是心理学应用研究向护理领域渗透的结果。

2. 护理心理学是新兴的独立学科

护理心理学已从心理学和护理学的孕育中脱胎而出，成为具有独特理论及体系的新兴学科。任何新兴独立学科的诞生，都有其产生的内外动因。其外在因素是：人类健康观念的变化、医学模式的转变和护理制度的变革等；内在因素是：一大批拥有心理学知识的高等护理人才参与并积极探索护理心理学的应用研究。

在护理领域中，正面临许多与疾病和健康密切相关的心理学问题，要求护理人员以良好的职业心理素质及应用型心理学家的角色，为服务对象提供优质的心理护理。

护理心理学在理论上吸收心理学有关认知与个性、应激与应对等理论作为自己的理论基础，在护理实践中应用心理学的有关技术，如心理咨询、心理评估、心理治疗等干预措施，对患者进行心理健康教育和心理卫生保健。

二、护理心理学的研究对象

（一）护理对象

1. 患者

研究疾病对患者心理活动的影响和心理因素对健康的作用，以及生理、心理和社会因素之间的相互作用；研究患者普遍的心理反应和不同性别、不同年龄阶段和不同疾病的心理特点。

2. 亚健康状态的人

研究健康状况受到潜在因素威胁的亚健康状态的人，如情绪因素、人格因素和社会文化因素等潜在因素对健康的影响。

3. 健康人

研究正常人的心理活动、健康的行为方式和应激的应对方式对健康的维护和促进作用。

（二）护理人员

研究护理人员的角色人格（心理素质）的培养、良好职业素质的塑造和养成、护理人员的心理活动对护理对象的积极和消极影响，以及如何维护和促进护理人员的心理健康等。

（三）心理护理

研究依据不同护理对象的心理特点，运用心理学的理论和技能通过各种方式和途径，积极影响患者的心理状态，以达到较理想的护理目的。

三、护理心理学的研究任务

护理心理学的研究任务是把心理学的基本理论和技术运用于临床护理，指导医护人员依据患者的心理活动规律做好心理护理工作。为实现这一任务，护理心理学必须深入研究以下四个方面的内容：

1. 研究心理因素在疾病的发生、发展和变化过程中的作用规律

心理因素与疾病的发生、发展及变化密切相关，有时是致病因素，有时是诱发因素，有时虽与疾病发生无关，但影响其进程和康复。在神经症、反应性精神病中，心理因素是主要的致病因素；在精神分裂症和某些脑器质性精神病中，心理因素是发病的诱因；在原发性高血压、支气管哮喘和偏头痛等心身疾病中，心理因素是最重要的致病因素；在外伤、中毒和传染性疾病中，致病因素虽然是物理的、化学的或生物的，而心理因素却影响着疾病的进程和康复。

2. 研究患者的心理活动规律和心理护理方法

护理工作的主要对象是患者。人患病后，不仅会出现生理障碍，还会出现心理反应。因此，护理人员在工作中，深入研究不同年龄和性别、不同心理和生理状况、不同社会文化背景的患者心理活动规律，并根据患者的心理活动规律和不同的心理需求，采取相应的心理护理措施，从而促进患者康复。

3. 研究护理人员的职业心理素质及培养

为了使整体护理取得更好效果，要求护理人员必须具备一系列优良的职业心理素质。例如，对患者同情、尊重和体贴，具备高度的责任心和良好的自控能力，培养自己有清醒的头脑和敏锐的观察力，善于洞察患者的病情变化和心理状态，利用已掌握的知识和技术沉着准确地处理患者的各种问题。此外，还要注意自己的言谈举止、仪表修饰等，以便树立"白衣天使"的崇高形象，增强患者战胜疾病的信心和勇气。

4. 研究护理与心理相结合以构建完善的学科理论体系

护理心理学应依据心理学的原理和方法，结合护理专业的特点提出假说，通过对护士、患者某些具体目标的客观量化分析、系统研究和反复论证，尝试建立本学科的理论和

研究方法。围绕护理领域中的诸多亟待解决的心理学问题，吸取现代心理学的理论精髓和科学方法，建立适用于护理专业的心理学理论体系，探索护理情境中具有普遍意义的特点和规律，为实践领域的应用研究提供科学依据。

四、护理心理学的研究方法

护理心理学作为心理学的分支学科，其研究方法从属于现代心理学，但又有其自身学科的特殊性。根据所使用的手段，可分为观察法、调查法、访谈法、测验法和实验法。

1. 观察法

观察法是指研究者直接观察记录个体或团体行为活动，从而分析研究两个或多个变量之间相互关系的一种方法。根据预先设置的情境，观察法可以分为自然观察法和控制观察法。观察法在研究患者的心理活动、心理评估、心理护理和心理健康教育中被广泛使用。

（1）自然观察法

自然观察法指研究者在自然条件下对个体的言谈、举止行动和表情等进行有目的、有计划的观察，以了解其心理活动的方法。自然观察法较方便易行，所得结果较真实。但其也存在一定的局限性，即观察者经常处于消极等待的被动地位，只能考察被观察者的心理活动的某些外部表现，不易做定量分析，观察所得的材料有时具有偶然性、片断性和不精确性。

（2）控制观察法

控制变量法指研究者事先设计模拟一种场景，调查员在一个已经设计好的并且接近自然的环境中观察被调查对象的行为和举止。所设置的场景越接近自然，被观察者的行为就越接近真实。但如果被观察者知道自己是被观察的对象，则会影响观察的真实性和效果。

2. 调查法

调查法是以提问的方式，要求被调查者就某个或某些问题回答自己的想法，即通过访谈、问卷等方式获得资料并加以分析研究的方法。例如，如果我们想了解受教育水平不同的人对孝道的态度，可以就此问题去调查许多人。我们也可以针对特定的人群（如大学生）对学校心理健康服务体系的现状进行调查。调查法可以用来探讨被调查者的机体变量（如性别、年龄、受教育程度、职业和经济状况等）、反应变量（即他对问题的理解、态度、期望、信念和行为等）以及它们之间的关系。根据研究的需要，可以向被研究者本人做调查，也可以向熟悉被研究者的人做调查。

（1）访谈法

该法通过与被试者会晤交谈，了解其心理活动，同时观察其访谈时的行为反应，以补充和验证所获得的资料，记录和分析得到的研究结果。

（2）问卷法

该法采用事先设计的调查问卷，现场或通过信函交由被试填写，然后回收问卷并分门别类地分析研究，适用于短时间内书面收集大范围人群的相关资料。

3. 测验法

测验法使用经过信度、效度检验的量表来定量评估个体心理效应、行为特征等。测验的种类很多，按一次测量的人数，可把测验分为个别测验（一次测验一人）和团体测验

（一次同时测验多人）；按所测心理品质，可把测验分为智力测验、特殊能力测验（倾向测验）和人格测验等。

4. 实验法

实验法指在有控制的情况下，研究者有系统地操纵自变量，使之系统地改变，观察因变量改变所受的影响，以探究自变量与因变量的因果关系。实验法是科学方法中最严谨的方法，能完整体现陈述、解释、预测和控制四个层次的科学研究目的。

第三节 护理心理学的发展

一、护理心理学的发展简史及最新进展

科学的心理学和护理学都只有 100 多年的历史，护理心理学的历史则更为短暂，它的形成、发展与人类社会科学文化的进步息息相关。以下将简单介绍国内外护理心理学的发展概况。

（一）国外护理心理学发展概况

自 19 世纪中叶南丁格尔（Nightingale）创立第一所护理学校后，人们就把"担负保护人类健康的职责，以及护理患者而使之处于最佳状态看成是护理工作的重要内容"。她针对传统护理观念的弊端，根据对护理工作的独到见解，创立了全新的护理观念。她认为："各种各样的人，由于社会职业、地位、民族、信仰、生活习惯、文化程度等不同，所患疾病与病情也不同，要使千差万别的人都达到治疗或康复所需要的最佳身心状态，是一项最精细的艺术。"她提出护士必须"区分护理患者与护理疾病之间的差别，着眼于整体的人"。继南丁格尔之后，美国的护理学家率先提出了"护理程序"的概念，以"应重视人是一个整体，除生理因素外，心理、社会、经济等方面的因素都会影响人的健康状态和康复程度"的新观点来重新认识护理工作的对象，进一步提出了"在疾病护理的同时，重视人的整体护理"的专业发展新目标。20 世纪 50 年代末，以有利于人们身心健康的责任制护理开始在美国明尼苏达大学医院付诸实践，20 世纪 70 年代在美国以及一些欧洲国家得到普遍推广。1978 年，世界卫生组织提出"2000 年人人享有卫生保健"的全球战略目标，进一步推动了现代护理学的发展，护理学从而进入"以人的整体健康为中心"的发展阶段。护理心理学由此开始进入科学化的学科发展阶段。

随着全球化护理教育层次的提高和培养目标的发展，近半个世纪以来，高等护理教育在发达国家普及，在世界各地相继迅速开展，显著拓展了护士的知识结构和社会职能。更由于医学模式的转变和以人的健康为中心的整体护理观的确立，国外在护理心理学的理论和实践方面取得的新进展，表现出以下四个方面的特点。

1. 心身统一的整体护理

新医学护理学模式的提出，使护理工作的内容不再是单纯的疾病护理，而是以患者为中心或以人的健康为中心的整体护理。把疾病与患者视为一个整体；把"生物学的患者"与"社会、心理学的患者"视为一个整体；把患者与社会及其生存的整个外部环境视为一

个整体；把患者从入院到出院视为一个连续的整体；注重对人的研究，进一步认识心理、精神、社会状况和文化对患者病情转归和健康的影响，从而帮助患者最大限度地达到生理与心理、社会的平衡和适应。我国古代医典《黄帝内经》最早提出的"天人合一"、"形神合一"的心理学观点其实与国外的现代整体护理是不谋而合的。

2. 心理学融入护理理论和实践

欧美发达国家和地区为了提高护理专业人才角色人格，即护士职业心理素质，在逐步普及高等护理教育的同时，根据现代护理人才的培养目标对专业教育的课程设置进行了大幅度的调整，重新构建护理人才的知识结构。特别强调护士应具有丰富的、包括心理学在内的人文社会科学知识，在课程设置中着重增加了心理学课程的比例。比如，美国四年制专科护理教育课程体制中有近百学时的心理学课程内容，包括普通心理学、生理心理学、社会心理学、变态心理学和临床心理治疗学等内容。培训中特别强调治疗性沟通对患者身心康复的重要性及护理的沟通技能训练。全球性护理教育培养目标明确提出"在医学护理模式的变革时代，护士学校尤应注意进行职业心理素质方面的哲理教育"。因此，护理心理学在护理教育的课程体制中尤其重要。日本护士入学后，首先接受的是"人间的爱"的教育，使他们懂得爱的内涵及如何去爱别人，紧接着要学习包括心理学在内的许多人文社会科学课程。

3. 运用心理疗法开展临床护理

将心理疗法应用于临床心理护理实践，成为国外护理心理学研究的一个重要特点。护理心理学作为临床整体护理的核心内容，研究临床护理工作中个性化护理、程序化护理、文化护理或宗教护理等多种形式。在建立良好的护患沟通过程中，将心理疗法应用于临床心理护理实践中。具体说来，将心理疗法中的行为疗法、认知疗法、精神分析法、沙盘游戏法和催眠暗示疗法等应用在护理工作中，关注护理对象的生理、心理和社会模式上的健康。在融洽的护患关系基础上，解决患者心理、生理和社会模式上的问题。

4. 开展量性和质性研究

量性研究是国外护理心理学常用的主要研究方法，是通过数字资料来研究现象的因果关系，即患者及其家属和护士自身的心理特点。量性研究认为获得数字的研究可达到精确测量，能比较客观地描述问题和现象，并用统计学方法分析资料和设对照组来避免研究中的偏差。量性研究的目的是预测和控制，适合心理危机干预策略和心理护理效果评价。此外，近年来国外越来越广泛地将质性研究应用于心理护理理论和实践研究。质性研究是研究者凭借研究对象的主观资料和研究者进入当事人的处境中参与分析资料，找出人类生活过程中不同层次的共同特性和内涵，用文字描述报告结果。其研究目的是描述和理解，是用系统的、互动的、主观的方法来描述生活经验和赋予一定的意义，强调对研究对象有重要意义的观点和事实，而不是对研究者有重要意义的结果。例如，对临终关怀进行研究的目的主要在于理解临终者的看法和观点，而不是护士或其他医务工作者所认为的患者临终前的需要。它探索现象的深度、丰富性和复杂性，指导护理实践，有助于护理心理学理论的发展以建立护理心理知识，提高了护理心理学的科学性和实践价值，对学科发展起到了极大的推动作用。

（二）我国护理心理学发展概况

我国护理心理学是在心理学发展的基础上发展起来的。1917 年北京大学开设心理学课程，首次建立心理学实验室，标志着我国现代心理学进入科学的时代。1920 年南京高等师范学校建立第一个心理学系。1921年中华心理学会在南京正式成立。1922 年我国第一本心理学的杂志——《心理》出版。新中国成立后，仅有少数医院有专职的医学心理学人员从事心理诊断和心理治疗工作。直到 1953 年中国科学院心理研究所成立了"医学心理学组"，针对当时众多的神经衰弱患者开展以心理治疗为主的综合快速治疗获得了显著疗效。但在"十年动乱"中，心理学和医学心理学受到重创。1978 年改革开放后，医学心理学在全国各地陆续开展起来。自 1981 年我国学者刘素珍撰文提出"应当建立和研究护理心理学"以来，我国心理学才开始逐步深入，其科学性以及在临床护理工作中的重要性得到人们的普遍认识和接受，并得到学术界及卫生管理部门的高度重视。

20 世纪 80 年代后，我国大专院校各层次护理教育中逐步增加护理心理学内容，并由最初的知识讲座很快过渡为系统讲授的必修课程。同时，国内举办了各种不同类型的护理心理学研讨会和学习班。各类护理期刊开辟心理护理栏目，刊登具有指导意义的学术文章；相继有护理心理学教材及学术专著陆续出版。1995 年 11 月，中国心理卫生协会护理心理专业委员会在北京成立，护理心理学领域有了国内最高层次的学术机构，这标志着我国护理心理学的学科建设步入了新的发展时期。1996 年在成都华西医科大学召开的高等教育护理专业教材编审委员会会议上，正式将护理心理学从医学心理学中分离出来，成为护理学专业的一个非常重要的学科，这也标志着我国护理心理学的发展进入一个崭新的时代。据初步统计，我国目前正式出版发行的以"护理心理学"命名的教材和专著，已有20 多个版本，各院校自编的教材更是多种多样，为护理心理学的普及化专业教学提供了基本保障。经过多年努力，一支心理学理论基础扎实、临床实践经验丰富和科研学术水平较高的专业人才队伍业已初步形成。

近年来，广大临床护士开展护理心理学科研活动的积极性日益提高，许多护士通过继续教育途径，较系统地学习和掌握了临床心理护理新技能；一些高学历、高年资的护理骨干积极开展临床心理护理的应用研究。探索患者心理活动共性规律和个性特征的各类研究设计取代了过去千篇一律的经验总结，发表在国家刊物上的具有前瞻性的研究成果逐渐增多，对心理诊断、心理护理程序、心理评估以及护士人才选拔和培养角色人格的研究也得到了进一步重视和加强。

二、医学模式的转变

护理心理学的发展与医学模式的转变有着实质性的联系。医学模式是人类获取健康和与疾病作斗争的经验总结，而不是由少数人在头脑中臆造出来的。医学模式是医学的主导思想，是某一时代的各种医学思想的集中反映，包括疾病观、健康观等。医学模式影响着医学工作的思维及行为方式，使它们带有一定的倾向性和行为风格，从而也影响医学工作的结果。现代医学模式的产生，促进了护理心理学的发展，从而使护理心理学与现代医学模式在对健康和疾病的认识上达成一致。医学模式也不是一成不变的僵化教条，而是随着医学科学的发展与人类健康需求的不断变化而变化着。历史上主要经历了神灵主义医学模式、自然哲学医学模式、机械论医学模式、生物医学模式和生物—心理—社会医学模式等几种医学模式的转变。

（一）神灵主义医学模式

大约在 1 万年前的原始社会，生产力水平极为低下，科学思想还未确立，人们对健康和疾病的理解也不科学。当时，人们认为自然界的一切现象超越人类，相信"万物有灵"；认为神可以控制人的灵魂，也能控制肉体、健康、疾病、生命的诞生和死亡；认为人的健康与生命是上帝神灵所赐，疾病与灾祸是天谴神罚。这是一种古老而落后的认知模式，但仍然影响着现代社会。

（二）自然哲学医学模式

该模式于公元前 3000 年前后开始出现，主张把健康、疾病和人类生活的自然环境及社会环境联系起来观察与思考，运用自然现象的客观存在和发展规律来认识疾病和健康问题的思维方式。例如，我国传统医学著作中提出的"天人合一"、"天人相应"、"形神合一"的思想，以及《黄帝内经》中提出的"怒伤肝、喜伤心、忧伤肺、恐伤肾"等身心交互影响的疾病诊治观，至今仍对现代医学有一定的指导意义。这是一种朴素、辨证、整体的医学观念。

（三）机械论医学模式

15 世纪初，随着欧洲文艺复兴运动的兴起，资本主义萌芽开始产生。它认为人体是由许多部分组成的机器，是自己发动自己的机器；生命活动就好比机器运动；对健康的保护与保护机器的原理一致；疾病就是机器出现故障和失灵。它简单地把人比作机器，忽视了生命极其复杂的一面，也忽视了人的社会性和生物特性。

（四）生物医学模式

15 世纪中叶，自然科学尤其是实验生理学、细胞学及微生物学的发展，把医学推向了一个崭新的发展时期。人们对自己身体的认识水平不断提高，从整体到系统、器官，直至现在的亚细胞核分子水平，从而逐步形成了生物医学模式。这一模式认为，任何疾病都必定在人体某一系统、特定器官、组织、细胞乃至生物分子水平上，能够发现可以用物理和化学方法测量的功能与结构变化，从而准确地寻找病因，制定合理有效的治疗措施，并以人工合成或提取的药物来调整生理功能。生物医学模式对现代医学的形成和发展产生了巨大的推动作用，在防治某些生物源性疾病特别是传染病方面取得了巨大的成绩，至今仍是医学研究的基础。但生物医学模式重视躯体的因素而不重视心理和社会的因素，忽视行为和心理过程及其对健康的作用。

（五）生物—心理—社会医学模式

20 世纪中叶，随着医学的发展和人们防治疾病水平的进步和提高，人类的疾病谱和残废谱已发生了根本性改变。人们的生活方式、行为、心理、社会和环境因素已成为人类健康的主要危害因素。1977 年，美国罗彻斯特大学精神病和内科学教授恩格尔在《科学》

杂志上发表《需要新的医学模式——对生物医学的挑战》的文章，批评了生物医学模式的"还原论"和"心身二元论"，并提出生物—心理—社会医学模式——一种系统论和整体观的医学模式，又称恩格尔模式。该模式从生物、心理、社会三个方面看待健康和疾病，认为身心是统一的、相互影响的，疾病的预防、诊断、治疗、护理和康复都要从这三个方面系统全面地考虑，将患者看成是一个多层次的、完整的、连续的整体。

随着医学模式的改变，医护工作的理念、内容及范围也发生了相应的改变，并具有以下特点：以人为本，以健康为中心；关注人的整体性，即不仅关注疾病本身，还应关注个体的生活环境和心理等；以护理程序为核心，实行整体护理，医护人员的职能是多功能的。服务对象不仅是患者，还包括健康的人，服务的范围由医院扩展到家庭和社区。

第四节　护理心理学的学习意义

凡病者求医，无不期望得到最好的医治和最佳的护理。护理心理学就是研究患者、护士的心理活动规律及患者如何做到最佳护理的科学。其重要意义主要有以下几点：

一、有助于医护人员适应医学模式的转变

当人们逐渐认识到旧的"生物医学模式"已经不能适应医学发展的现状与未来时，"生物—心理—社会医学模式"便应运而生。随着医学模式由"生物医学模式"向"生物—心理—社会医学模式"的转变，护理模式也随之由"以疾病为中心"的旧模式向"以患者为中心"的整体护理新模式转变。现代护理学对护士的素质、知识以及能力提出了更高的要求。作为一门学科，护理心理学既有独立的一面，又有与医学密不可分的一面。这就要求护理专业的学生在掌握医学知识的同时，还应具备护理心理学的知识和技能及与护理相关的边缘学科知识。因此，护理专业教育模式和教学内容的改革势在必行。

二、有助于护理人员提高护理质量

目前我国护理界迫切需要护理心理学。只有护理心理学发展起来、普及开来，医护人员才能懂得患者的心理活动规律，才能采取相应的技术进行心理护理。只有全面认识疾病和患者，并以此为依据进行全面恰当的护理，才能使患者感受到生理上的舒适、心理上的舒畅，从而大大提高护理质量。医生、护士服务的对象是患者，要想服务好患者，就必须了解患者的心理活动，并依据患者的心理活动规律采取恰当的医疗和护理措施，这样才能使患者感到满意。患者的良好心理状态可以促进良好的生理状态，良好的生理状态又能促进良好的心理状态，从而形成身心之间的良性循环，促进病程向健康方向发展，大大提高了医疗和护理质量。

三、有助于推动护理制度的改革

目前护理界所倡导的整体护理，就是要求医护人员在临床实践中不仅要看到疾病、注意到功能，还要把患者视为完整的，即身心统一的活生生的人；不仅看到患者这一单一个

体，还要了解与他所患疾病有关的社会联系。不难看出，这正是新的医学观点向生物医学模式的挑战，是护理科学的巨大发展。随着医学模式的转变，责任护理应运而生，逐渐发展并推广开来。所谓责任制护理，就是责任护士对所护理的患者做到全面负责，即从生理、心理与社会诸方面进行全面护理。

四、有助于推动护理学的发展

护理与医疗，犹如一辆车的两个轮子，相辅相成，共同推动临床医学的发展。尽管在理论和实践上都有大量事例足以说明护理与医疗同等重要，但人们独尊医疗忽视护理的观念还是根深蒂固的。目前世界上的大多数国家提高了护理工作的社会地位，护理科学也得到了迅速发展。分析我国医学界的现状，重医疗、轻护理的现象还是相当严重的。目前我国编著的护理学书籍，大都没有摆脱单纯生物医学模式的影响，讲的是生物医学，强调的是生理护理的技术操作。此种情况表明，我国护理学的发展落后于当代护理学的发展。要想使我国的护理学尽快发展成为一门可以推动医学发展的崭新科学，不仅要善于综合运用基础医学、临床医学和预防医学的有关理论知识和技术，还必须大力吸收社会医学和护理心理学的有关内容。护理心理学的发展，必将逐步使生理护理和心理护理融为一体，使护理学成为一门崭新的科学。

本章总结

心理学是研究人的心理现象和行为规律的科学。护理心理学是护理学与心理学相结合而形成的一门应用科学。它主要从护理情境与个体相互作用的观点出发，研究在护理情境中个体心理活动发生、发展及其变化规律的学科。随着医学模式从"生物医学模式"向"生物—心理—社会医学模式"的转变，以"患者为中心"的医疗护理模式应运而生。学习护理心理学有助于医护人员适应医学模式的转变，有助于护理人员提高护理质量，有助于推动护理制度的改革，同时也有助于推动护理学的发展。

案例分析

曾老伯的抗癌经历说明癌症并不可怕，可怕的是我们自己对待癌症的恐惧态度。积极乐观的态度有利于疾病的康复，而消极悲观的态度则会加速病情的恶化。曾老伯用他自己的行动证明了积极地配合治疗，加上乐观的心态和健康的生活方式，才是战胜癌魔的法宝。

护理心理学的研究任务就是研究心理因素在疾病的发生、发展和变化过程中的作用规律，以及如何通过心理调控促进心身健康以达到防病治病、养生保健的目的。有研究表明，在身心疾病中，心理因素是最重要的致病因素。随着生物—心理—社会医学模式的建立，心理因素对人类健康及疾病的影响越来越被人们所认识到，这也是护理人员在护理工作中要重视对患者进行心理护理的原因。

推荐资料

1. 推荐书籍：陈素坤的《临床心理护理指导》

本书由中国心理卫生协会组织资深专家编写。书中对"病人与护士"这个活生生载体的生理、心理、社会角色及其相互交流的特点与技巧，作了详细的剖析；然后对临床心理/社会的评估及其护理诊断、心理护理与干预方式、心理护理实践、心理评定，进行了深刻的论述；此外，还有不少典型案例，护士、医师调查问卷及心理卫生评定量表。有些论点是首次被正式提出来的，具有权威性、科学性和实用性。本书对在全国各医院实施的责任护理、整体护理具有极强的指导意义，可供医护人员参考。

2. 推荐书籍：于春霞的《活着，努力地绽放》

本书的作者是一位卵巢癌患者。作为一名晚期卵巢癌患者，她向读者述说了3年多以来多彩、绽放、"带瘤生存"的动人故事，以及她是怎样努力改变倔强的性格，并进行适度治疗，放松心情，注重生活质量，……她是怎样从"不服、抗争、与肿瘤细胞不共戴天"转变到"与肿瘤和平相处"。对于医护人员来说，于春霞是一个抗癌勇士的典型代表，值得推荐。

目标检测

一、单项选择题

1. 科学心理学的创始人是（　　　）。
   A. 艾宾浩斯　　　　　　　B. 冯特　　　　　　　　C. 马斯洛
   D. 赫尔巴特　　　　　　　E. 弗洛伊德

2. 心理活动的器官是（　　　）。
   A. 感觉器官　　　　　　　B. 神经系统　　　　　　C. 心脏
   D. 大脑　　　　　　　　　E. 小脑

3. 现代占主要地位的医学模式是（　　　）。
   A. 神灵主义医学模式　　　B. 自然哲学医学模式
   C. 机械论医学模式　　　　D. 生物医学模式
   E. 生物—心理—社会医学模式

4. 在整体护理中，（　　　）是最重要的、新加入的元素。
   A. 患者护理　　　　　　　B. 疾病护理　　　　　　C. 心理护理
   D. 临床护理　　　　　　　E. 手术护理

5. 护理心理学是（　　　）的分支学科。
   A. 医学心理学　　　　　　B. 教育心理学　　　　　C. 普通心理学
   D. 生理心理学　　　　　　E. 管理心理学

二、思考题

1. 你认为心理现象很神秘吗？为什么？
2. 你认为学习护理心理学有什么现实意义？

（陈冬梅）

第二章　心理过程

学习目标

1. 理解感受性变化的规律以及知觉的特征
2. 理解记忆的概念
3. 理解思维的概念及分类
4. 理解情绪、情感对心身健康的影响

案例思考

　　钟护士是 205 病房的责任护士。205 病房有四张病床。张女士是刚入院的患者，张女士一入院，就抱怨医院内到处是消毒水的气味，而其他三位患者却没有感受到消毒水的气味强烈。钟护士认真听着张女士的抱怨，然后告诉她，过段时间气味就不会那么明显了，嗅觉会逐渐适应气味。旁边的王女士听到了，急忙询问钟护士："小钟护士，你说嗅觉会适应，慢慢就闻不到消毒水的气味了，为何我的腰痛不会适应，到现在还感觉很疼痛，我应该怎么办呢？"

思考：

1. 假如你是钟护士，你会如何回答王女士的问题呢？
2. 这个案例对你有何启发？

第一节　认识过程

一、感觉

（一）感觉的概念

　　认识过程又被称为认知过程，是人们了解世界、他人及自己的心理过程。认识过程包括感觉、知觉、记忆、思维和想象等。感觉是人脑对直接作用于感觉器官的客观事物个别属性的反映。例如，一个物体有它的光线、声音、温度和气味等属性，我们的每个感觉器官只能反映物体的一个属性，眼睛看到光线，耳朵听到声音，鼻子闻到气味，舌头尝到滋味，皮肤感知物体光滑的程度等。每个感觉器官对直接作用于它的事物的个别属性的反映就是一种感觉。

（二）感觉的种类

人的感觉依据刺激的来源，可以分为外部感觉和内部感觉两大类。

1. 外部感觉

反映外界事物的个别属性的感觉称为外部感觉。这类感觉的感受器官位于身体的表面或接近身体表面的地方。外部感觉包括视觉、听觉、嗅觉、味觉和肤觉等。

（1）视觉

视觉是可见光波刺激视分析器而产生的。视觉在人们的认识活动中占有极为重要的地位。研究表明，正常成年人所获信息量的80%来源于视觉。视觉的适宜刺激是波长为380~780纳米的电磁波，即可见光波。光波的物理性质与我们视觉中的色调、明度、饱和度有密切的关系。

（2）听觉

听觉是声波作用于听分析器所产生的感觉。听觉接收10%以上的信息，对人的生活和学习有很重要的作用，对人的重要性仅次于视觉。听觉的适宜刺激是16~20 000赫兹的声波。人所听到的音高、响度、音色主要是由声波的频率、振幅、波形三个基本物理性质所决定的。声音也可以按波形和振幅是否有周期性振动而分为乐音和噪音。如果噪音超过一定的强度，并较长时间作用于听觉器官，就会影响人们的工作效率和身心健康。

（3）嗅觉

嗅觉是挥发性物质分子作用于嗅觉器官的结果。嗅觉的感受器是位于人鼻腔中的嗅细胞。嗅觉的适宜刺激是有气味的气体物质。

（4）味觉

味觉是对能溶解于水或唾液的有滋味的物质刺激作出的反应。味觉的适宜刺激是溶于水的化学物质。一般认为有四种基本味觉：苦、酸、咸、甜。可以用奎宁、醋酸、食盐、蔗糖引起上述四种味觉。

（5）肤觉

物体的机械特性、温度特性、电的特性作用于相应的外周感受器时所产生的感觉被称为肤觉。肤觉包括触压觉、温度觉和痛觉三种主要形式。痛觉提供刺激物带来的危害信号，是有机体的警报系统。

2. 内部感觉

内部感觉是反映身体位置、运动和内脏器官状态及变化的感觉。这类感觉的感受器位于内脏器官和身体组织内。内部感觉包括运动觉、平衡觉和机体觉。

（1）运动觉

运动觉是反映骨骼肌运动和身体位置状态的感觉，又叫动觉。动觉感受器位于肌肉、肌腱和关节中。人凭借动觉就能够知道自己身体的位置和运动，运动的强度和速度，肌肉的松紧和物体的轻重等。

（2）平衡觉

平衡觉是反映头部运动速率和方向的感觉，又叫静觉。平衡觉的感受器是位于内耳的前庭器官。人要依靠平衡觉才能对头部和身体的移动、上下升降、翻身倒置与摇晃振动等运动的辨别。

（3）机体觉

机体觉又叫内脏觉，是反映内脏各器官活动和变化状况的感觉。机体觉的感受器分布于各脏器(如食道、胃肠、膀胱、肺和血管等)壁内。

（三）感受性及感觉阈限

感受性是感觉器官对适宜刺激的感觉能力。心理学用感觉阈限来度量感觉能力。阈限就是界限。感受性有绝对感受性和差别感受性之分，分别用绝对阈限和差别阈限来衡量。

1. 绝对感受性与绝对感觉阈限

绝对感受性是人刚刚能觉察出最小刺激量的感觉能力。绝对感受性的强弱是用绝对感觉阈限的值来衡量的。刚能引起感觉的最小刺激量叫做绝对感觉阈限。当引起感觉的刺激量不断增加，超过一定的限度时，感官受到破坏，引起痛觉。绝对感觉阈限和绝对感受性之间成反比关系，即绝对感觉阈限的值越小，说明感受性越高；绝对感觉阈限的值越大，绝对感受性越低。

2. 差别感受性与差别感觉阈限

差别感受性是刚能觉察出同类刺激最小差别量的感觉能力。这是从能否觉察出刺激量的变化或差别方面来考察感觉能力的。刚刚能感觉两个同类刺激的最小差别量，叫差别感觉阈限。差别感觉阈限是衡量差别感受性的指标，二者成反比关系，即人的差别感觉性越低，差别感觉阈限越大；差别感受性越高，则差别感觉阈限越小。

绝对感受性会因人而异，差别感受性也会因人而异。对同一个人来说，差别感受性也会随客观条件的变化而发生变化。身体状态、情绪状态、年龄和个人意向等因素对感受性都有明显的影响。例如，当人处于醉酒状态时，感受性也会降低；当人患病时，可能会产生感觉异常，对声、光、温度等非常敏感，甚至对自己内脏的活动及身体的姿势也非常敏感，经常抱怨太冷、太热、被子太沉、枕头太低、声音太吵、光线太亮等，因此护士应正确认识患者感受性的变化，并尽量采取措施减少让患者感觉不适的刺激。

（四）感受性的变化

1. 感觉适应

相同的刺激持续作用于某一感受器而使感受性发生变化的现象就是感觉适应。不同感觉的适应在表现和速度方面各不相同。视觉适应有暗适应和明适应。"入芝兰之室，久而不闻其香；入鲍鱼之肆，久而不闻其臭"，说的是嗅觉的适应。味觉和触觉的适应也都比较明显。但痛觉则最难适应或几乎没有适应，如果痛觉很容易适应的话就会危及有机体的生存，所以痛觉是伤害性刺激的信号，具有生物学意义。

适应可引起感受性的提高，也可引起感受性降低。在一般情况下，感受器如果受到强烈刺激的持续作用时，感受性就会降低；如果受到微弱刺激的持续作用时，感受性就会提高。人们正是依靠感受性变化以适应外界环境的不断变化，使人与环境保持平衡，以便于生活和工作。

2. 感觉对比

同一感受器接受不同刺激而使感受性发生变化的现象叫做感觉对比。感觉对比分为同时对比和先后对比两类。

同时对比是指两个刺激物同时作用于同一感受器而产生的对这种刺激物的感受性变化。例如，同样一个灰色图形，放在白色的背景上显得深些，放在黑色的背景上就显得浅些。

先后对比是两个刺激物先后作用于同一感受器而产生的对这种刺激物的感受性变化。例如，吃糖之后再吃苹果，就会觉得苹果酸而不甜；而吃苦药后再吃苹果，就会觉得苹果特别甜。又如，当人咬紧牙关或紧握拳头时，身体其他部位的疼痛感要轻一些；手术后伤口的疼痛在寂静的夜晚往往有所加重。

3. 感觉的相互作用

感觉的相互作用是指一种感觉在其他感觉的影响下发生感受性的变化。其一般规律是，弱的感觉能提高另一种感觉的感受性；强的感觉能降低另一种感觉的感受性。例如，用呈现音乐的方法可以减轻牙科手术中病人的疼痛；在强烈噪音的影响下，视觉的差别感受性会明显降低。

视觉、嗅觉和平衡觉都会受到其他感觉的影响而发生某种变化。例如，摇动的视觉形象会使平衡觉破坏，产生呕吐现象。生活中，我们能体验到味觉和嗅觉的相互作用。如果闭上眼睛、捏住鼻子，味觉不敏感、正患感冒的人可能分不清嘴里吃的是苹果还是土豆。

4. 联觉

联觉是指一种感觉引起另一种感觉的心理现象。所谓"甜美的嗓音"、"明快的曲调"、"凝重的乐曲"等都是联觉现象。联觉的形式有很多，最容易产生联觉现象的是颜色感觉。如不同的色调也会引起不同的心理效应。红色使人兴奋，绿色使人和缓，蓝色使人镇静。此外，色调的浓淡还能影响轻重的感觉。同样大小的两个纸箱，白色的会使人感觉轻些，黑色的则会使人感觉重些。听觉和视觉也有联觉现象，对音乐有一定造诣的人，听到一定的音乐会产生相应的视觉，这是人们欣赏音乐的一种心理基础。

因为不同的颜色能引起不同的心理效应，所以在建筑设计和环境布置等方面应当考虑联觉。研究证明，淡蓝色可以引起凉爽的感觉，对高热患者有益；黄色可以刺激食欲；绿色可以缓和人紧张的心理活动；而玫瑰色能使抑制、消沉的情绪振奋起来。医院病房可根据联觉对不同病情施加有益的影响。

5. 后像

对感受器的刺激作用停止以后，感觉并不立即消失，还能保持一段极短的时间。这种暂时保留下来的感觉印象叫做后像。我们看电影、电视就是依靠视觉后像的作用。后像是因神经的后作用而发生的，它存在于各种感觉之中。

后像在视觉中表现得特别明显。例如，在夜晚将火把以一定速度作划圈动作，就会出现一个火圈；电扇转动时，几个叶片看上去像一个圆盘，这些就是视觉后像作用的结果。一张又一张的电影胶片其实是间断的，但由于后像作用，每秒放映 24 格底片时我们就能看到连续的活动画面。

二、知觉

（一）知觉的概述

知觉是直接作用于感觉器官的客观事物的整体在人脑中的反映，是人对感觉信息的组织和解释过程，受人的知识经验和态度的制约。同一物体，不同的人对它的感觉是相同的，但对它的知觉会有差别。

（二）知觉的种类

第一，根据知觉信息加工方式的不同可分为：

直接知觉：指知觉者直接从客观事物中获取信息，并对它们进行整体属性的反映。

间接直觉：指当刺激物本身的信息是模糊的、不完整的、不能对其进行全面描述的时候，知觉者利用自己的知识经验对刺激物进行推理和解释才能实现对客观事物整体属性的反映。

第二，根据知觉对象的性质不同可分为：

物体知觉：是对事物的知觉，包括空间知觉、时间知觉和运动知觉。

社会知觉：是个体对客观事物的社会性特征的知觉，包括对别人的知觉、人际关系的知觉和自我的知觉。

第三，根据参与知觉并起主导作用的感觉器官的不同可分为：视知觉、听知觉、嗅知觉和触知觉等。

（三）知觉的特性

1. 知觉的整体性

当直接作用于感官的刺激在不完备情况下时，人根据自己的知识经验，对刺激进行加工处理，使自己的知觉仍保持完备性的特征，这就是知觉的整体性。有些事物虽呈现在我们面前的只是过去知觉的部分特征，但我们在心理上仍把它作为统一的整体去认识它、知觉它。见图 2-1。

知觉的整体性取决于对象本身的特性及其各个部分之间的结构关系，如知觉对象的接近性、相似性、连续性、封闭性和规则性；同时也取决于知觉者自身的知识经验与主观状态。知觉的整体性使人们对客观现实的反映更趋于完善，进而保证活动的有效进行。

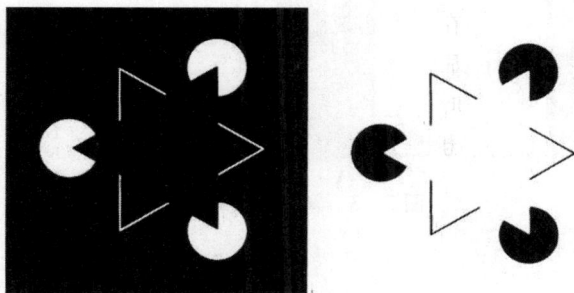

图 2-1 知觉的整体性

2. 知觉的选择性

人总要根据自己的需要，把一部分事物当作知觉的对象，知觉得格外清晰，而把其他对象当作背景，知觉得比较模糊。它是人类知觉的基本规律。这种知觉对象的选择与很多因素有关，客观因素有：刺激物的变化频率、刺激物的对比强度、刺激物的位置和刺激物的运动等。主观因素则有：知觉者的兴趣爱好、需要、经验、情绪和刺激物对知觉者的意义等。知觉的对象和背景是可以发生变化的，看两个图形就可得到证明，见图2-2。

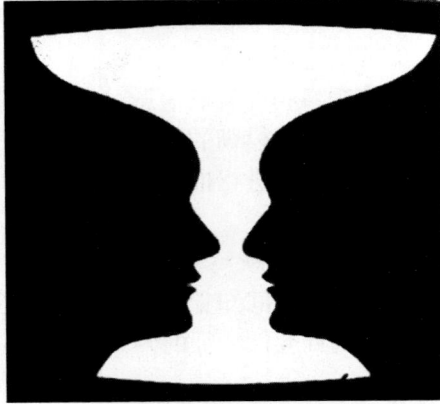

图2-2　知觉的选择性

3. 知觉的恒常性

在一定范围内，知觉的条件发生了变化，而知觉的映象却保持相对稳定不变的知觉特性叫做知觉的恒常性。例如，一个人在一扇门打开、半开和关闭时，察看这扇门，会发现门呈现出不同的形状，尽管他在视网膜上的映象的形状有了变化，但对门的形状的知觉则可以保持不变，见图2-3。除了形状具有恒常性外，大小、颜色、明度也都具有恒常性。

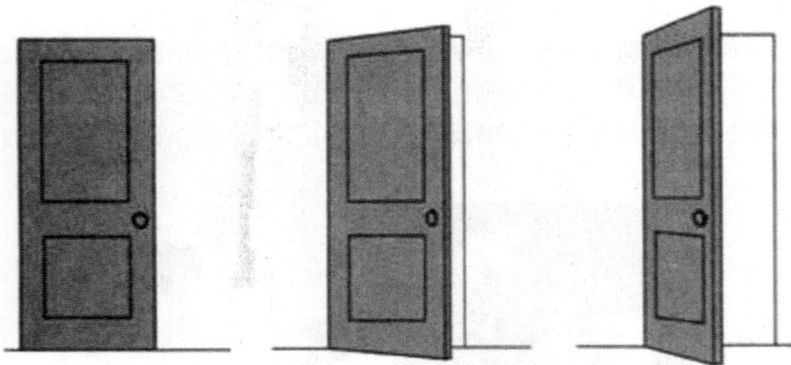

图2-3　知觉的恒常性

4. 知觉的理解性

在知觉外界事物时，人们总要用过去的经验对其加以解释，并用词把它揭示出来，知觉的这种特性叫做知觉的理解性，见图2－4。知觉的理解性主要受到知觉者的知识经验、兴趣爱好、实践活动、任务需要，以及之前的言语指导等多种因素的影响。

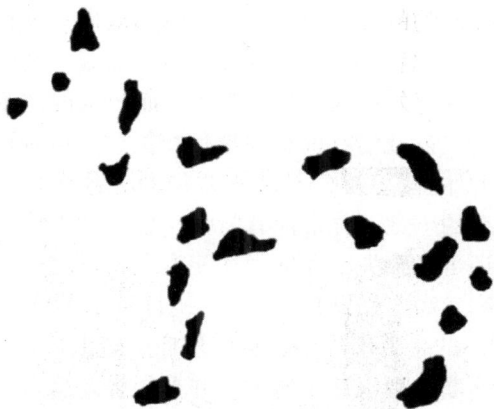

图2－4 知觉的理解性

（四）错觉与幻觉

1. 错觉

错觉是指人在特定条件下对客观事物必然产生的某种有固定倾向的受到歪曲的知觉。错觉是由物理的、生理的和心理的多种因素所引起，其中知觉具体事物时受到同时并存的其他刺激的干扰是形成错觉的主要原因，当然也不排除人的主观因素（经验、情绪、年龄和性别等）的重要影响。错觉在各种感觉中都可找到，其中以视错觉表现得最为明显，见图2－5。

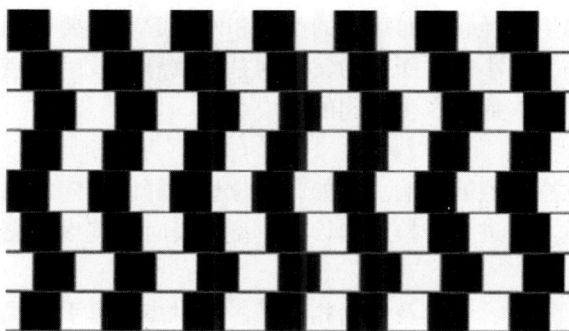

图2－5 错觉图片

2. 幻觉

幻觉是在没有外界刺激物作用于感官的情况下产生的一种虚幻的知觉。幻觉与错觉不同，错觉的产生是确有外界刺激物作用于感官，只是反映不正确而已；而幻觉的产生并没有外界刺激物作用于感官，只是个体虚幻的知觉。幻觉多种多样，有听幻觉、视幻觉和嗅幻觉等。幻觉可以影响人的行为和思想感情，身心健康的人很少有幻觉。

三、痛知觉

在知觉中，有一种与临床关系密切的痛知觉。痛知觉是一种特殊的知觉，它表现为疼痛的知觉。

疼痛是个体对现实刺激和已贮存的经验相互作用而产生的主观感受和体验。国际疼痛研究学会把疼痛定义为"与实际或潜在的组织挫伤相关联，或者可以用组织损伤描述的一种不愉快的感觉和情绪上的体验"。疼痛是临床常见的一种症状，是机体受到某种伤害性刺激时产生的，是一种复杂的感觉，并常伴有紧张、恐惧和不愉快的情绪，是一种劣性刺激，除使人感到痛苦外，还可导致失眠等生理功能紊乱，甚至引起疼痛性休克，重者危及患者生命。疼痛患者发生率较高，据 WHO 的调查统计，全世界每年有过亿新发疼痛患者。在其确诊时，近 30% ~ 50% 的患者出现中、重度疼痛。全世界每天至少有几百万患者在遭受疼痛的折磨。我国新发疼痛患者也逐年递增，并且很多是患者难以忍受的重度疼痛，在心理、生理、精神及社会等各个方面严重影响患者的生活质量。

1. 影响疼痛的因素

（1）环境因素

首先是社会环境因素。因患病疼痛与社会疏远、收入减少及家庭的经济负担等为日后遗留的困难而苦恼、焦虑等，对疼痛患者影响较大。另外，护士缺乏疼痛治疗知识教育，尤其是非疼痛专业的医护人员对疼痛感可控制认识不足。

其次是自然环境因素。一年四季的气候、温度变化必然会对人的生理机能产生不同程度的影响。例如，在冷、热、霜冻、暴雨、热带风暴、冰冻和太空等环境下，人体的生理机能自然要发生一系列的适应性改变，如果不懂得如何抵御或未能及时抵御不良的气候条件，它肯定会对人体产生不利的影响。

（2）过去的经验

特别是个体早期的生活经验，对疼痛的产生和发展起着重要作用。例如，有的父母对儿童发生一些轻微外伤大惊小怪，而有的父母则是很镇静地鼓励儿童说没关系，这种日积月累的影响，使一个人对疼痛而产生不同的反应。

（3）情境

情境对疼痛的感觉有强烈的影响。例如，一位患有肝区疼痛的患者，得知自己被怀疑患肝癌后，其疼痛加重。经进一步检查确诊为甲型肝炎时，其疼痛突然消失。

（4）情绪

疼痛经常与焦虑、不安、恐惧及情绪相联系，同时焦虑可引起局部肌肉呈持续性收缩状态而产生疼痛。

（5）注意力

对刺激的注意程度也是影响疼痛的重要因素。例如，在专心活动时发生的一般外伤往往在活动后才被发现。一般在夜间及清晨，人的生理状态处于低潮，注意力集中，对疼痛的反应也较强。

总之，各种心理因素都可能影响患者对疼痛的反应，使临床表现复杂多变。因此，护理工作者应当认真做好观察记录，根据患者的心理特点进行治疗及护理以利于患者康复。

2. 疼痛的心理治疗

研究表明，疼痛具有保护机体免受进一步损伤的功能。无痛觉的人的身体常常有许多外伤的瘢痕，不仅腿、手、手指等处带有伤残，甚至舌尖也会被自己咬坏。因为没有疼痛的保护，他们中的多数人在年纪很轻时就死去。可见痛觉能使人及时避免和摆脱伤害性刺激，对躯体起到保护的作用。尽管如此，疼痛毕竟令人难受，甚至使人失去动作的能力，因此疼痛的治疗受到临床工作者的重视。对疼痛的治疗，除用药物、针刺等手段镇痛外，心理治疗也是常常采用的一种方法。

从20世纪70年代起，美国建立了许多疼痛诊所，采用心理治疗方法来减轻患者的疼痛。

疼痛诊所主要用行为矫正方法进行治疗。在治疗期间，不允许医护人员及患者谈论疼痛（医生进行心理咨询时除外）。这一做法使患者不能从疼痛中获得心理上的益处。对那些表现出对疼痛不关心的患者给予照顾和鼓励。此外，让患者处于忙碌状态，使他们没有时间考虑自己的疼痛。

另外，还有其他一些心理治疗方法也可以用于对疼痛的心理治疗，如生物反馈疗法、催眠疗法、分散注意以及暗示技术等。

四、记忆

（一）记忆的概念

记忆是个体对其经验的识记、保持和再现，是过去的经验在头脑中的反映。在生活实践中，人们思考过的问题、练习过的动作、体验过的情感，都会在头脑中留下痕迹，在适当的条件下，这些痕迹又会得到再现，这一心理过程就是记忆。从信息加工的角度看，记忆就是人脑对所输入的信息进行编码、储存和提取的过程。

（二）记忆的分类

依据不同的标准，可以把记忆分为不同的类型。

1. 根据记忆内容的不同，可以把记忆分为四种

第一，形象记忆，即以感知过的事物形象为内容的记忆。

第二，语词逻辑记忆，即以抽象概念为内容的记忆，具有概括性、理解性和逻辑性等特点。

第三，情绪记忆，即以体验过的某种情绪、情感为内容的记忆。

第四，运动记忆，即以做过的运动或动作为内容的记忆，它是形成运动性熟练技巧的基础。

一般来说，无论记什么材料，往往需要两种或更多种记忆协同活动。所以在实际生活中，上述四种记忆是相互联系的。

2. 根据记忆材料保持时间的长短，可以把记忆分为三种

（1）瞬时记忆

瞬时记忆又叫感觉记忆。进入到感觉器官的各种刺激，当刺激停止后，感觉并不立即

消失，如果没有受到注意就很快消失，如果注意就转入短时记忆。

瞬时记忆的特点是：信息的保存是形象的，保存的时间很短，为 0.25 ~ 2 秒，保存量大。

（2）短时记忆

短时记忆是指信息在头脑中保持在 1 分钟之内的记忆。它是介于瞬时记忆与长时记忆之间的一种记忆。

短时记忆的特点是：信息保存的时间很短；容量有限，短时记忆的容量是 7 ± 2 个单位；易受干扰。短时记忆如果经过复述、运用或进一步加工，就会被输送到长时记忆中去。

（3）长时记忆

长时记忆是指信息在记忆中的储存超过 1 分钟直至许多年，乃至终生的记忆。它的信息主要来自对短时记忆信息的加工，主要是复述。也有一些印象深刻的内容在感知过程中被一次性输入而长久保存的。

长时记忆的特点是：容量极大，保存时间很长。

瞬时记忆、短时记忆和长时记忆既具有不同的特点和功能，又密切联系、前后贯通，构成了完整的记忆系统。

（三）记忆的品质

1. 记忆的敏捷性

记忆的敏捷性是指一个人在识记事物时的速度方面的特征。记忆敏捷性的良好表现就是能够在较短的时间内记住较多的东西。在敏捷性方面，有的人可以过目不忘，有的人则久难成诵。各人的特点不同：有的人记得快，忘得也快；有的人记得慢，忘得也慢。记忆的敏捷性是记忆的品质之一，但它不是衡量一个人记忆好坏的唯一标准。在评价记忆敏捷性时，应与记忆的其他品质结合起来才有意义。

2. 记忆的持久性

记忆的持久性是指记忆内容在记忆系统中保持时间长短方面的特征。能够把知识经验长时间地保留在头脑中，甚至终生不忘，这就是记忆持久性良好的表现。在持久性方面，有的人能把识记的东西长久地保持在头脑中，而有的人则会很快地把识记的东西遗忘。一般来讲，记忆的敏捷性与记忆的持久性之间存在正相关的关系，记得快的人保持的时间较长。但也不尽然，有的人记得快，但保持的时间短。

3. 记忆的准确性

记忆的准确性是指对记忆内容的识记、保持和提取时是否精确的特征。它是指记忆提取的内容与事物的本来面目相一致的程度。准确性是记忆的重要品质，如果离开了准确性，敏捷性、持久性就失去了意义。按护士的职业性质的要求而言，更要具备记忆的准确性。这是因为：第一，护士应当严格执行医嘱，打针、发药、查体温和数脉搏等。每项任务都必须数量化，而且数量要求准确。如果一旦记忆不准确，数量出差错，轻则贻误病情，重则造成严重责任事故。第二，护士要面对许多患者，而患者又是经常变动的，病情也是不断变化的，护理计划也在不断地改变，用药品种和数量也在经常地改变，一旦相互混淆，前后泛化，也会造成不堪设想的后果。所以，护士要做到准确安全的护理，减少差错和避免差错，需要下功夫培养记忆的准确性。

4. 记忆的准备性

记忆的准备性是指对保持内容在提取应用时所反映出来的特征。记忆的目的在于有实际需要时，能迅速、灵活地提取信息，回忆所需的内容并加以应用。在准备性方面，有的人得心应手，随时提取知识并加以应用，有人则不然。记忆的这一品质是上述三种品质的综合体现，而上述三种品质只有与记忆的准备性结合起来评价，才有价值。

（四）记忆的基本过程

记忆是一个复杂的心理过程，从"记"到"忆"包括识记、保持、再认或重现三个基本环节。

1. 识记

识记就是获得和巩固知识经验的过程，也是学习活动的初始阶段，因而要提高记忆的效果就必须有良好的识记。

（1）识记的种类

根据识记的目的性和意志努力的程度，可将识记分为无意识记和有意识记。无意识记是没有预定的目的，没有经过任何特殊的努力，自然而然地记住某些事物的识记。有意识记是指有一定的目的任务，按一定的方法、步骤进行，需要做一定意志努力的识记。

根据识记材料的性质、对识记材料的理解程度以及识记时所采用的方法，可以把识记分为机械识记和意义识记。机械识记是在对识记材料没有理解的情况下，依靠机械的重复而进行的识记。意义识记是通过对识记材料的理解而进行的识记。在日常的生活和学习中，为了更好地取长补短，增进识记效果，可以把机械识记和意义识记这两种方法合理地配合与运用。

（2）影响识记效果的因素

影响识记效果的因素主要包括：识记的目的任务对识记的影响、识记材料的性质对识记的影响以及不同感官对识记效果的影响。

此外，识记时个体的情绪状态、主观需要、知识经验、性格特点和能力类型等因素对识记效果都有一定的影响。

2. 保持

保持是已经识记了的信息在头脑中得到巩固的过程。保持是记忆系统的中间环节，是重现和再认的前提，也是记忆力强弱的重要标志之一。

保持并不是静止的，而是一个变化的动态过程。它随着时间的推移和后来经验等因素的影响，在质量和数量上也会发生某些变化。

首先，保持材料的量变。一般来说，随着时间的推移，保持量呈减少的趋势。但也有例外情况，例如，对有些学习来说，学习后一段时间测得的保持量比学习后立即测得的保持量要多。这种现象叫做记忆的恢复现象。

其次，保持材料的质变。保持在头脑中的材料与脑中原有的知识体系、结构相互渗透，出现了融合现象，或者经过加工编码，把所保持的材料归于旧有体系之中。如，颠倒材料的顺序、遗漏或削减材料的内容、曲解材料的意义或扩大原来材料的范围等。

在保持过程中，材料所发生的变化，有的具有积极的意义，如概括简化材料的内容，这有利于培养学生的智力。有的则具有消极的作用，如曲解原来材料的意义等。

3. 再认与再现

再认与再现是记忆过程中的最后阶段，是信息的提取和输出过程。它标志着整个记忆过程的质量和数量，是衡量记忆效果的唯一标准。再认和重现没有本质的区别，只是水平不同而已，再认比较容易，重现则比较困难。

（1）再认

对过去经历的事物再次出现时仍能被识别出来的过程，称为再认。

再认是比较简单的心理过程，但不等于说我们在任何情况下都能对事物进行准确的再认。再认的速度和准确性主要取决于以下两个条件：第一，取决于对旧事物识记的巩固程度。第二，取决于当前呈现的事物同已感知过的事物相类似的程度。

再认常常依靠各种线索。线索是事物的个别部分或特点。个别部分的出现可能唤起对整体的回忆。

（2）再现

再现是对过去经历过的事物在头脑中复现并加以确认的记忆过程，也叫回忆。例如，"每逢佳节倍思亲"，考试时学生根据试题再现学习知识等都属于再现。

（五）遗忘

1. 遗忘的概念

对于识记过的东西，不能再认和重现，或者错误地再认和重现，就叫做遗忘。它和保持是相反的过程。遗忘可分为暂时性遗忘和永久性遗忘两类。

2. 遗忘的原因

对遗忘原因的解释主要有两种说法，即衰退说和干扰说。衰退说认为，遗忘是由记忆痕迹得不到强化而逐渐衰退以致最后消失所致。这可能是永久性遗忘的主要原因。干扰说认为，遗忘是由记忆中新旧经验相互干扰造成的，一旦干扰排除，记忆就能恢复。这可能是暂时性遗忘的主要原因。这个学说最有力的证据就是前摄抑制和倒摄抑制。前摄抑制是指先前学习材料对后继学习材料的抑制；倒摄抑制是指后继学习材料对先前学习材料的抑制。在学习中，前摄抑制和倒摄抑制的影响是很明显的。例如，学习一篇课文，一般总是开头部分和结尾部分容易记住，而中间部分则容易遗忘，其原因就在于中间部分受到前摄抑制和倒摄抑制的干扰。同样，许多人都感到早晚学习效果好也是这个缘故。

3. 遗忘的规律

心理学的研究证明，遗忘是有规律的。德国心理学家艾宾浩斯第一个对遗忘的现象作了比较系统的研究。为了使学习和记忆尽量避免受旧有经验的影响，他用无意义音节作为学习材料，用重学时所节省的时间或次数占初学时间或次数的百分比来代表识记材料的保持率，测量了遗忘的进程。

根据其结果绘制成的曲线图叫做艾宾浩斯遗忘曲线，见图2-6。从图中的曲线可以看出，遗忘的进程是不均衡的。在识记后的最初时间里，遗忘的速度很快，随着时间的推移，遗忘的速度会逐渐缓慢下来，呈现出先快后慢的趋势。继艾宾浩斯之后，许多人用无意义的材料和有意义的材料对遗忘的进程进行了研究，结果大都证明了艾宾浩斯遗忘曲线基本上是正确的。

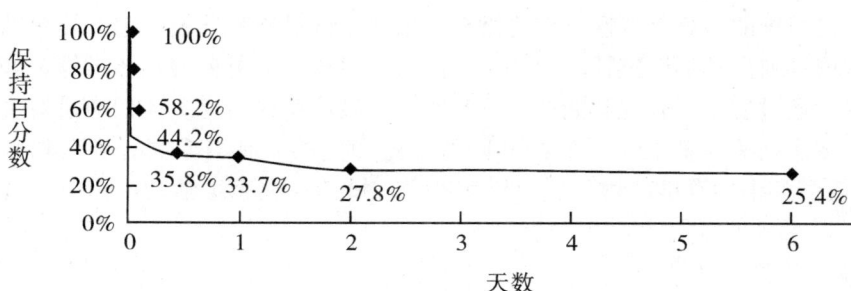

图 2-6 艾宾浩斯遗忘曲线

4. 影响遗忘进程的因素

（1）记忆材料的性质对遗忘的影响

一般来说，熟练的动作遗忘最慢，形象材料次之，言词材料遗忘较快，有意义的材料比无意义的材料遗忘慢得多。

（2）学习的程度对遗忘的影响

一般来说，保持与原来学习的程度大致呈正比，学习的程度越高则遗忘越少。学习程度为150%时，保持的效果最好。例如，某学生学习一份材料10遍后可以正确无误地背诵，这10遍的学习程度为100%；如果再继续学习5遍，将记忆进一步强化，学习程度就是150%，达到最佳效果。

（3）识记材料的序列位置对遗忘的影响

对遗忘的影响一般是一份材料的首尾位置的内容容易保持，而中间部分的内容则很容易遗忘。

（4）识记者的主观因素

识记者对材料的需要程度、兴趣大小，对遗忘的快慢也有一定的影响。一般来说，一些不能引起识记者兴趣的、不符合识记者需要的材料更容易遗忘。

五、思维与想象

（一）思维

思维是人脑对客观事物间接的、概括的反映，它是借助于言语实现的，能揭示事物的本质和内部规律的理性认知过程。平常说的"特度"、"设想"、"深思熟虑"、"眉头一皱，计上心来"等都是人脑中的思维活动。思维主要表现在人解决问题的活动之中。

1. 思维的特征

（1）思维的间接性

所谓间接性是指面对过其他事物为媒介去认识客观事物，即借助于已有的知识经验来理解或把握那些没有直接感知过的，或根本不可能感知的事物。例如：医生诊断疾病是根据对患者的体温、血压、心电和脑电等各种检查材料来确诊病患和病因；气象工作者根据已有的气象材料预知未来的天气变化；教师根据学生言语行为表现来推断学生内心世界等。这种"由此及彼、由表及里"的加工活动就是思维间接性的表现。

（2）思维的概括性

概括性是思维的最显著特性，它是指在大量感性材料的基础上，把一类事物的共同本质特征和规律抽取出来加以概括。比如，我们通过感知形形色色的具体的笔，如铅笔、钢笔、毛笔等，通过思维，我们就能把所有笔的本质属性概括出来。人们通过对麻雀、鸽子等各种鸟的多次认识，抽取出它们的共同特征是卵生的、有羽毛的脊椎动物，于是得出"鸟是有羽毛的卵生的脊椎动物"这一科学概念。概括性在思维活动中占有非常重要的地位和作用。

2. 思维的种类

第一，以思维凭借物的不同划分，可以把思维分为动作思维、形象思维和抽象思维。

动作思维是伴随实际动作进行的思维活动，它要解决的是操作性问题。形象思维是运用已有表象进行的思维活动，表象便是这类思维的支柱。抽象思维也称逻辑思维，是利用概念进行的思维活动，概念便是这类思维的支柱。

第二，以思维探索问题答案的方向划分，可以把思维分为聚合思维和发散思维。

聚合思维又称求同思维、辐合思维，是把问题所提供的各种信息聚合起来，朝同一方向思考并得出一个正确的或最好的答案的思维。

发散思维又称求异思维、辐射思维，是从一个目标出发，沿着各种不同的途径去思考、探求解决问题答案的思维。

3. 问题解决的思维过程

由一定的情境引起，向着一定的目标，应用各种认知活动和技能，并使得问题得以解决的思维过程，就是问题解决。问题解决的思维过程可以分为四个阶段：

（1）发现问题

这是问题解决的首要环节。爱因斯坦说："提出问题比解决问题更重要"，所以善于发现和提出问题是思维发展水平的重要标志，但能否发现和提出问题取决于个人对活动的态度、个人兴趣和求知欲以及个人的知识经验。

（2）分析问题

即分析所提出问题的特点与条件。在分析问题时，首先要弄清问题的已知条件与要求之间的联系，找出问题的实质，以确定解决问题的方向。这需要搜集与问题有关的各种材料，需要运用图形和符号对问题进行结构上的分析与整理。例如，导致患者上腹痛的原因有很多可能，只有全面系统地分析有关信息，才能发现问题的关键所在。

（3）提出假设

问题解决的关键是找出问题解决的方案，即解决问题的原则、途径和方法。这是问题解决的关键阶段，也是具有创造性的阶段。在科学发展中，提出假设几乎是必经之路，是科研的先导。例如，医生了解到患者的一系列症状后，会针对病情提出假设，然后让患者去做进一步的检查，从而检验之前的假设。

（4）检验假设

检验假设是问题解决的最后一步。检验的方式主要有两种：一种是通过实践活动，实践是检验真理的唯一标准，只有通过实践才能把主观与客观联系起来，这是检验假设正确与否的最有效方式。另一种是通过思维活动去进行，通过周密思考从理论上确定方案的可行性。如果经过证明假设是错误的，则要分析假设错误的原因。

以上四个阶段在问题解决的过程中往往交错进行，表现出问题解决的复杂性。

（二）想象

1. 什么是想象

想象是在头脑里对已储存的表象进行加工改造，创造出新形象的思维过程。它是思维的一种特殊形式。想象不是凭空产生的，其内容来源于客观现实，是在人的实践活动中，在已有的表象基础上形成的。它在人的认识、创造、生活中都具有重大意义。

2. 想象的分类

根据想象产生时有无目的的意图，可把现象区分为有意想象和无意想象。

（1）无意想象

没有预定的目的，在某种刺激物的影响下，不由自主地进行想象就是无意想象。

梦是无意想象的极端形式，梦在睡眠中发生。睡眠是大脑中发生抑制过程，并扩散到整个大脑而造成的。但是抑制扩散后，大脑仍有局部在兴奋、活动，从而形成梦境。研究过梦的一些心理学家认为，在创造性的活动中，梦境可以给人以灵感。

（2）有意想象

有意想象是在一定目的、意图和任务的影响下有意识地进行的想象。有意想象又分为再造想象、创造想象和幻想。

再造想象是根据语言、文字的描述或图像的示意，在脑中形成相应事物形象的过程。借助于再造想象，人们可以走出自己狭隘的生活经验小圈子，扩大认识范围，丰富和充实主观世界。为了进行有效的再造想象，必须具备两个条件：一是正确理解语词与各种图像标志的示意；二是要有足够的表象储备。

创造想象是根据一定的目的、任务，独立地在脑中形成新事物形象的心理过程。创造想象的主要标志是，它产生的形象新颖、奇特并具有社会意义。

幻想是创造想象的一种特殊形式。它是与个人的愿望相结合的并指向未来的想象。幻想虽然不一定直接引向创造行动，但如果以现实为依据，符合客观发展规律，并有可能实现的就是理想；如果脱离现实生活发展规律，毫无实现可能的幻想叫做空想。积极的幻想对人的学习、工作和活动是一种强大的推动力，它激励人们去探索、奋斗，努力战胜困难。

六、注意

（一）注意的概念

注意是人的心理活动对一定对象的指向和集中。它是人们非常熟悉的一种心理现象，人的任何心理活动都离不开注意。人们平常所说的"专心致志"、"聚精会神"、"全神贯注"等，都是对注意状态的描述。指向和集中是注意的两个基本特征。

注意的指向性是指心理活动有选择地反映一定的对象，而离开其余的对象。注意的集中性是指心理活动专注于指向的对象，使活动不断深入，人的心理活动不仅有选择地指向选定对象，还可以使注意在这个对象上保持一定时间，使之能看得清、听得明、记得住。由于心理活动对一定对象的指向和集中，注意的对象就能够得到清晰、深刻和完整的反映。

注意是心理活动的一种特性。它不是独立的心理活动，却和心理过程密切相关。它伴随着心理活动的始终，保证心理活动的顺利进行。

（二）注意的种类

根据产生和保持注意时有无目的以及意志努力程度的不同，可以把注意分为无意注意、有意注意和有意后注意三种。

1. 无意注意

无意注意是一种事先没有预定目的，并且不需要意志努力的注意。这种注意的产生和维持，不是依靠意志努力，而是人们自然而然地对那些强烈的、新颖的和感兴趣的事物表现出来的心理活动的指向和集中。它往往在环境发生变化时发生。例如，患者正在病房里休息，一个人突然推门而入，大家就会不由自主地将目光投向他，这种注意就叫做无意注意。

2. 有意注意

有意注意是一种有预定目的、需要一定意志努力的注意。它是人类所特有的心理活动，是在实践活动中发展起来的。它服从于既定的目的任务，并受人意识的自觉调节和支配。当患者进行康复训练时，由于认识到训练的重要性，就会特别自觉地将注意力集中于训练内容，当遇到困难或环境中出现其他干扰因素时也会主动通过意志努力去克服困难，将注意维持在康复训练上，这种注意就是有意注意。

3. 有意后注意

有意后注意是指事先有预定目的，但不需要意志努力的注意。它是在有意注意的基础上发展起来的一种特殊的注意形式。一方面，它不需要人的意志努力，这一点它和无意注意类似；另一方面，它和自觉的目的、任务相联系又类似于有意注意。例如，在从事某一项活动时，个体开始时对它没有兴趣，需要意志努力才可以维持注意，但随着活动的深入，个体逐渐对它产生了兴趣，这时不需要意志努力就可以保持自己的注意，这就是有意注意转化成了有意后注意。像熟练地阅读课文、熟练地骑自行车等活动中的注意都是有意后注意。

（三）注意的品质

良好的注意力应该具有一定的范围、比较稳定、善于分配和主动转移等四个品质。衡量一个人注意力的好坏，也经常从这四个方面去分析。

1. 注意的广度

注意的广度是指在同一时间内人能清楚地把握对象的数量，也称注意的范围。例如，有人逐字逐句地阅读，有人则能一目十行，这种差异和人的实践、知识经验有关。足球运动员的注意只有在腾空的足球上，才能踢出符合战术要求的球来战胜对手。在 0.1 秒的时间内，人眼只能知觉对象一次，这段时间人能知觉到的客体的数量就是这个人的注意广度。注意广度研究是心理学中最早进行实验研究的问题之一。汉密顿曾在 1830 年做过一个示范性实验。他在地上撒了一把小石子，让被试在一刹那的时间里辨认数目。结果发现，被试很难看清 6 个以上的石子。研究表明，在 0.1 秒的时间内，成人一般能辨清 8~9 个黑色圆点，注意到 4~6 个没有联系的外文字母，3~4 个几何图形，4~5 个没有联系的汉字。这说明信息量越大，注意广度越小；信息量越小，注意广度越大。

2. 注意的稳定性

注意的稳定性即注意保持在感受某种事物或从事某种活动上的时间特性，又称注意的持久性。注意的稳定性受到个体差异和兴趣状态的影响。例如，外科医生可以连续几小时全神贯注地做手术。注意的稳定性可以通过系统的锻炼得以增强。

3. 注意的分配

注意的分配是指人在同一时间内能把注意指向于不同的对象。它常表现在同时进行两种或两种以上的有关活动中，也就是"一心多用"问题。例如，汽车司机一边开车一边注意路上行人、交通信号等情况；钢琴家弹奏时右手奏主旋律，左手伴奏；有的人一边听电话、作记录，一边回答问题，均是同时进行。这些都是日常生活中经常见到的现象，说明注意分配对人的实践活动既是必要的，也是可能的。研究表明，注意分配是有条件的，它取决于同时进行的若干活动的性质、复杂程度以及人对活动的熟悉程度等。

4. 注意的转移

注意的转移是指根据新任务的需要，主动地把注意从一个对象转移到另一个对象或由一种活动转移到另一种活动。这是注意的动力特征，也是注意灵活性的表现。例如，正在填写病案的医生听到患者的呼救，能马上投入到抢救患者的行动中，这就是注意的转移。注意转移的快慢和难易取决于新事物的性质和原来注意的紧张度，也与个体神经过程的灵活性有关。

护理工作千头万绪，患者的病情又变化多端，所以护理工作要求护理人员应当具备注意的全部优秀品质。因为只有具备注意的稳定性，才能使护士沉着稳重，为患者长时间地做某项处置；只有具备了注意的广度，才能"眼观六路、耳听八方"，把自己繁杂的工作内容尽收眼底、心中有数；也只有注意分配的能力好，才能对患者一边处置、一边观察、一边思考、一边谈话，做好整体的护理。在上述注意的优良品质中，最为重要的还是注意的转移，因为护理工作头绪多、紧急情况多、意外事情多，经常是在有限的时间内从一项工作转向另一项工作，要做到每一项工作之间清清楚楚、准确无误和互不干扰，需要依靠注意的高度灵活性。

第二节　情绪情感过程

一、情绪情感概述

（一）情绪和情感的概念

情绪和情感是指客观事物是否符合人的需要而产生的态度体验，是人脑对客观现实的主观反映，只是反映的内容和方式与认识过程不同。在认识和适应客观事物的过程中，人们总是根据个人的需要对客观事物产生某种态度，同时内心产生出某种不同的主观感受或体验。例如，外科医生做完手术后，有人轻松愉快，有人苦恼失望，有人时而喜悦时而担忧。个人对现实的不同感受就是情绪或情感。

情绪和情感既是一种主观感受或体验，又是对客观现实的一种特殊反映。所谓特殊反映，即它反映的是客观现实与人的需要之间的关系。客观事物使人产生什么样的情绪、情感体验，是以人的当前需要为中介的。当客观事物符合人的需要和愿望时，人会产生快乐、喜爱等积极情绪情感体验；而当客观事物不符合人的需要和愿望时，则人会产生愤怒、悲哀等消极的情绪情感体验。

（二）情绪和情感的区别和联系

情绪和情感的区别表现在：

（1）情绪具有较大的情景性、激动性和暂时性，它往往随着情境的改变和需要的满足而减弱或消失；情感则具有较大的稳定性、深刻性和持久性，反映了人对事所持的稳定态度，因而情感是个性结构或道德品质中的重要成分之一。比如，人的喜怒哀乐情绪因情境的变化而变化，而一个具有责任感的人，不管他在什么地方，均表现出这种情感。

（2）情绪通常具有明显的冲动性和外部表现，如高兴时手舞足蹈，愤怒时暴跳如雷等，情绪一旦产生便往往难以控制。情感常以内心体验的形式存在，比较内隐，如深沉的爱、殷切的期望、痛苦的思虑等，往往深深地埋在心底，不轻易外露。

情绪与情感的联系在于情感离不开情绪，稳定的情感是在情绪的基础上形成起来的。情绪也离不开情感，情绪的变化往往反映情感的深度。在情绪发生的过程中，常常深含着情感。因此，情绪与情感又是不可分割的。

（三）情绪和情感的外部表现

人产生各种情绪、情感时，总是伴随着一些外部表现，即所谓的表情。外部表情一般分为面部表情、身段姿态表情和语调表情。

1. 面部表情

面部表情以面部的眼部肌肉、颜面肌肉和嘴部肌肉的活动变化为主。人的眼神是最善于传情的，嘴部肌肉的变化也是表达情绪情感的重要线索。根据心理学家对人类面部表情的观察结果发现，出生后四个月的婴儿，就可用面部肌肉的活动来表现快乐、厌恶、愤怒、痛苦和惊奇等不同情绪。恐惧的情绪发展较晚，在六个月左右才会出现。

2. 身段姿态表情

身段姿态表情是人们用全身姿态和四肢活动变化来表达情绪、情感的。与面部表情相比，身段表情较难为意识所控制，反映出更多的潜意识成分。因此，身段表情更能真实地反映人的情绪。

3. 语调表情

语调表情是人们通过说话时的语音、语调、节奏和速度等要素的变化来表达情绪、情感。例如，悲哀时语调低沉，节奏缓慢；高兴时语调高昂，节奏轻快；紧张时声音尖锐、急促；恼怒时态度凶狠，言语生硬；等等。

总之，面部表情、身段姿态表情、语调表情等构成了人类的非言语交流形式。在许多场合下，人们无须使用语言，只要通过观察脸色，看看手势、动作，听听语调，就能知道对方的情绪和情感。因此，在护理工作中，护士的情绪变化，尤其是面部表情对患者及其家属都有直接的感染作用，这是每个护士都应当意识到的。护士积极的情绪，和善可敬的表情和举止，不仅能够调节病房或治疗环境的气氛，还能唤起患者治病的信心，增强安全感。

（四）情绪和情感的功能

1. 信息传递功能

情绪、情感的各种表现都有一定的信号意义，这种信号意义是通过表情来实现的。通过这种非言语表达方式，人们彼此之间可以传递信息，达到沟通、交往的目的。成人通过口头言语传递信息时，表情的信息可以起到补充、完善的作用。

2. 动机功能

情绪、情感是动机系统的有机组成部分，它能激励人的行动，提高人的活动效率。心理学研究发现，当情绪唤醒水平达到最佳状态时，工作和学习效率最高；情绪唤醒水平很低时，人就像处于深度睡眠状态，没有效果可言；情绪唤醒水平过高，则会干扰认知操作。

3. 感染功能

人的情绪、情感具有感染性。人们之间感情的沟通正是由于情绪、情感的感染功能，才以情动情。优秀的文学艺术创作无不是以情感人，它能激起读者和观众的情感波涛。另外，人人都有不顺心、不愉快的时候，护理工作者也不例外。这更要求护士对自己的情绪、情感加强调节控制的能力，做到急事不慌、纠缠不怒、悲喜有节和激情含而不露，以保持病房或治疗环境愉快情绪的稳定性。

4. 组织功能

情绪、情感是一个独立的心理过程，有自己的发生机制和发生、发展的过程。情绪、情感的组织功能一方面表现为积极的情绪、情感对活动的协调、促进作用和消极情绪、情感对活动的破坏、瓦解作用。

另一方面表现为人们在积极、愉快的情绪状态时，容易关注事物美好的方面，他在行为上愿意接纳外界的事物；人们在悲观、压抑、失望的消极状态时，总是放弃自己的愿望，甚至对他人产生攻击性的行为。

二、情绪和情感的分类

（一）情绪和情感的基本形式

一般认为，快乐、愤怒、悲哀和恐惧是最基本的、最原始的四种情绪。这些情绪与基本需要相联系，是不学就会的，常常具有高度的紧张性。快乐是盼望的目的达到后，随之而来的紧张解除时产生的情绪体验，如高考中取得好成绩、工作取得重大突破等；愤怒是由于目的、愿望一再受阻，从而积累了紧张所产生的情绪体验；悲哀是在所热爱的事物丧失和所盼望的东西幻灭时产生的情绪体验，如亲人的丧失、生活中的种种失意等；恐惧是个体企图摆脱、逃避某种情景又苦于无能为力时的情绪体验。

（二）情绪的基本状态

情绪的表现形式多种多样，依据情绪发生的强度、持续时间和紧张度，可以把情绪状态划分为心境、激情和应激等三种类型。

1. 心境

心境是一种微弱、持久而又具有弥漫性的情绪体验状态，通常叫做心情，比如忧郁、焦虑、得意等。心境并不是对某一事件的特定体验，而是以同样的态度对待所有的事件，让所遇到的事件都产生和当时的心境同样的色调。心境所持续的时间有很大差别：短的只有几小时，长的可达几周、几个月，甚至更长的时间。心境往往由对人有重要意义的事件引起，但人们并不是对引起某种心境的原因都能意识得到，而这种原因肯定是存在的。心境对人的生活、工作和健康都会发生重要的影响，积极乐观的心境会提高人的活动效率，增强克服困难的信心，有益于健康；消极悲观的心境会降低人活动的效率，使人经常处于焦虑状态，长期的焦虑会有损于健康。

2. 激情

激情是一种强烈的、爆发式的、持续时间较短的情绪状态，比如狂喜、暴怒、绝望等。激情往往由重大的、突如其来的事件或激烈的意向冲突所引起，具有明显的生理反应和外部行为表现。激情既有积极的，也有消极的。在激情状态下，人的认识范围变得狭窄，分析能力和自我控制能力降低，因而在激情状态下人的行为可能失控，甚至会发生鲁莽的行为。

3. 应激

应激是人对某种意外的环境刺激所作出的适应性反应。应激状态可通过机体生理机能的变化和调节来进行适应性的防御，以应对外界突如其来的刺激和高度紧张的环境。如果应激状态长期持续，机体的适应能力将会受到损害，会导致疾病的产生。

（二）情感的种类

1. 道德感

道德感是按照一定的道德标准评价人的思想、观念和行为时所产生的主观体验。包括热爱祖国、热爱人民、热爱社会的情感，集体荣誉感、责任感、同情感等都是同道德评价相联系的情感。例如，在抗击"非典"的战斗中，许多医院的护士为了更好地照顾患者，置个人安危于不顾，忠实履行着一名白衣天使应尽的职责。

2. 美感

美感是按照一定的审美标准评价自然界、社会生活及文学艺术精品时所产生的情感体验。人的审美标准既反映事物的客观属性，又受个人的思想观点和价值观念的影响，优美的环境使人感到愉悦。例如，在对患者的护理中，护士的美好形象和护理环境的美好造型可以激发患者的美感，使患者生活在美的环境里保持良好的心境，从而促进康复。一名合格的护士，不仅需要有理想、有美德，做到心灵美好，还需要不断地培养和加强自己的语言行为、服饰等方面的审美素养，使心灵美和仪表美达到完美的统一，给患者良好的展示和影响。

3. 理智感

理智感是在智力活动过程中所产生的情感体验。例如，对未知事物的好奇心、求知欲和认知的兴趣；在解决问题过程中表现出来的怀疑、自信、惊讶，以及问题解决时的喜悦等都是理智感。护士在护理工作中，成功解决问题时所产生的喜悦就是理智感。

三、情绪、情感与健康

由于环境事件及其对人的意义的复杂性，致使情绪发生时的变异性很大，其产生的频度与强度不同。某些情绪发生得过多过强，某些发生得过少过弱；情绪有时得到释放，有时受到压抑。当负性情绪过多过强时，就会影响情绪的健康发展，引起情绪适应不良。

情绪适应不良的后果有两个方面：一方面是人在情绪上的适应不良导致对人的机体本身造成影响，如引起身体疾病；另一方面，人在承受能力上超负荷而导致严重适应不良，以至影响到社会适应行为异常，导致心理疾病。

（一）情绪、情感对身心健康的影响

1. 积极的情绪有益健康

在日常的生活中，我们常常可以见到，情绪乐观、心情愉快的人往往是身体健康的人；也可见到，不少得病的人通过自我调节，发挥良好的情绪作用，可以使某些疾病自愈。

2. 消极情绪危害健康

消极情绪可使人的心理活动失去平衡，并能使机体产生一系列的生理化变化，引起身心障碍，从而危害健康。当人的情绪抑郁时，心率减慢，血流速度减缓；当人的情绪紧张时，呼吸急促，心跳加快，血压升高，交感神经处于兴奋状态，肾上腺素分泌增加，易发生心脑血管疾病。消化系统的功能活动，也易受情绪的影响。人在焦虑、愤怒时，胃液分泌量增加，胃的酸度和胃蛋白酶量增大，胃黏膜充血，容易形成溃疡。人在悲痛、恐惧时，胃黏膜变白，胃液分泌量减少，胃酸度下降，常导致消化不良。很多临床观察结果表明，像高血压、心脏病、胃溃疡、支气管哮喘、月经失调和癌症等许多疾病，均与其情绪有着密切的关系。

（二）心理学对情绪调节的启示

1. 觉知自己的情绪状态

在处于情绪状态时，自己主动地认识到"我正在生气"、"我很焦虑"、"我很难过"等负面情绪，此时，对自我状态暂时不做反应，也不加评价，只是意识到自己的情绪起伏状态。这就提供了一个选择和处理负面情绪的空间。只有在认识到自己的情绪处于什么状态时，大脑才有可能发出控制的指令，及时调控自己的行为。

2. 改变认知角度

人的认识直接影响情绪，错误的或不现实的认知会导致异常的情绪反应，进而产生各种身体和心理疾病；如果矫正了认识，就能改善情绪反应并消除焦虑症状。有意识地改变自己的认知角度，灵活的看待问题，努力从客观事物中分析、寻找合理积极的因素，有助于将消极情绪转化为积极情绪。如美国前总统罗斯福的家中被盗，丢失了许多东西。一位朋友知道后，就马上写信安慰他，劝他不必太在意。罗斯福给这位朋友写了一封回信，信中说："亲爱的朋友，谢谢你来安慰我，我现在很平安，感谢生活。因为，第一，贼偷去的是我的东西，而没伤害我的生命，值得高兴；第二，贼只偷去我的部分东西，而不是全部，值得高兴；第三，最值得庆幸的是，做贼的是他，而不是我。"

3. 适当宣泄情绪

宣泄是指采用一定的方式和方法，把人体的情绪体验充分表达出来。情绪的宣泄是身心平衡的重要方法。如果一旦产生较强烈的情绪积压在心里，会使身心健康受到影响。从心理健康的角度看，不仅不良情绪需要宣泄，愉快的情绪也需要宣泄。适当的宣泄方式有很多，如到操场上跑几圈、做无伤害的攻击、出去逛逛街、到一个人少的地方大声地喊叫几声。如果悲伤至极，那就不妨大哭一场，哭也是释放能量、调节平衡的一种方式。

第三节 意志过程

一、意志的概念

意志是人有意识地确定目的，并根据目的支配和调节自身行动，经过克服困难和挫折，以实现预定目的的心理过程。人类不仅能认识世界，在头脑中形成各种映像、观念和思想，对客观现象产生态度和体验，还能通过主观努力改造客观世界。意志就是人类在认识和变革客观世界中，人的主观能动性的突出表现。例如，学生在学习知识、探求未知的过程中，不怕困难、刻苦钻研；护士为了抢救传染病患者废寝忘食，不畏惧风险。这些活动都具有明确的目的，正是人们意志的体现。

意志在人类生活中具有重要意义。人们在改造主客观世界方面所取得的成就，常常与人们的意志努力分不开。国外学者曾对一些世界上有突出成就的人进行研究，了解影响他们成功的心理因素。结果发现，他们成就的取得大多不是因为智力高低，而是由其情感、意志和性格特点，如坚持力、自信心和克服自卑等的优胜得来的。一个在事业上锐意进取的人，就有可能开拓工作的新局面；一个在学业上持之以恒、刻苦努力的人，总有希望达到科学的顶峰；一个身残志坚的人，总能在社会上找到适合自己生存的空间。总之，任何人想要成就一番事业，均离不开顽强的意志和不怕困难的精神。

二、意志行为的基本特征

意志和行为是不可分的，意志总是表现在各种各样的行为之中。人的意志行为具有以下三个特征：

（一）意志行动有明确的预定目的

人和动物的区别之一是因为意志是有自觉目的性的。但并非所有的人类行为都是有预定目的的。譬如人的一些无条件反射控制的本能活动（如吞咽、咳嗽、手遇针刺缩回和目遇强光闭眼等），以及一些下意识的动作（如吹口哨、自言自语和摇头晃脑等），没有明确的目的性，都不受意识控制，就不属于意志行动。除此之外，那些有明确行动目的，并在该目的支配和调节下的行动才是意志行动。如学生为获得好成绩而刻苦学习，护士为抢救患者而废寝忘食都应属于意志行动的范畴。

（二）意志行动以随意运动为基础

所谓随意运动，是指一种受意识支配的、具有一定目的性和方向性的活动，通常是一些已经熟练掌握的动作。譬如在生活中，画家持笔作画和护士进行护理操作等，都是意志行动的表现。

（三）意志行动与克服困难相联系

人的意志行动以随意运动为基础，但并不是所有的随意运动都是意志行动，因为意志行动总是与克服困难相联系的。例如，走路对正常人来说是一件很容易完成的随意性动作，但这种行动不是意志行动。一个长期卧床后、正在恢复走路的人，每迈出一步都会遇到意想不到的困难，这时学会走路就成为一种意志行动了。

意志行动中的困难包括内部困难和外部困难。外部困难是人们在意志行动中遇到的客观条件的障碍，如自然环境条件恶劣，缺乏必要的工作条件如人员、设备的缺乏和简陋，不良的人际关系等。内部困难是来自于主体自身的障碍，如知识经验的不足，缺乏信心，能力的有限，消极的情绪，优柔寡断、胆怯、保守、懒惰的性格以及身体欠佳等。外部困难和内部困难是相互联系的，外部困难常常通过内部困难而起作用。相比之下，人最难战胜的是内部困难。一个人意志力的强弱程度，往往是以困难的性质和克服困难的难易程度为转移的。

人们往往由于在心理上无法克服内部困难而总是过分夸大和惧怕外部困难，以致半途而废，一蹶不振。因此，培养坚强的品格，加强意志锻炼，勇于挑战自我，才能克服各种困难，达到预定的目标。

三、意志的品质与培养

（一）意志的品质

人们在各种意志行动中，经常会带有稳定的特点，体现出一定的规律性，在心理学上就被归纳为几种不同的意志品质。良好的意志品质是保证活动顺利进行、实现预定目标的重要条件。

1. 自制力

意志的自制力是指能够完全自觉、灵活地控制自己的情绪，约束自己言行的意志品质。人生活在社会环境中，个人利益和愿望常会同他人或集体的愿望与利益发生冲突，这时就需要依据社会的道德标准和公共规范来调整自己的行为。此时，自制力就显得尤为可贵。与自制力相反的意志品质是任性和怯懦。

2. 坚忍性

意志的坚忍性是指在执行决定阶段能矢志不渝、坚持到底，遇到困难和挫折时能顽强乐观地面对和克服。意志的坚忍性在于既能坚持原则，抵制各种内外干扰，又能审时度势，灵活机动地达到预定目的。与坚忍性相反的意志品质是顽固执拗和见异思迁。

3. 果断性

意志的果断性是指面对复杂多变的情境，能够迅速而有效地做出决定，并执行决定。果断性是在全面考虑行动的各个环节和环境的诸多因素的基础上明辨是非，当机立断。与果断性相反的意志品质是优柔寡断和草率决定。

4. 自觉性

意志的自觉性是指个体自觉地确定行动目的，并独立自主地做出决定和执行决定。它贯穿于意志行动的始终，这反映了一个人在活动中坚定的立场和始终如一的追求目标，也是意志行动进行和发展的重要动力。与自觉性相反的意志品质是易受暗示性与独断性。

意志品质都有其自身的具体内容，因此不能抽离于现实社会而仅仅抽象地看待它们。当我们对意志品质进行评价时，应当从社会价值和社会道德角度与意志品质的具体内容相联系进行。自觉性、果断性、坚忍性和自制性这四种品质在人的意志行动中相互联系、始终贯彻，并构成了人的意志的性格特征，因此缺少任何一种品质，都会给人的性格带来一定的不足。只有培养良好的意志品质，才会成为具有坚强意志的人。

（二）意志的培养

只有具有良好意志品质的人才能够以积极的态度对待生活中的难题，以良好的心态和坚忍不拔的意志迎接挑战。良好的意志品质不是天生的、自发的，而是在社会活动过程中逐步养成的。在护理工作中，主观和客观的困难很多，如果没有坚强的意志，则很难很好地完成护理任务。医护人员达到明确目的和力求达到这一目的坚定意志，是克服困难的内在动力。培养优良的意志品质，一般应该从以下四个方面进行：

1. 主动创造条件，积极磨炼

意志是意识的能动反映，它表现为人的意识对行为的自觉调节和控制。外在行为因素可以通过自我省察不断塑化自己的意志品质。例如，内科护士小张上班的第一天，要给患者进行气管套管的消毒，内套管里有一层厚厚的黄色痰痂，要先浸泡，再用镊子夹着纱布穿过套管，把里面的痰痂擦干净，然后再进行煮沸消毒。看到黄脓似的黏痰，她条件反射似的作呕，但这种状况只持续了三天，她就依靠自己的意志适应了工作。

2. 积极参与实践，经受锤炼

在实践之前，明确其目的与意义，有针对性地锤炼自己的意志品质。实践过程中，应采取自我鼓励、自我暗示等方法及时消除消极情绪，认真分析实践中所反映出的问题，主动调整自己的实践计划，积极锤炼自己。这里的关键是要自己制定实践计划，包括选择分工、选定方法，并以自己的意志克服困难，完成所担负的任务。此外，在较差的环境条件下完成某项学习任务，也是提高自我适应能力，增强自信的有效手段；通过参加体育活动，也可以培养勇敢顽强、坚韧不拔的意志品质。

总之，优良的意志品质需要后天的培养，它萌芽于小事之初，扎根于实践活动之中。只要能够树立正确的行为目标，脚踏实地地从小事做起，利用日常生活中的各种机会锻炼自己，每个人都可以成为具有优良意志品质的人。

本章总结

心理过程包括认识过程、情绪情感过程和意志过程。认识过程是人类心理活动的基础，包括感觉、知觉、记忆、思维和想象。感觉是对客观事物的个别属性的反映，知觉是对客观事物整体属性的反映，记忆是人脑对所经历事物的保持和再现，思维是客观事物间接和概括的反映，想象是人脑对已有的表象进行加工改造而形成新形象的过程，注意是心理活动对一定对象的指向和集中。人们认识客观事物时所产生的态度体验就是情绪情感过程。人们有意识地支配和调节自己的行为，克服困难达到目的的心理过程就是意志过程。认识过程、情绪情感过程和意志过程相互联系、相互影响。

案例分析

所有感觉都存在适应现象，案例中的钟护士说，"过段时间消毒水的气味就不会那么明显了"，这种现象属于嗅觉器官的适应性。不同感觉器官适应的表现方式和速度不尽相同。嗅觉、触觉等很容易适应，嗅觉的适应速度因刺激的性质而有所不同。一般的气味1~2分钟后即可适应，而强烈的气味则要经过十多分钟。痛觉的适应很难发生，而且不会因致痛刺激连续作用而减弱，有时反而会加强。例如，只要用针稍微扎一下，人马上就会感到痛，如果连续扎，人会逃避。正是痛觉适应的这一特点，它才成为伤害性刺激的信号而具有保护作用。在该案例中，王女士的腰痛实际上是身体发出要保护腰部的信号，使其免于遭受更大的伤害，以保护生命安全。

作为一名护士，不仅要像案例中的钟护士一样耐心倾听患者的心声，还要借助心理学知识对患者的疑问进行解答。本案例中，钟护士应向患者解释痛觉的作用和功能，以减轻患者的焦虑和紧张情绪，从而提高护理质量。

推荐资料 》》》》》》》》》》》》》》》》》》》》》》》》》》》》》》》》》》》》》》》

1. 推荐书籍：理查德·格里格、菲利普·津巴多的《心理学与生活》

《心理学与生活》是美国斯坦福大学多年来使用的教材，也是美国许多大学里推荐使用的经典教材，是被许多国家的大学的"普通心理学"（General Psychology）课程选用的优秀教材。书中的参考材料列表、心理学研究方法的介绍、心理学与生活的联系案例，都会让初学者感受到心理学不是那么神秘的，它就在我们身边，是我们身边的科学。这本书也因其贴近生活、深入实践的风格而成为一般大众了解心理学和理解人性、提高自身全面素质的通俗读物。

2. 推荐书籍：罗杰·霍克的《改变心理学的 40 项研究》

《改变心理学的 40 项研究》是一部系统介绍心理学历史上 40 项经典研究的经典之作。本书中所囊括的研究是根据心理学教科书、心理学杂志和许多心理学分支学科的权威专家的建议精心挑选出来的。涵盖了心理学的各主要分支，包括人类行为和生物学，催眠、梦和意识，学习，认知和记忆，人类的发展，情绪和动机，人格，心理治疗和心理咨询以及社会心理学。阅读此书，会将你逐渐带入神秘的心理世界，在揭开心理学神秘面纱的同时，也会让你感到心理学将不再"枯燥"，不再"远离实际"，也不再"高不可攀"。同时，阅读这些经典研究，还会让你折服于心理学大师们的绝妙思路和天才想法。

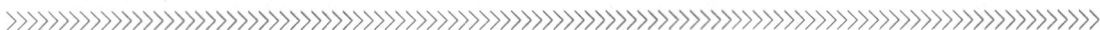

目标检测

一、单项选择题

1. 梦是一种（   ）。
    A. 有意想象   B. 无意想象   C. 幻想
    D. 创造想象   E. 再造想象

2. 认识活动最基本的过程是（   ）。
    A. 知觉   B. 感觉   C. 思维
    D. 情感   E. 意志

3. 护士用多种方法给患者量体温属于（   ）。
    A. 聚合思维   B. 发散思维   C. 形象思维
    D. 创造性思维   E. 抽象思维

4. 知识经验丰富的人看书时"一目十行"，这属于注意的（   ）品质。
    A. 范围   B. 稳定性   C. 转移
    D. 分配   E. 分散

5. 意志的产生以（   ）为前提和基础。
    A. 情绪   B. 情感   C. 活动
    D. 认识   E. 能力

二、思考题

1. 简述痛觉的特征及影响痛觉感受性的社会心理因素。
2. 不良情绪对身心健康有哪些负面影响？

（姚艳艳）

第三章　个性心理

案例思考

　　小林，女，22岁，是外科室的一位护士。她做事总是不慌不忙、安静稳重，与科室各同事间的关系比较好，不太喜欢和同事辩论。对于每个人的观点，她都认为有道理。她平时喜欢自己学习，踏实干活，遇到开心的事不易激动，遇到不开心的事也只是沉默寡言，较少主动地向同事提及她个人的事情。在护理操作过程中，她沉着、冷静、认真、慎独，但操作反应和动作较缓慢，有时因外科的工作量过大而完不成本班工作导致无法准时交接班。

　　思考：

1. 请问小林护士属于哪种气质类型？
2. 为了适应护士这个职业，小林护士需要做哪些方面的改进？

第一节　个性的概述

　　西方有句名言为"性格即命运"。它说的是：一个人的性格特征将影响着他未来的前途。这句话是有一定道理的。无论是哪个行业的成功者，他们的性格都具有一定的共性，如乐观积极、吃苦耐劳等。而从另一个角度来说，性格各异的人也同样可获得事业成功。工作优秀的护士个性虽然各有不同，但同样能出色地完成工作。个体由于受遗传素质、生活环境和后天教育等诸多因素的影响，在成长过程中形成各自不同的个性。通过本章的学习了解自己的个性，顺应自己的个性做适合自己的事，发挥自己的个性在护理工作中的优势，同时也了解患者的个性，为心理护理工作提供心理学依据。

一、个性心理概念

　　个性一词是从英文"personality"翻译过来的，亦可译为人格。最初源于拉丁语"Persona"，原意是指古希腊戏剧中演员所戴的面具。所谓面具，就是演戏时应剧情需要所戴的或化妆的脸谱，用来表现剧中人物的身份和性格，就如我国京剧有大花脸、小花脸等各种脸谱一样，用来表现各种性格和角色。心理学沿用面具的含义，转意为个性。其中包括了两层意思：一是引申为一个人在生命舞台上扮演的各种角色时表现出来的种种言行，是个性所具有的"外壳"，它表现出一个人外在的个性品质；二是指一个人由于某种原因不愿展现的心理成分，即面具后的真实自我，这是个性的内在特征。

个性也称人格，指一个人的整个心理面貌，即具有一定倾向性的心理特征的总和。一般认为：个性是指一个人在其生活、实践活动中，经常表现出来的、比较稳定的、带有一定倾向性的心理特征的总和，它体现了一个人独特的精神风貌。

二、个性特征

（一）整体性

个性的整体性是指构成个性的各种心理成分和特质，如能力、气质、性格、情感、动机、态度、价值观和行为习惯等，在一个现实的个人身上它们并不是孤立存在的，而是密切联系构成一个完整的功能系统。正常人的行动并不是某一特定成分（如能力或情感）运作的结果，而是各个成分密切联系、协调一致所进行的活动。正如汽车那样，它要顺利运行，各部分必须协调一致朝着一定的目标，作为一个整体而运作。心理的完整性是心理健康的表征。精神分裂症是一种常见的精神病，如果一个人得了精神分裂症，他就丧失了心理的完整性和一致性。患者的感觉、记忆、思维和心理机能虽没有丧失，但患者心理的各部分已经不能统一协调了。由此可见，正常人的心理是多样性的统一，是一个有机的整体。

（二）独特性与共同性

个性的独特性是指人与人之间的心理和行为是各不相同的。由于个性组合结构的多样性，每个人的个性都有自己的特点。比如，同是沉默寡言的个性，有的人冷眼看世界，不是知音不与谈；有的是胸无点墨，故作高深。强调个性的独特性，并不排除个性的共同性。个性的共同性是指由于受共同的社会文化影响，同一民族、同一地区、同一阶层和同一群体的个体之间具有的共同的典型心理特点。例如，受儒家文化的影响，全世界的华人都有不少相同的个性特征。因此，个性是独特性和共同性的统一。

（三）稳定性和可变性

个性的稳定性是指个体的个性特征经常地、一贯地表现在心理和行为之中。例如，一个人经常地、一贯地表现得冷静、理智、处事有分寸，我们才能说这个人具有"自制"的性格特征。至于他偶尔表现出的冒失、轻率，则不是他的人格特征。由于个性的稳定性，所以我们可以从一个人儿童时期的个性特征推测其成年后的人格特征。俗话说，"江山易改，禀性难移"，即形象地说明了个性的稳定性。个性的稳定性并不意味着它在人的一生中是一成不变的，随着生理的成熟和环境的改变，个性也可能产生或多或少的变化。例如，社会地位和经济地位的重大改变、丧偶、迁居异地等，往往会使一个人的个性发生较大的，甚至彻底的改变。

（四）社会性和生物性

个性从其形成和表现的形式上看，既受社会历史的制约，又受个人生理特征的影响。例如，需要、理想、信念、价值观和性格都是受社会影响而形成的，使个性带有明显的社会性。在一定的社会中，同一民族、同一阶级的人们在某些共同的生活条件下生活，逐渐掌握了这个社会的风俗习惯和道德观念，就会形成某些共同的人格特点。但是，人又是有血有肉的个体。个体的遗传和生物特性是个性形成的自然基础，影响着个性发展的道路和方式，也决定个性特点形成的难易。例如，一个神经活动类型属于强而不平衡型的人，就比较容易形成勇敢、刚毅的人格特点；而要形成细致、体贴的人格特点就比较困难。相反，一个神经活动类型属于弱型的人，就比较容易形成细致、体贴的人格特点；而要形成勇敢、刚毅的人格特点就比较困难。所以个性是先天自然素质和社会环境的相互选择、相互渗透的结果。

三、个性心理结构

从系统论的观点看，个性是一个多层次、多维度的复杂的整体结构，其主要成分包括个性倾向性和个性心理特征。

（一）个性倾向性

个性倾向性是指一个人所具有的意识倾向性和对客观事物的稳定态度。它主要包括需要、动机、理想、信念和世界观等心理成分，其中世界观在个性倾向性的诸成分中居于最高层次，决定着人的总意识倾向。个性倾向性体现了一个人需要什么、追求什么、信仰什么，故又称为个性倾向。个性倾向性是人从事各项活动的基本动力，它决定着一个人的态度、行为的积极性与选择性，它对个性的变化和发展起着推动与定向的作用，是整个个性结构的核心。

个性倾向性的各个成分是互相联系，彼此影响的，但其中总有一个成分居于主导地位，并随一个人的成熟与发展的阶段而不同。在儿童期，支配心理活动与行动的主要是兴趣；在青少年期，理想上升到主导地位；到青年晚期和成年期时，人生观和世界观支配着人的整个心理与行动，成为其主导的心理倾向。

（二）个性心理特征

个性心理特征是一个人身上经常表现出来的本质的、稳定的心理特点。主要包括能力、气质和性格。这种稳定的心理特征是个性心理倾向性稳固化和概括化的结果。

个性心理特征的每种特性都和其他特性处于不可分割的、有规律的联系之中。能力、气质、性格各有特点，又相互关联。例如，性格可以改变气质类型，气质又可以使性格带有特殊色彩并影响其形成和发展的速度。

一个人的个性心理倾向性是在实践活动中逐渐形成并发展起来的，它反映了人与客观环境之间的相互关系，以及特殊的生活环境和经历。当人的个性心理倾向成为一种稳定而概括的倾向时，就成为自己对他人、对自我、对某事的一贯态度并采取相应的行为方式，从而构成个人具有独特特点的性格特征。因此，个性特征与个性心理倾向性是相互联系、相互影响的。

四、个性的形成、发展及决定因素

影响个性形成和发展的因素是很多的，但从先天与后天、主观与客观诸方面分析，主要包括遗传素质、社会生活条件、教育和个体的主观努力。

（一）遗传素质

遗传素质是指个体的那些生来就具有的解剖生理特点，它为个性的形成和发展提供了生理前提。例如，个体的身体构造、形态以及感觉器官、运动器官和神经系统，特别是大脑的结构和机能特点。遗传素质在个性形成发展中的作用，一是它为个性的形成发展提供了物质的生理基础。一个人不具有相应的物质生理基础，相关的个性特点就不能形成。天生的盲人不能成为画家，生来聋哑的人绝不能成为歌唱家。二是它为个性的形成发展提供了可能性，因而在一定条件下，凡是生理发育正常的人都可以成为具有某种才能的人。另外，人与人的遗传素质存在一定差异性。例如，人的高级神经活动的类型特点是各不相同的，这些差异特点，正是人们的个性的不同心理因素的物质生理基础。遗传素质不能决定一个人的个性模式，而只是个性形成的潜在可能性，并没有规定个性的现实性。要想使这种可能性转变为现实性，还要在实践活动的过程中凭借社会环境的作用才能实现。所以，在个性形成的问题上，否认遗传素质作用的理论是不对的，但过分夸大遗传素质的作用，主张"遗传决定论"也是错误的。

（二）社会生活条件

社会生活条件是个性形成和发展的决定因素。遗传素质在个性形成中仅仅提供了必要的前提和可能性，而这种可能性是否能转变为现实性，主要取决于后天的社会生活条件和教育的作用。社会生活条件主要指社会经济、国家制度、生产关系以及由它决定的生活方式等。在个性形成发展中，社会生活条件的作用有两层含义：从广义上说，整个社会生活环境对个性形成发展起着决定性作用。所以，任何个性都打着社会的烙印，任何个性发展都受到社会的制约。例如，我国封建社会曾经倡导"女子无才便是德"，因此许多女性的聪明才智被埋没了。从狭义上说，局部的社会生活环境包括家庭、周围环境和人际关系影响等，对个性的形成发展起着重要的影响作用。俗话说："近朱者赤，近墨者黑。"家庭是社会生活的基本单位。社会物质生活条件首先通过家庭去影响儿童的个性。家庭成员特别是父母是儿童最早的老师，他们的教育观点、教育态度和教育方法等对儿童有着潜移默化的作用，儿童在家庭中的地位也会在他的个性中打下深刻的烙印。儿童由于受家庭的溺爱，会养成任性、娇气、执拗等不良性格。若家庭民主和睦、管理得法，则儿童易形成独立、坚强、乐于助人和有创造精神的性格。所以，不能忽视局部环境对个性形成发展的作用。但我们也不能过分夸大环境的作用，过分了则是"环境决定论"。例如，高尔基生活在俄国沙皇时代，从小经受磨难，后来竟成了世界文学巨匠；鲁迅先生生活在黑暗的旧中国，却成了中国文化革命的主将。所以，在个性形成问题上，对社会生活条件的作用应当辩证看待。

（三）学校教育

学校教育在人的个性形成和发展过程中起主导作用。社会生活条件对人的个性影响是自发和多向的，有时是一致的，有时是相向的。这就可能产生合力或分力，甚至阻力。所以，社会生活条件对个性形成和发展的决定性作用，还得由教育把握其方向。学校教育虽然也是环境条件，但它与一般环境条件不同，它是由一定的教育者按照一定的教育目的，组成一定的教育内容，并采取一定的教育方法，对受教育者施加的有系统的影响，它是有目的、有计划、有组织的自觉活动，能对人的个性的发展给予全面、系统和深刻的影响。尤其是教育能排除和控制环境中的一些不良因素的影响，给人以更多正面的引导，从而使人的个性朝着健康的方向发展。所以，教育在个性形成和发展过程中起主导作用。例如，一个人发音器官再好，如果没有音乐教师的培养、训练，不学声乐技巧，不认识音乐旋律，就不可能成为优秀歌手。

（四）个体的主观能动性

个体的主观能动性在个性的形成和发展过程中起决定性作用。环境和教育的影响只是人们个性形成和发展的外因，这种影响只有通过"内因"——人们的主观能动性才能起到作用。应当说，人们的主观能动性是其个性形成和发展的动力。在相同的环境和教育条件下，由于人们对待环境教育的态度不同，形成的个性也不一样。例如，同一所护理学院培养的护理专业学生，由于每位学生对待学院教育态度的不同，最后毕业时所形成的，在护理工作中的个性也不完全相同。

五、人格形成的标志

人格形成的标志是自我意识的确立和社会化的完善。前者标志着形成了个体有别于他人的心理内涵，后者标志着完成了社会角色的认同。

（一）自我意识的确立

自我意识也叫自我概念，是个人对自己的认识，包括自我评价、归属感（角色认同）、形象感等。自我意识的确立有一个发展过程，实际上也是在与自然和社会的交往中逐渐形成的。自我常常借助于他人的眼睛为"镜子"，以别人的评价为间接依据来形成对自己的认识。自我意识的真正确立是在青春期以后。随着体格生长和性发育的成熟，青少年日益把注意力指向自身，开始有成年人的独立感，并在心理上摆脱对监护人的依赖，进入"第二断乳期"，这在人格的发展阶段中具有重要意义。因为，此时才标志着自我是独立、完整和统一的，人格也开始具有相对的稳定性。自我意识形成后，并非固定不变，在社会实践中还要不断改造和完善。

（二）社会化

社会化指个体的观念及行为纳入到社会规范的过程。换言之是使自然的人成为社会的人，成为社会中的一个成员。按照社会的要求确定自己的角色行为。没有社会化这个阶段，不可能形成真正的人格。社会化的形式常常以各种禁忌和赞许的方式出现。社会要求其成员接受相应的文化、风俗和习惯；遵从一定的价值观、道德观；遵守各种规章、制度、纪律和法律。当一个人从小到大接受了父母的养育、家庭的熏陶、学校的教育，经历了各种直接和间接的奖惩，社会文化就已潜移默化地渗透到他的观念和行为之中，其人格也就必然与社会需求紧密联系起来了。

第二节　个性心理特征

一、气质

（一）气质的概念

"气质"一词源于拉丁语，原意是混合、掺和，后被用于描述人们兴奋、激动、喜怒无常等心理特征。气质一词应用的领域较多，在不同的领域中有不同的内涵。心理学中的气质概念内涵较窄，它与日常生活中运用的"脾气"、"秉性"、"性情"等词的意义近似。现代心理学把气质定义为：气质是个体表现在心理活动的强度、速度、稳定性、灵活性与心理活动指向性等方面的一种稳定的心理特征。理解此定义时应注意以下四点：

1. 气质是个体心理活动和行为的动力特征

气质的动力特征主要表现为心理活动的速度、强度、稳定性和指向性方面的特征。如一般把知觉速度、情绪和动作反应的快慢归结为速度方面的特点，把注意持续时间的长短、情绪起伏变化等则归结为稳定性方面的特点，而把心理活动倾向于外部事物还是倾向于自身内部归结为指向性方面的特点。

2. 气质受先天生物学因素影响较大

人的气质特点，几乎在初生后不久就能看到。在儿童生命的最初几个星期内，对刺激的敏感度、对新事物的反应等就有明显的差异，如有的婴儿好哭、好动，有的婴儿安静、很少哭闹。就是同为哭叫，在声音大小、急缓和持续时间上也各有不同。研究表明，人的年龄越小，气质的表现越明显，气质的特征也越清楚。由于气质较多地依赖于先天因素，所以气质在个性中具有较大的稳定性，人们通常所说的"禀性难移"，就是指气质的稳定性与难以改变。有人通过对20对同卵双生子和异卵双生子的研究发现，同卵双生子在某些气质特征方面比异卵双生子表现出更大的相似性。

3. 气质具有一定的可塑性

气质虽然具有先天性，但并不意味着它完全不会变化。在生活环境和教育的影响下，在性格的掩盖下，气质可以得到相当程度的改造。例如，生活的坎坷或事业的挫折，可能会使一个活泼好动的青年变成一个沉默寡言、行动拘谨的人。

人的气质不仅随环境、教育、职业和主观努力的变化而变化，而且还会随着年龄的变化而变化。一般来说，少年时期兴奋性较强，抑制性较弱，表现为好动、敏捷、热情、积极和心浮气躁；壮年时期兴奋与抑制平衡，表现为坚毅、深沉；老年时期兴奋性弱，抑制性强，表现为沉着、冷静、动作缓慢和不灵活。

4. 气质无好坏之分

气质给人们的言行涂上某种色彩，但不能决定人的社会价值，也不直接具有社会道德评价含义。相同的气质类型，既可能成为品德高尚、有益于社会的人，也可能成为道德败坏、危害社会的人。气质不能决定一个人的成就，任何气质的人，既可能在不同实践领域中取得成就，也可能成为碌碌无为的人。

（二）气质的特征

根据现有研究，构成气质类型的心理特征主要有：

1. 感受性

感受性指人对内外刺激的感觉能力。人的感受性与感觉阈限成反比例关系。它是神经系统强度特性的表现。

2. 耐受性

耐受性指人在经受外界刺激作用时表现在时间和强度上的耐受程度。它也是神经系统强度特性的反映。

3. 反应的敏捷性

反应的敏捷性包括两类特征：心理反应和心理过程进行的速度（记忆的速度、思考的敏捷程度、注意转移灵活程度）；对刺激的不随意的反应程度。它是神经系统灵活程度的表现。

4. 可塑性

可塑性指人随外界事物变化情况而改变自己的行为以适应环境的难易程度。可塑性与神经系统的灵活性有关。

5. 情绪兴奋性

情绪兴奋性指对微弱刺激影响以不同速度产生情绪反应的特性，包括情绪兴奋性强弱和情绪外现的强烈程度。它既和神经过程的强度特性有关，也和神经过程的平衡性有关。

6. 向性

向性指心理活动、言语和动作反应表现于外部还是内部的特性。表现于外部的称为外向性，表现于内部的称为内向性。向性与神经系统强度有关。

（三）气质类型学说

关于人的气质及气质类型，不少学者经过探讨提出了不同的见解，因而形成不同的气质理论。主要的气质学说有：

1. 四根说

这一学说是由古希腊哲学家恩培多克勒提出的。他认为人的身体是由土、水、气、火四根构成的。其中，固体部分是土根，液体部分是水根，呼吸是空气根，血液是火根。每个人心理的不同是由于四根配合的比例不同。他认为演说家是舌头四根配合最好的人，艺术家是手的四根配合最好的人。恩培多克勒的四根说是之后气质概念的萌芽。

2. 体液说

这是古希腊医生希波克拉底提出的概念，他认为人体内有四种液体，即血液、黏液、黄胆汁、黑胆汁。这四种体液在个体身上的不同组合，就形成了四种不同类型的人。后来，古罗马医生盖伦提出了"气质"概念，进一步确定了气质类型，提出人的四种气质类型是多血质、胆汁质、黏液质和抑郁质。血液占优势的人是多血质，温而润，像春天；黄胆汁占优势的人是胆汁质，热而躁，像夏天；黏液占优势的人是黏液质，冷酷无性，像冬天；黑胆汁占优势的人是抑郁质，冷而躁，像秋天。

虽然这种学说对气质的分类缺乏科学根据，但他们对气质类型的命名，被后世许多学者所采用，一直沿用至今。

3. 体型说

20世纪20年代，德国精神病医生克雷奇米尔根据自己的临床观察发现，患者所犯精神病的种类和他的体型有关。躁狂抑郁症的患者多是矮胖型的；精神分裂症的患者多是瘦弱型或强壮型、发育异常型的。他认为正常人和精神患者之间只是量的区别，没有质的区别，所以，可以根据一个人的体型特征来预见他的气质特点。该学说没有提出生理因素与气质类型之间因果联系的根据。

4. 血型说

血型说在日本比较有影响，这种学说是由日本心理学家古川竹二提出来的。古川竹二认为A型血的人消极保守，焦虑多疑，冷静但缺乏果断，富有情感；B型血的人积极进取，灵活好动，善于交际，爱说寡信，多管闲事；O型血的人胆大好胜，自信，意志坚强，爱支配人；AB型血的人，其外表像B型血的人，内在却像A型血的人。血型说根据血型确定每个人的特点，千人一面，因此备受争议。

5. 高级神经活动类型说

在众多气质理论中，具有一定科学依据、影响较大的是俄国生理学家巴甫洛夫创立的高级神经活动类型学说。巴甫洛夫认为气质的生理基础不在于体液，而在于高级神经活动的类型，提出用高级神经活动类型来解释气质。高级神经活动类型是由高级神经活动过程所特有的最重要和最稳定的特性的独特结合。他通过研究发现，神经活动过程（兴奋过程和抑制过程）有三种基本特性：强度、平衡性和灵活性。巴甫洛夫根据这三种特性的独特结合，提出最基本的高级神经活动类型有四种：

（1）兴奋型

不可遏止型是强而不平衡的类型。兴奋过程强于抑制过程。这是一种易兴奋、不易安静的类型，也被称为兴奋型。

（2）活泼型

活泼型是强而平衡且灵活的类型。兴奋和抑制都有较大且基本相等的强度，相互之间转化灵活。其表现特点是，反应灵敏、外表活泼、能很快适应迅速变化的外界环境。

（3）安静型

安静型是强而平衡但不灵活的类型。兴奋和抑制都较强且程度大体相当，但相互之间转化不灵活。其表现特点是，新的条件反射容易形成，但不容易改造。

（4）弱型

弱型是兴奋和抑制都比较弱的类型。兴奋和抑制都很弱，而且弱的抑制过程占优势。其表现特点是，无论哪种形式的条件反射的形成都很慢，神经过程的承受能力小，也叫抑制型。

巴甫洛夫的四种神经活动类型与四种气质类型有着紧密的联系。高级神经活动类型是气质类型的生理基础，气质是高级神经活动类型的心理表现。其关系如表3-1所示。

表 3 - 1　高级神经活动类型与气质类型

高级神经活动类型	气质类型	神经过程的基本特性		
		强度	平衡性	灵活性
兴奋型	胆汁质	强	不平衡	
活泼型	多血质	强	平衡	灵活
安静型	黏液质	强	平衡	不灵活
弱型	抑郁质	弱		

（四）气质类型的外在表现

1. 胆汁质

胆汁质的神经过程的特点是强但不平衡。和这种神经过程的特点相适应，胆汁质的人一般是感受性低而耐受性高，他能忍受强的刺激，能坚持长时间的工作而不知疲劳，显得精力旺盛、行为外向、直爽热情。表现为情绪激昂，易冲动且外露性明显；脾气暴躁，抑制力差；态度直率，精力旺盛，反应速度快，但不灵活，行为易改变，具有外倾性。兴奋而热烈是其主要特色。

2. 多血质

多血质的神经过程的特点是强、平衡且灵活。和这种神经过程的特点相适应，多血质的人的感受性低而耐受性高。表现为情绪易兴奋，易动感情且外部表露明显；热情、动作敏捷，灵活好动，兴趣广泛多变，善于交际；容易适应新的生活环境，注意力易转移，情绪不稳定等。敏捷而好动是其主要特色。

3. 黏液质

黏液质的神经过程的特点是强、平衡但不灵活。和这种神经过程的特点相适应，黏液质的人感受性低而耐受性高，反应速度慢。表现为情绪不易兴奋，不轻易动声色，能够在任何条件下保持心理平衡，能抑制情绪冲动，沉着、冷静，具有稳定性；对人真诚，但对新鲜事物不敏感，不善言谈。缄默而沉静是其主要特色。

4. 抑郁质

抑郁质的神经过程的特点是弱，而且兴奋过程更弱。和这种神经过程的特点相适应，抑郁质的人感受性高而耐受性低，多疑多虑，表现为情绪抑郁，疑虑重重，行动迟缓，胆小、孤僻，情绪体验深刻而持久，但不外露，善于察觉别人不易察觉的事物，具有内倾性。防御反应明显。呆板而羞涩是其主要特色。

在现实生活中，只有少数人是上述四种气质类型的典型代表，大多数人是近似于某种气质，同时又具有其他气质的某些特征，属于混合型或过渡型气质。任何气质类型的人都可以发挥自己特有的才能，在特定的工作领域内对社会作出贡献，气质特征不决定一个人的智力发展水平和活动的社会价值，但人的行为及行为方式要受气质特征的影响。

二、性格

（一）性格的概念

性格是人对现实的稳定态度和习惯化的行为方式中所表现出的具有核心意义的个性心理特征。"性格"一词源出于希腊文"Kharakter"，意思为"印记"、"雕刻之物"，后来转意为"标记"、"特征"，意指由外界环境所造成的深层的、固定的人格结构。在心理学中，有时人们把性格和人格作同义语使用。有学者提出人格"指人的个性，与性格同义，是心理学上的解释。由此观之，在心理学上虽一直沿用人格一词，唯就其所表达的确切意义而言，称之为性格似较为妥切"。不过，性格与人格大致相当，性格是人格的重要方面。

性格是人对现实的态度和相应行为方式方面的心理特征。生活于现实中，每个人对周围客观事物的种种影响都会通过认知、情感和意志等活动将反映保存和巩固下来，形成自己独特的、稳定的态度体系，并以一定方式表现于行为活动中，构成个人特有的行为方式。例如，一个人对待工作总是勤勤恳恳，善于克服困难，对能认真完成工作的人给予赞许、支持，由此看出他待人处事表现出的坚毅、勇敢、热情，这些心理特征的总和构成他的性格。人物的性格不仅表现在他做什么，而且表现在他怎么做。"做什么"反映个体对待现实的态度，表明个体追求什么，拒绝什么；"怎么做"反映个体的行为特点，表明个体采取什么样的手段，如何追求既定目标，即人的习惯化的行为方式。人的性格是由对现实的态度和与之相应的行为方式这两个要素的独特结合而构成的。稳定的态度和习惯化的行为方式在表现性格上是统一的，人对现实的态度决定着他的行为方式，而习惯化的行为方式又体现着他对现实的态度。二者达到统一，个体表现出言行一致、表里如一，这才具有完整的性格。否则，就会导致性格分裂，危及身心健康。

性格是个性中具有核心意义的心理特征。在个性中，性格是最重要、最显著的心理特征。人的性格是现实社会关系在人脑中的反映。人的性格与意识倾向性相联系，受价值观、人生观的支配，性格体现着一个人的本质属性，具有明显的社会道德评价意义，有好坏之分。同时，性格对能力、气质有影响作用。性格不仅能制约能力发展的方向和水平，而且还会掩盖、改造气质，使气质服从社会生活要求。因此，性格最能表现一个人的个性差异。人与人之间的个性差异，最容易看到的就是性格方面的差异。人在生活中一时性的、偶然地表现出某种心理特征，不能看成是一个人的性格特征，而只有经常的、习惯性的表现才能认为是他的性格特征。例如，一个人在众人面前通常能健谈热情、乐观大方，但偶尔一次或几次显得沉默寡言、拘谨不安，就不能把沉默寡言、拘谨不安视为他的性格特征。性格是稳定的，但不是一成不变的，在社会生活条件和实践活动发生变化时，人的性格也会发生变化，其具有可塑性。

（二）性格与气质的关系

性格与气质是两个容易混淆的概念。从科学角度分析，性格与气质是个性结构中既有区别又有联系的两个重要因素。

1. 性格与气质的区别

（1）气质更多的同高级神经活动类型有关，受人的生物因素制约，是先天的，具有天赋性。而性格则主要更多地受社会生活条件的制约，是后天形成的，具有社会制约性。

（2）气质是从心理活动的速度、强度、稳定性和倾向性来表现个性特征，突出地反映着情绪方面的特征。性格则是从个体对待现实的态度和行为方式方面表现个性特征，涉及人的全部心理活动的一切稳定特点，表现范围较广，既包括人对现实的态度特征，也有属于情绪、意志和认知方面的特征。

（3）气质所表现的只是心理活动的动力特征，无所谓好坏；而性格是对现实社会关系的反映，具有社会内容和社会意义，有好坏之分。

（4）气质体现着高级神经活动类型的自然表现，可塑性小、变化较慢，虽能改变，但不易改变；性格由现实生活经历与个人实践决定，可塑性较大，虽然相对稳定，但较易改变。

2. 性格与气质的联系

（1）性格和气质相互渗透、彼此制约。气质不仅会影响性格特征的表现方式，而且影响某些性格特征形成和发展的速度，使人的性格涂上独特的色彩。例如，同样是勤劳这种性格特征，胆汁质的人常情绪高昂、迫不及待地工作；多血质的人则往往充满热情、灵活机智；黏液质的人则埋头苦干、持之以恒。

（2）性格在一定程度上可以掩盖或改变气质，使之服从于生活实践的要求。例如，教师工作必须具有高度的责任心和耐心。应工作实践的要求，这些性格特征的形成可以掩盖或改变易冲动、急躁的气质特征。同时，性格与气质之间不存在简单的对应关系。同一气质类型的人可以形成不同的性格特征；不同气质类型的人也可以形成相同的性格特征。例如，诚实、勤劳的性格特征在不同气质类型的人身上都可以形成。

（三）性格的结构体系

性格是十分复杂的心理构成物，它是一种由多种成分、多个侧面的性格特征错综交织在一起构成的统一整体。通常认为，性格一般由态度、意志、情绪和认知四个部分构成。

1. 性格的态度特征

性格的态度特征指个体在处理各种社会关系方面或在对客观现实的稳定态度方面表现出来的心理特征，是性格结构最重要的组成部分。人对现实的态度是多种多样的，它基本上可以分为对人、对事、对己三个方面。在对社会、集体、他人的态度中表现出来的特征，如善交际、正直、诚实、爱集体、虚伪、同情心和损人利己等；在对待工作、学习、劳动的态度中表现出来的特征，如勤奋、懒惰、细致、马虎、首创、墨守成规和勤俭等；在对待自己的态度中表现出来的特征，如自信、自卑、自尊、自强、律己和放任等。上述三方面的态度特征是相互联系、彼此制约的。

2. 性格的意志特征

性格的意志特征是指一个人在自觉调节自己行为的方式和水平方面表现出来的稳定的心理特征。它包括四个方面的内容：

第一，人对自己行为的目的和意义是否明确，能否使自己的行为服从自觉目的方面的意志特征。例如，有目的性或盲目蛮干，独立性或易受暗示性，纪律性或散漫性等。

第二，人对自己行为能否支配和控制方面的特征。例如，冷静、沉着还是惊慌失措，任性、克制还是放纵等。

第三，人在紧急或困难条件下能否判明情况，做出正确的决策方面表现出来的意志特征。例如，勇敢或怯懦，果断坚定或优柔寡断等。

第四，人能否长期地坚持预定目的，克服困难与障碍方面的特征。例如，持之以恒或半途而废，坚持到底或见异思迁等。

3. 性格的情绪特征

性格的情绪特征是指一个人在情绪活动的强度、稳定性、持续性以及主导心境等方面表现出来的稳定特征。有的人情绪反应强烈、难以调节和控制，有的人情绪反应微弱、易于控制；有的人情绪易于波动、起伏程度大；有的人情绪较平静，不受情境左右；有的人情绪维系时间短、来得快去得快等。

4. 性格的认知特征

性格的认知特征是指一个人在感知、记忆、想象和思维等认知活动方面表现出来的稳定的心理特征。在感知方面，有的积极主动，不易受环境干扰；有的被动，极易受环境干扰和暗示；有的观察细致；有的观察粗略。在记忆方面，有的记忆巩固，难以遗忘；有的记忆不牢，遗忘迅速；有的记忆敏捷；有的记忆速度慢。在思维方面，有的善于独立思考；有的喜欢借用现成答案，人云亦云；有的善于分析；有的善于综合。在想象方面，有的想象丰富、奇特，有创造性；有的贫乏，缺乏新颖性；有的想象主动；有的想象被动等。

（四）性格类型

性格是一种极为复杂的心理构成物，心理学家们试图按一定标准和原则对性格进行分类，但迄今为止还没有一个公认的标准。下面简要介绍几种常见的、具有代表性的分类观点。

1. 以个体心理机能为划分标准，可将性格分为理智型、情感型和意志型

这是英国心理学家培因和法国心理学家李波提出的分类观点。他们认为，依据智力、情绪和意志这三种心理机能在具体人身上哪一方占优势，可将性格划分为理智型、情绪型和意志型。理智型的人常以理智衡量一切，并支配自己的行为，做事能三思而后行，很少受情绪影响；情绪型的人不善于思考，行为易受情绪左右，常感情用事；意志型的人行动目标明确，富有主动性和自制力，行为不易受外界因素干扰。现实生活中，只有少数人是这三种类型的典型代表，大多数人都属于中间类型。

2. 以心理活动的倾向性为划分标准，将性格分为内倾型和外倾型

这是一种最具影响力、最著名的观点，起初是由瑞士心理学家荣格提出来的。按照个人心理活动倾向于内心世界还是倾向于外部世界，可把性格分为内倾型和外倾型。外倾型的人活泼开朗，情感外露，热情大方，不拘小节，善于交际，独立性强，领导能力强，易适应环境的变化，不介意别人的评价，有时易轻率、散漫、感情用事；内倾型的人深沉稳重，办事谨慎，三思而后行，不善于交往，反应缓慢，较难适应环境的变化，很注重别人的评价，有时显得拘谨、冷漠和孤僻。后来，英国心理学家艾森克在吸收荣格观点的基础上，曾对外倾型和内倾型性格特点作过详细描述。现实生活中，大多数人属于中间型。

3. 以个体独立性程度为划分标准，将性格分为独立型和顺从型

这种观点出于美国心理学家威特金的场的理论。独立型的人具有坚定的个人信念，善于独立思考，自信心强，不易受暗示和被干扰，喜欢将自己的意见强加于人；顺从型的人遇事缺乏主见，易受暗示和干扰，不加分析地执行一切指示，屈服于他人的权势，不能适应紧急情况。

4. 以欲望特质、基本困惑及主要特征为划分标准，将性格分为九型人格

美国亚历山大·汤马斯博士和史黛拉·翟斯博士在他们1977年出版的《气质和发展》一书中提到，我们可以在出生后第二至第三个月的婴儿身上辨认出九种不同的气质。后来，研究者发现这九种不同的气质刚好和九型人格相匹配。

九型人格分为完美型、助人型、成就型、感觉型、思考型、忠诚型、活跃型、领袖型以及和平型。九型人格理论认为该理论揭示了人们内在最深层次的价值观和注意力焦点，九型人格分类不受表面的外在行为的变化所影响，能较为准确地提示人的个性特征。

九型人格并非一个正统的人格心理学理论。有学者批评九型人格理论只是存在于商业文化中，常用于了解职场文化，给予人格一个片面标签化的定义。

（五）性格的形成与发展

人的性格并非与生俱来，而是在一定生物因素基础上，通过主体和环境相互作用而形成、发展起来的。影响性格形成、发展的因素也十分复杂，除生物因素、环境因素外，自我意识也是重要因素。

1. 生物因素

生物因素是性格形成、发展的自然前提，为性格形成与发展提供可能性和遗传潜势。这可从家谱分析、血缘关系和双生子对比研究中找到证据。人的性格是高级神经类型特征和生活环境影响的"合金"，即在先天基础上建立起来的受后天生活影响的暂时性神经联系。例如，长相可爱的儿童，因常得到周围人的喜爱和亲近，容易形成自信、乐观、活泼开朗的性格特征；而有生理缺陷、面貌丑陋的儿童，可能会受到周围人的讥笑，容易形成自卑、内倾的性格特征。

2. 环境因素

性格反映着一个人的生活历程。环境因素对性格形成与发展有着重要影响作用。按其性质，可分为自然环境和社会环境。其中，社会环境的含义非常广泛，包括家庭、学校、同伴及社会文化等，这些因素对性格形成与发展的影响特别明显和突出。

（1）家庭环境

家庭是个体最早接触的社会环境，社会对个体性格形成、发展的影响首先是通过家庭实现的。个体是在家庭中开始和后天环境相互作用，逐步顺应、认同外界影响，然后得到内化，并在自我反映中保存、固定下来，形成自身的性格。许多心理学家认为，从出生到五六岁是人的性格形成最主要的阶段。家庭对个体性格形成与发展起着奠基作用。在诸多家庭因素中，父母的教养方式和态度对个体性格形成和发展有着深刻影响。研究表明，父母若对儿童采取关心、信任、合理和民主的养育态度和方式，儿童容易表现出积极、独立性强、态度友好和情绪稳定等性格特征；若对儿童强行干涉、溺爱或者拒绝、专制、支

配，儿童容易表现出消极、缺乏主动性、适应性差和情绪不稳定等特征。儿童的性格受父母整个教养行为的影响，因此，父母管教子女的较为理想的方式是期望、沟通、关爱。

（2）学校教育

学校教育是一种有目的、有计划的培养人的活动。个体接受学校教育的时期是性格形成的关键时期。学校教育对个体性格形成与发展起着主导作用。

学校教育中的许多因素，诸如班级气氛、教师教育态度、教师自身的性格特征、师生关系和同伴关系等都对学生性格的形成与发展有重大影响。学校是师生共同组成的集体，班集体是基本组织形式，集体的风气、特点和个人在班集体中所处的地位和扮演的角色，都对学生性格的形成与发展有很大影响。学生活动多半是集体活动，集体舆论、规范和要求，有利于学生发展合群、组织性、纪律性、自制、勇敢和顽强等优良性格特征，克服孤独、自私等不良性格特征。日本心理学家曾让教师在小学五年级学生中挑选出在班级中地位较低的 8 名学生，让他们担任班委并且给予工作指导。半年后，这些学生在班级的地位发生了显著变化，在自尊心、责任心和安全感等性格特征方面也有显著的改善。教师是学生学习的直接楷模，是学生的指导者、领导者和教育者。教师可以通过各科课堂教学对学生性格施加有意识的影响；教师的性格对学生的性格有着潜移默化的作用。教师与学生之间的关系影响着学生的性格发展。

（3）文化与社会风气

人是社会的人，每个人都生活在一定的文化和社会制度中。社会特定的制度、风俗习惯、道德规范和生活方式等都对个体的性格有着潜移默化的影响。不同时代、不同民族、不同社会生活条件下的人，往往具有各自不同的典型性格特征。不过，社会风气的影响主要是借助于大众传媒这个渠道实现的。

3. 个体主观因素

人是活生生的、有思想、有感情的能动体。环境因素对性格形成起着重要影响，但任何环境因素的影响，都必须通过个体已有的心理发展水平、心理活动、自我意识才能发生作用。社会环境的各种影响只有被个人接受、理解，然后与已有的个性体系相比，才能推动人对环境刺激做出反应和行为。在性格形成与发展中，自我意识的作用随年龄的增长变得越来越重要。通过自我意识，个体塑造自己的性格。

三、能力

（一）能力的概念

能力是人成功地完成某种活动所必备的直接影响活动效率的个性心理特征。例如，画家绘画除基本的物质条件外，还必须具备色彩鉴别能力、形象记忆能力、估计比例的能力。

能力和活动是紧密联系的。个体的能力是在活动中形成、发展起来的，并在活动中得以表现。在知识、技能、时间及健康等条件基本相同的情况下，能力强的人比能力弱的人更能快速、有效地完成活动，并取得成功。个体要成功地完成某项活动，单凭一种能力是不够的，必须依靠多种能力的有机结合。比如，教师要很好地完成教学活动，仅有良好的口头表达能力是不够的，还需要有准确的记忆能力、敏锐的观察能力、严谨的逻辑思维能力、整洁的板书能力，以及课堂监控能力等。只有这些能力密切结合，才能保证教学活动得以顺利完成。为成功地完成某种活动，多种能力的完备结合被称为才能。

（二）能力和智力的关系

在日常生活中，智力概念有着明确的指向，聪明者被称为智力高，愚笨者被称为智力低，人们可以从直接接触中判断人的智力高低。但对于什么是智力，至今还没有一致的说法。目前，国内心理学者倾向于认为：智力是保证人们有效地进行认识活动的那些稳定心理特征的有机结合。

现代教育越来越强调发展智力、培养能力。关于智力和能力的关系问题，历来众说纷纭，莫衷一是。西方心理学家倾向于把智力看作是一个总概念，能力也包括在内，把智力理解为各种能力的综合。苏联心理学家倾向于把能力看作是一个总概念，智力包括在内。而我国学者则认为智力与能力是两个相对独立而又密切联系的概念，主张从"区别"与"联系"的统一中考察智力和能力的关系。

智力和能力的明显区别在于：

第一，智力属于认识活动的范畴，是保证人们有效地进行认识活动的稳定心理特点的综合；能力属于实际活动的范畴，是保证人们成功地进行实际活动的稳定心理特点的综合。二者的发展并非完全一致。

第二，智力和能力的构成因素及其结构各不相同。

第三，智力解决知与不知、懂与不懂的问题，与知识相联系；能力则解决会与不会、能与不能的问题，与技能相联系。

第四，智力受先天因素影响大，能力更多地受后天因素的影响。

智力与能力是密切联系、不可分割的。二者彼此渗透，互为条件；进一步而言，智力是能力的基础，能力是智力的现实表现。我国心理学界长期以来比较偏重于能力研究，随着人们对能力与智力关系的认识的加深，现在更加关注对智力问题的讨论。

（三）能力与知识技能的关系

为了正确地理解能力概念，有必要弄清能力与知识技能的关系。能力与知识技能既有区别，又有联系。

1. 能力与知识技能的区别

能力是完成活动必备的个性心理特征，是心理活动的可能性；知识是个体与环境相互作用而获得的信息，是信息在人脑中的储存；技能是个体通过练习而获得的动作方式。例如，解答算术题时，所应用的公式、定理、定义等属于知识范畴；而解题过程中思维的敏捷性、记忆的准确性则属于能力范畴；解题的基本思路和方式方法等属于技能的范畴；能力的发展与知识技能的掌握并不同步。具有同等知识技能的人，不一定具有同等的能力；有相同能力的人，知识技能有差异。能力的发展比较慢，而知识技能的获得速度较快。在人的一生中，知识可随着年龄的增长不断积累、增多，而能力则随着年龄的增长呈现出发展、停滞、衰退的变化过程。

2. 能力与知识技能的联系

两者之间有密切联系。一方面，能力是在掌握知识技能的过程中形成发展起来的。俗话说，"无知必然无能"。任何能力的发展都要以知识技能为基础。缺乏必要的知识技能是能力发展的障碍。另一方面，能力是掌握知识技能的前提和内在条件。人的能力发展水平直接制约着掌握知识技能的难易、快慢、深浅和巩固程度。同一个班的学生对老师所讲知识的领会、理解程度的差异，很大程度上与个体能力差异有关。

（四）能力的种类

1. 按适用范围，可将能力分为一般能力和特殊能力

一般能力是个体完成多种活动所必备的基本能力，如观察力、记忆力、思维力、注意力和想象力等。能力的适用范围广，符合多种活动要求，是工作、学习、生活和创造发明等活动顺利完成所不可缺少的最基本能力。在心理学著作中，一般能力往往指的是智力。智力是各种一般能力的综合体。特殊能力又称专门能力，指个体完成某种专门活动所必备的能力，如数学能力、音乐能力和教育能力等。它只在特殊活动领域内发挥作用，是完成有关活动必不可少的能力。

2. 按创造性成分，可将能力分为模仿能力和创造能力

模仿能力又称再造能力，是仿效他人的言行举止，并用与之相似的行为方式进行活动的能力。例如，学画、习字时的临摹。模仿能力是个体早期获得知识技能的重要方式。创造能力是能创造出具有社会价值的、独特而新颖的产品的能力。例如，文学创作、技术革新、方法改进等都富含创造能力。创造能力是成功完成某种创造性活动所必需的条件。模仿能力与创造能力有密切联系。

3. 按功能，可将能力分为认识能力、操作能力和社交能力

认识能力是个体用于学习、理解、分析和概括的能力。它是掌握知识、完成各种活动所必备的最基本、最重要的心理条件。操作能力是个体用于操纵、制作和运动的能力，如劳动能力、体育能力、实验能力和制作能力等。社交能力是参加社会生活、与他人相互交往、保持协调的能力，如组织能力、管理能力、领导能力和言语感染力等。

（五）能力发展的个体差异

人与人之间在能力发展上存在着明显的个体差异，主要包括能力发展类型的差异、能力发展水平的差异以及能力表现早晚的差异。

1. 能力发展类型的差异

能力发展类型差异是指个体的能力结构差异，表明每个人的能力各有所长。研究发现，女性在知觉速度、语言理解、机械记忆能力、形象思维和模仿能力等方面占有优势，而男性在空间想象力、理解记忆能力、抽象逻辑思维能力和创造能力等方面占有优势。

2. 能力发展水平的差异

能力发展水平差异是指个体之间同种能力的发展在量上存在着差异，表明每个人的能力有强弱之别。能力发展的水平差异主要指智力发展差异（即一般能力差异）。在一般人群中，若把智力从最高到最低的差异全部计算出来，那么智力水平在全部人口中的表现呈正态分布：两头能力表现早晚的差异小，中间大。智商为 90～110 者称为中等智力，约占总人口的 50%；智商在 130 以上者称为智力优异，智商在 70 以下者称为智能不足，他们在全人口中各占 2%～3%。

3. 能力表现早晚的差异

个体能力发展有早有晚。有些人在童年时期就在某方面表现出优异能力，称为能力的早期表现，也称为人才早熟。能力的早期表现，在音乐和美术领域中最常见。有些人的才能表现较晚，常被称为"大器晚成"。人的能力表现虽有早晚差异，但就多数人来说，中年时期才是成才或出成果的最佳年龄。美国心理学家莱曼曾研究了几千名科学家、艺术家和文学家的年龄与成就，认为25岁至40岁是个体成才的最佳年龄。他的研究还表明，从事不同学科的人的最佳创造年龄是不同的。

（六）影响能力形成和发展的因素

1. 遗传素质

遗传素质是个体从上辈继承下来的某些生理解剖特点。据厄伦迈耶—金林和贾维克的研究发现：遗传关系越密切，个体之间的智力越相似。遗传素质对能力发展有极为重要的影响，是能力发展的物质前提。生来失明者难以发展绘画能力，生而失聪者难以发展音乐能力。

2. 环境因素

环境是存在于人的周围，不依赖人的意识的客观现实。大多数人的遗传素质相差不大，能力发展的差异主要是受后天环境影响。营养是影响能力发展的重要因素，胎儿及婴幼儿期的营养状况直接关系到其能力发展。个体早期经验对能力发展起着重要作用。研究发现，1~7岁是脑容量急剧增长的时期，也是智力发展的关键时期，丰富多样的环境刺激可使儿童获得相当丰富的早期经验。这些经验既影响智力发展，也影响将来发展。而早期经验贫乏，就会造成儿童智力落后。有目的、有计划、有组织的学校教育则对能力发展起主导作用。一对双胞胎姐妹从18个月大时分开抚养，姐姐住在边远地区，仅仅受过两年正规的学校教育。妹妹在繁荣的农村里长大，并且读完了专科学校。在这对双胞胎姐妹35岁接受测验的时候，曾读过专科学校的妹妹比她的姐姐多得24分的IQ分数。很显然，这对双胞胎姐妹的24分IQ分数差异与她们所受学校教育的时间长短不无关系。学校教育可为能力发展创造极为有利的外部条件。

3. 实践活动

实践活动是能力发展的重要基础。人的能力是在主体的实践活动中得到发展的。大量资料表明，绘画能力只有在绘画实践活动中才能得以发展。著名乒乓球世界冠军邓亚萍身高不足1.5米，在自己刻苦学习、顽强拼搏下，用实践活动克服了身高等种种困难，最终获得了高水平的能力。

4. 自我效能感和个性品质

自我效能感是个人对自己从事某项工作所具有的能力的主观评价和确信。它是深刻影响能力发展的一个重要的主观因素。自我效能感强者坚信只要努力，能力就能发展；自我效能感差者，常错误地估计自己的能力，只注意到自己的不足，过分焦虑，觉得自己无力改变现状，其能力难以得到发挥。优良的个性品质是能力发展的重要心理因素。许多研究表明，高尚动机、浓厚兴趣、顽强意志和坚强性格等是促进能力发展的重要条件。古希腊政治家迪莫西尼斯幼时说话声音微弱、口吃而不能演讲，他坚持把小卵石放在嘴里练习说话，经常对着海滨的激浪高声演说，后来终于成为一位大演说家。事实证明，没有坚强的毅力，没有勤学苦练，能力就难以得到提高和发展。

第三节　个性倾向性

一、需要

（一）需要的概念

需要是由生理上或心理上的缺失或不足所引起一种内部的紧张状态。它是机体自身或外部生活条件的要求在人脑中的反映，是人们在主观上感受或体验到的不足之感和求足之感。

（二）需要形成的基本条件

1. 生理上或心理上出现对某些必需因素的缺失或不足

当个体生理上或心理上出现对某些必需因素的缺失或不足时，个体与环境之间的平衡就会被打破，从而产生一种内部的紧张状态。例如，人饥饿时，人的味觉、胃的收缩、血液中的血糖及神经活动等发生变化，于是产生了进食的需要。

2. 指向一定的对象

需要是有机体缺乏某种东西时产生的一种主观状态，是个体对客观要求的主观反映，它总是指向能满足要求的对象。例如，学生为了实现老师和家长的期望，产生学习的需要。没有对象的需要是不存在的。

（三）需要的种类

1. 按需要的起源分类

根据需要的起源，可以将需要分为生理性需要和社会性需要。

生理性需要与维持个体的生存与种族繁衍相联系的，是一种本能的需要。例如，人对空气、水分、食物、睡眠、性生活、安全和运动等的需要。

社会性需要与个体的社会生活相联系，是后天习得的需要。例如，人对劳动、交往、学习、审美、威信和道德等的需要。社会性需要是人类所特有的一类需要。

2. 按需要对象的性质分类

按照需要对象的性质，可以将需要分为物质需要和精神需要。

物质需要是个体对生存和发展所必需的物质生活的需要，既包括对自然界产物的需要，又包括对社会文化产品的需要。人体的物质需要既有自然性需要的内容，也有社会性需要的内容。例如，在对服装的需要中，既有满足人们防寒、防晒等自然性需要的内容，也有满足人们自尊、追求美的需要的内容。

精神需要是个体对生存和发展所必需的精神生活的需要。例如，人对劳动、交往、审美、道德和创造等的需要。随着社会的进步和社会生产力的发展，人类所特有的精神需要不断发展。精神需要有高尚与低级趣味之分。高尚的精神需要可以使人不断取得进步，而低级趣味的精神需要则会消磨人的意志，使人走向歧途。

（四）需要层次理论

美国人本主义心理学家马斯洛在 20 世纪 40 年代提出了需要层次理论，他认为人有五种基本需要：生理的需要、安全的需要、归属和爱的需要、尊重的需要和自我实现的需要，见下图。

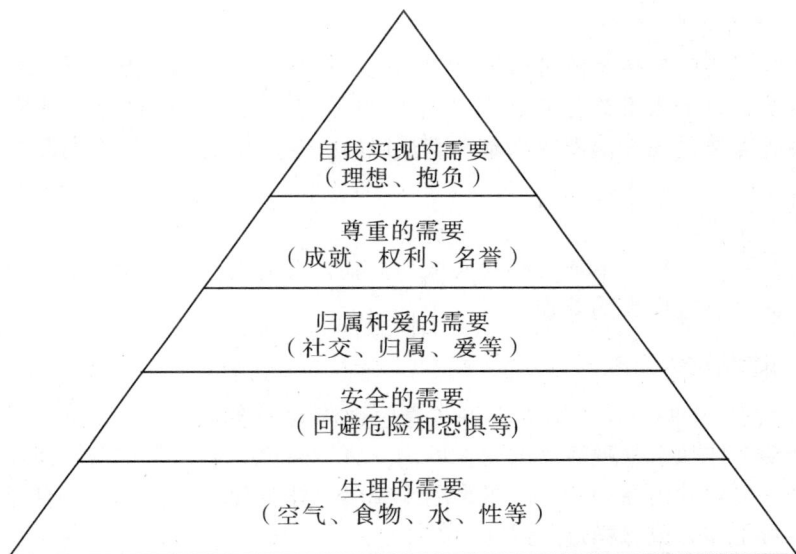

图 3 - 1　马斯洛需要层次

1. 生理的需要

生理的需要是最基本的需要，是指维持个体生存与种族繁衍的需要。例如，个体对食物、空气、睡眠、性和母性等的需要。马斯洛指出，如果所有的需要都得不到满足，那么有机体就会被生理需要所支配，其他需要就变得不存在了，即被生理需要掩盖了。古人说的"衣食足而知荣辱"，就是这个道理。

2. 安全的需要

安全的需要是指对安全的环境、恒定的秩序、避免伤害和威胁的需要。一般而言，当生理需要得到满足以后，安全的需要就随之产生了。但在面临危险或威胁时，人们会把安全看得比一切都重要。在现实生活中，一般人的安全需要是基本得到满足的。但我们依然能看到表现安全需要的现象。例如，在房子上安装防盗门窗，喜欢稳定的工作，避免从事危险的工作，参加各种社会保险，注意食品、药品卫生等。

3. 归属和爱的需要

归属和爱的需要就是指个体希望获得别人的爱和爱别人的需要，也就是希望与别人交往，并与别人建立亲密关系的需要。例如，儿童希望与小伙伴建立友谊，希望得到老师和父母的爱。归属和爱的需要是在前两种需要基本得到满足以后产生的。

4. 尊重的需要

个体在前三种需要基本满足后，就会产生尊重的需要。尊重的需要是指个体追求体现个人价值的需要。尊重的需要包括受他人尊重和自我尊重两方面。受他人尊重是指别人对自己的尊重，如追求名誉、地位、尊严、威信、获得别人承认、引起别人注意和欣赏等，都是他尊的具体表现。自尊就是个体对自己的尊重，如自强、自信、自主、支配他人、胜任工作和取得成就等，都是自尊的具体表现。如果一个人的尊重需要得不到满足就会产生自卑感和失落感。

5. 自我实现的需要

自我实现的需要就是指个体希望最大限度地实现自己潜能的需要。艺术家要创作，科学家要创造发明，每个人都想把自己的工作做得尽善尽美，这些都是自我实现需要的体现。自我实现的需要是在其他需要都基本满足以后才会产生的最高层次的需要。

二、动机

面对金钱，有的人拾金不昧，有的人抢劫行骗，有的人甚至谋财害命，其行为之迥异令人感叹，为何会有这样大的差别？

（一）动机的概念

"动机"一词，来源于拉丁语 Movere，意思是移动、推动或引起活动。现代心理学将动机定义为推动个体从事某种活动的内在原因。具体来说，动机是引起、维持个体活动并使活动朝向某一目标的内在动力。动机是用来说明个体为什么要从事某种活动，而不是用来说明活动本身是什么或怎样进行的。

动机是在需要的基础上产生的。当某种需要没有得到满足时，它就会推动人们去寻找满足需要的对象，从而产生活动的动机。心理学家的研究表明：需要本身是主体意识到的缺乏状态，但这种缺乏状态在没有诱因出现时，只是一种静止的、潜在的动机，表现为愿望、意向。只有当诱因出现时，需要才能被激活，从而成为内驱力驱使个体去趋向或接近目标，这时需要才能转化为动机。

（二）动机的功能

从动机与行为的关系上分析，动机具有以下几种功能：

1. 激发功能

动机是个体能动性的一个主要方面，它具有发动行为的作用，能推动个体产生某种活动，使个体由静止状态转向活动状态。例如，为了消除饥饿而引起择食活动，为了获得优秀成绩而努力学习，为了取得他人赞扬而勤奋工作，为了摆脱孤独而结交朋友等。动机激活力量的大小，是由动机的性质和强度决定的。一般认为，中等强度的动机有利于任务的完成。

2. 指向功能

动机不仅能激发行为，而且能将行为指向一定的对象或目标。例如，在学习动机的支配下，人们可能去图书馆或教室；在休息动机的支配下，人们可能去电影院、公司或娱乐场所；在求医动机的驱使下，人们会主动选择去医院治疗等。可见，动机不一样，个体活动的方向和所追求的目标是不一样的。

3. 维持和调整功能

动机具有维持功能，它表现为行为的坚持性。当动机激发个体的某种活动后，这种活动能否坚持下去，同样要受动机的调节和支配。动机的维持作用是由个体的活动与他所预期的目标的一致程度来决定的。当活动指向个体所追求的目标时，这种活动就会在相应动机的维持下继续下去；相反，当活动背离了个体所追求的目标时，这种活动的积极性就会降低，或者完全停止下来。有时人们在成功的机会很小时，也会坚持某种行为，这是人的长远信念在起决定作用。

例如，患者不愿意配合治疗，甚至放弃治疗，其动机可能是不同的。有的可能是因为对治疗效果抱有怀疑，有的可能是害怕治疗的副作用，有的可能是出于治疗费用的压力，也有可能是对病情悲观失望等。因此，在考察人的行为活动时，就必须要揭示其动机。只有这样才能对他的行为作出准确的判断。

（三）动机的分类

1. 生理性动机和社会性动机

根据动机的性质，可以把动机分为生理性动机和社会性动机。生理性动机是以个体的生理需要为基础的动机，如觅食、饮水、睡眠、排泄和避险等动机都属于生理性动机。生理性动机能够推动人们的活动，从而满足个体的生理需要。

社会性动机是以人的社会性需要为基础的动机。人有交往动机、学习动机、声誉动机和劳动动机等。

由于人是社会的实体，人生理需要的满足都要受到社会生活的影响，因此，人没有纯粹的生理性动机，其生理性动机也必然打上社会的烙印。

2. 内部动机和外部动机

根据动机的来源，可分为内部动机和外部动机。内部动机是由个体内在需要引起的动机，如有的儿童刻苦学习是因为他们在学习方面有强烈的好奇心、求知欲、责任心等，这种学习动机就是内部动机。外部动机是指人在外界的要求或外力作用下所产生的动机，如有的儿童学习就是为了得到父母和老师的表扬和奖励，避免受到批评和惩罚，这种学习动机就是外部动机。

一般来说，内部动机比较稳定，会随着目标的实现而增强，而外部动机则不稳定，往往会因目标的实现而减弱。

3. 有意识的动机和无意识的动机

根据动机的意识水平，人的动机可分为有意识的动机和无意识的动机。

人的动机有一部分是发生在意识水平上的，也就是能意识到自己的行为在追求什么样的目标。但是，在自我意识没有发展起来的婴幼儿身上，行为动机都是无意识的。另外，在成年人身上也有无意识的或没有清楚意识到的动机，如定势、刻板印象等。

4. 主导性动机和辅助性动机

根据动机在活动中所发挥的作用，可把动机分为主导性动机与辅助性动机。

主导性动机是一个人动机中最强烈、最稳定的动机，在各种动机中处于主导和支配地位。而辅助性动机往往与一个人的习惯和兴趣相联系，它往往能强化和补充主导性动机。例如，对于一位喜欢看足球赛的医生来说，第二天将面临重要手术，他就会放弃晚上熬夜看精彩比赛。这时，对工作负责就成为他的主导性动机。

5. 近景性动机和远景性动机

根据动机引起的行为与目标之间的关系，可以将动机分为近景性动机与远景性动机。近景性动机是指与近期目标相联系的动机，远景性动机则是与较长远的目标相联系的动机。

（四）动机强度与学习工作效率

学习工作效率与动机强度有密切联系。在一般情况下，人们可能认为，如果动机强度不断增强，有机体的活动就会越高涨，活动的效率也就越佳。但是事实并非如此。活动动机很低，工作效率是低的。然而，当活动动机过强时，有机体处于高度的紧张状态，其注意和知觉的范围变得过于狭窄，反而限制了正常活动，从而使工作效率降低。

在各种活动中都有一个动机最佳水平问题。动机最佳水平因任务性质的不同而不同。在比较容易的任务中，工作效率有随动机提高而上升的趋势；而在比较困难的任务中，动机最佳水平有逐渐下降的趋势。这种现象是耶克斯和多德森发现的，所以被称为耶克斯—多德森定律。

（五）动机冲突

当处于相互矛盾的状态时，个体难以决定取舍，表现为行动上的犹豫不决。这种相互冲击的心理状态，被称为动机冲突。其基本类型有：

1. 双趋冲突

双趋冲突是指在一个人的面前同时有两个具有同样吸引力的目标，而引起同样程度的动机，但必须从中选择其一时发生的心理冲突，常被形容为"鱼和熊掌不可兼得"。

2. 双避冲突

双避冲突是指一个人同时面临着两件不愉快或令人讨厌的事物，产生同等的逃避动机，要回避其一就必然遭遇另一件事时产生的心理冲突。"前遇断崖，后有追兵"，便是一种严重的双避冲突情境。

3. 趋避冲突

趋避冲突是指一个人对同一目标采取矛盾的态度，既向往（喜欢），又拒绝（厌恶）时发生的心理冲突。由于人生中遇到的许多目标，往往既有吸引力，又要求付出一定的代价，或接受目标时具有一定的危险性，因此趋避冲突是最常见的心理冲突。

4. 多重趋避冲突

多重趋避冲突是指必须在两个或两个以上的各有优缺点的事物或目标间抉择时而产生的心理冲突。

心理冲突若不能得到解决，便会造成挫折、心理应激和心理障碍，长久未能解决的心理冲突对健康所造成的直接影响较大。

三、兴趣

（一）兴趣的概念

兴趣是人们探究某种事物或从事某种活动的心理倾向，它以认识或探究外界的需要为基础，是推动人们认识事物、探究真理的重要动机。

兴趣是人的认识需要的心理表现，它使人对某些事物优先给予注意，并带有积极的情绪色彩。例如，对音乐感兴趣的人，总是对乐器以及有关音乐的书籍、刊物等优先加以注意，甚至报纸上有关音乐的报道，别人议论有关音乐的事，都对他有很大的吸引力，并总是以积极的情绪去探究、领会和掌握它。

当兴趣不是指向认识的对象，而是指向某种活动时，这种动机叫爱好，如对体育活动、书法活动的爱好等。兴趣与爱好是和人积极的情绪体验联系在一起的。当人们兴趣盎然地进行某种活动、获得某种认识时，他们常常体验到快慰和满意等积极情绪。

（二）兴趣的品质

1. 兴趣的倾向性

兴趣的倾向性指人的兴趣是指向一定事物的。有的人对自然科学感兴趣，有的人对社会科学感兴趣，这就是人与人之间兴趣的倾向性不同。

2. 兴趣的广阔性

兴趣的广阔性指的是兴趣的广泛程度。如果一个人拥有广泛的兴趣，那么他的生活一定会丰富多彩，并且他本人也会拥有渊博的知识。例如，我国汉代杰出的科学家张衡，正是由于他本人有着广泛的兴趣，才使他不仅在天文学、地理学、数学和机械学方面有所成就，而且在文学和绘画方面也很有造诣。他的文学作品在文学史上占有重要地位，同时他又是东汉六大画家之一。相反，如果一个人兴趣狭窄，难免就会知识贫乏、目光短浅、生活单调。但如果一个人的兴趣仅仅是广泛而无中心的话，则可能使其一无所长。

3. 兴趣的稳定性

兴趣的稳定性是指兴趣保持在某一或某些对象时间上的久暂性。有的人对事物的兴趣能够长时间保持稳定，可以做到数年乃至数十年如一日，不懈地努力和追求，最终取得成就。例如，居里夫人曾经说过："我的生活是不能离开实验室的。"达尔文也说过："我一生的主要乐趣和唯一职务就是科学工作。"与此相反，有的人则缺乏稳定的兴趣，做起事来半途而废、见异思迁，这种人是很难在工作和学习中做出成绩的。

4. 兴趣的效能性

兴趣的效能性是指兴趣对推动认识深化过程所起的作用。有的人的兴趣只停留在消极的感知水平上，听听音乐、看看绘画便感到满足，没有进一步表现出认识的积极性，去理解、掌握它；有的人的兴趣是积极主动的，表现出力求认识、掌握它。因此，后者的兴趣效能高于前者。

（三）兴趣的分类

1. 物质兴趣和精神兴趣

根据兴趣的内容，可以把它们分为物质兴趣和精神兴趣。

物质兴趣表现为对食物、衣服和舒适的生活等的兴趣。精神兴趣主要指认识的兴趣，如对学习哲学、文学、数学等的兴趣。

2. 直接兴趣和间接兴趣

根据兴趣所指向的目标，可以把它们分为直接兴趣和间接兴趣。

直接兴趣是指对活动本身的兴趣。例如，对学习过程本身的兴趣，对劳动过程本身的兴趣。间接兴趣是指对活动过程结果的兴趣。例如，对通过学习取得职业的兴趣，对工作后的报酬的兴趣。

第四节 自我意识

自我意识与每个人的成长和发展有着密切的联系，健全的自我意识在人成长和发展过程中起着导向、激励、自控和自我教育调节作用；不完善的或扭曲的自我意识往往成为心理困扰和问题的根源。

一、自我意识的概念

自我意识是意识的核心部分，就是自己对自己的认知，其内容包括自己的生理状况（生理自我）、心理特征（心理自我）及自己与他人的关系（社会自我）。它包含自我认知、自我体验和自我调节。自我意识中的自我，包括主观的"我"和客观的"我"。它通常表现为三种形式——自我认知（我是个什么样的人）、自我体验（我喜欢自己吗）和自我控制（我应该成为什么样的人）。

二、自我意识的结构

自我意识是一个多维度、多层次的心理系统，不是个别的心理机能。自我结构分析见表3-2。我们可以从以下几方面对自我意识的构建进行解析：

表 3-2 自我结构分析表

	自我认知	自我评价	自我控制
生理自我	对自己身体、外貌、衣着、风度、家属、所有物等的认识	英俊、漂亮、有吸引力、迷人、自我悦纳	追求身体的外表、物质欲望的满足，维持家庭的利益等
社会自我	对自己的名望、地位、角色、性别、义务、责任、力量的认识	自尊、自信、自爱、自豪、自卑、自怜、自恋	追求名誉地位，与他人竞争，争取得到他人的好感等
心理自我	对自己的智力、性格、气质、兴趣、能力、记忆、思维等特点的认识	有能力、聪明、优雅、敏感、迟钝、感情丰富、细腻	追求信仰，注意行为符合社会规范，要求智慧与能力的发展

1. 从结构上看，自我意识可分为自我认识、自我体验和自我调控

自我认识是认知的一种形式，主要包括个体的自我感觉、自我观察、自我分析和自我评价等方面的内容，如我是什么类型的人、我的言行举止是否落落大方、我的进取心是否很强等都是自我认识的内涵。自我体验属于情绪、情感的范畴，主要包括自尊、自信、自卑、自负、自责和自豪感等方面的内容，如我对自己的学习成绩很满意、我对自己的社交能力弱而感到失望等，反映了个体的情绪体验。自我调控是指个体对自己的心理、行为和态度等方面的调节，主要包括自主、自立、自律、自我教育和自我控制等方面，如我如何控制自己的不良情绪、怎样才能成为一个受人欢迎的人等。心理学研究表明，每个人的自我意识是由自我认识、自我体验和自我调控三个部分有机组合而成的。三者之间的和谐程度以及与客观现实的吻合程度，决定了个体自我意识的健康状况。

2. 从内容上看，自我意识可分为生理自我、社会自我和心理自我

所谓生理自我，是指个体对自己的身体、性别、年龄、容貌、仪表、健康状况以及所有物等方面的认识。在自我体验上表现为自豪或自卑，在行为上表现为追求外表美，对所有物的占用、支配与爱护等。随着个体社会化程度的加深，个体获得了一定的社会经验，逐步意识到自己在社会中将担任一定的角色，在组织中要有自己的地位和作用，这就产生了社会自我。简而言之，社会自我就是个体对自己在一定的社会关系和人际关系中的角色、地位、名望等方面的认识。在自我体验上，也表现出自豪或自卑，在行为上追求个人的名誉、地位，和他人进行激烈竞争等。与社会自我相伴而生的是心理自我，它是指个体对自己的能力、性格、气质、兴趣、信念和世界观等个性特征的认识。在自我体验上，常表现为自豪、自尊、自信或自卑，在行为上追求个人能力的提升和品格的完善等。

3. 从存在方式看，自我意识可分为现实自我、投射自我和理想自我

所谓现实自我就是个体从自己的立场出发对自己当前总体实际状况的基本看法。投射自我也称镜中自我，是指个体想象自己在他人心目中的形象或他人对自己的基本看法；理想自我则是指个体想要达到的比较完美的形象。从自我观念存在的形式来看，现实自我是一种能被人感知到的客观存在，而投射自我和理想自我是在个体大脑中的一种客观存在，容易受到个体的主观因素影响，往往不稳定、易变化。研究表明，当现实自我和投射自我相一致时，个体会产生加快自我发展的倾向，反之个体会感到别人不理解自己，或试图改变现实自我。当理想自我建立在个体的实际情况基础之上，且符合社会要求和期望时，它就会指导现实自我积极适应并作用于内外环境，从而使自我意识获得快速发展。反之，如果理想自我、现实自我和社会要求三者之间有矛盾，那就会引起个体内心的混乱，甚至会引起严重的心理疾病。

本章总结

个性是一个人总的精神面貌，是指一个人在其生活、实践活动中经常表现出来的、比较稳定的、带有一定倾向性的心理特征的总和。主要包括个性倾向性、个性心理特征和自我意识三个部分。个性倾向性是最积极、活跃的个性因素，是人们进行活动的基本动力。个性心理特征是一个人身上经常表现出来的本质的、稳定的心理特点。主要包括能力、气质和性格。自我意识是人对自己的认识和评价，人们通过自我意识对个性结构中的各种成分进行控制调节，形成了自己独特而完整的个性。

案例分析

案例中的护士林某属于比较典型的黏液质类型。这种气质类型的特征是：感受性低而耐受性高、兴奋性低、安静、平和、情感发生缓慢而微弱、情感稳定不外露、动作迟缓、内倾、沉默寡言、自制力强、做事循规蹈矩、深思熟虑以及反应迟缓。

护士应具备的工作特性，如沉着、冷静、慎独、细心、谨慎等，黏液质的人都具有这些良好品质，但容易形成冷漠、办事拖拉等消极品质。在日常生活中，黏液质的护士可以注重训练主动性，努力在护理工作中做到热心，对患者富有爱心、同情心，这样就能弥补这种气质所造成的不足。每种气质类型的护士在护理工作中各有优势，护理人员应当在护理工作中应注意发挥其优势，克服不足。

推荐资料 >>

1. 推荐书籍：Jerry M. Burger、陈会昌的《人格心理学》（第7版）

该书围绕精神分析理论、特质理论、生物学流派、行为主义、人本主义和认知理论等六种人格理论流派，对有关人格的理论进行了全面而系统的介绍。该书行文流畅、通俗易懂，有丰富的生活案例，并穿插了与人格相关的新闻报道和自测题，帮助读者测验自己或他人的人格特征。

2. 推荐电影：《阿甘正传》

电影中的男主角阿甘被检测出智商只有75分。阿甘的妈妈是一位伟大智慧的母亲，面对一个智力低下的儿子，她没有灰心丧气，而是积极忍耐、悉心教导，用她特有的方式把阿甘培养成一个对社会有用的人。面对所有的事情，她总是能用自己的方式去解释、理解生活。她对阿甘的人生产生了重大的影响，阿甘最终成为一个坚强、执着的人。从影片中，我们可以分析遗传素质、社会生活条件与个人主观努力是如何影响人的人格及能力的形成的。

>>

目标检测

一、单项选择题

1. 患儿不愿意生病，又害怕打针，这是属于（　　　）。

    A. 双趋冲突   B. 双避冲突   C. 趋避冲突

    D. 双重趋避冲突   E. 多重趋避冲突

2. 患者刚入院，倍感孤独，这是因为（　　　）未得到满足。

    A. 生理的需要   B. 安全的需要   C. 归属和爱的需要

    D. 尊重的需要   E. 自我实现的需要

3. 陈护士神经系统类型偏重于强、平衡而不灵活，心理特征表现为沉着冷静，情绪发生慢而弱，思维、语言、动作迟缓，内心少外露，坚韧、执拗、淡漠。此人的气质属于（　　　）。

    A. 胆汁质   B. 多血质   C. 黏液质

    D. 抑郁质   E. 冲动质

4. 观察力、记忆力、思维力等属于（　　　）能力。

  A. 一般   B. 特殊   C. 创造

  D. 模仿   E. 其他

5. 对自己名望与性别的认识属于（　　　）。

  A. 生理自我   B. 心理自我   C. 社会自我

  D. 生物自我   E. 身心自我

二、思考题

1. 试用马斯洛的需要层次理论分析患者的心理需要。

2. 联系自身实际，试述影响性格形成、发展的因素及其作用。

（刘东梅）

第四章　心理健康

案例思考

欣平，女，28 岁，已从事护理工作 5 年。欣平从小就有一个成为"白衣天使"的梦想，5 年前，她开始在医院从事护理工作，实现了自己多年的梦想。刚开始从事护理工作时，欣平工作热情十足。因为工作认真负责，对待患者耐心细心，欣平多次受到表扬。去年，欣平升级做妈妈了，休完产假后，欣平又开始投入到她热爱的护理工作之中。可是欣平明显感觉到自己每天都很累，特别是心理压力大，以前单身一人只要考虑工作，现在家庭和工作两者都不能耽误。欣平开始觉得有点力不从心。

有一次，在进行静脉穿刺时，欣平没有一针见血，患者立即责怪欣平技术太差。欣平觉得非常委屈，竟然失态地哭泣起来。事后，欣平向患者道了歉。欣平感觉很奇怪，自己怎么会因为一点挫折就倍感难过呢？自己到底怎么了？

思考：

1. 欣平最可能出现的问题是什么？
2. 欣平应该如何调整自己？

第一节　健康与心理健康概述

一、健康的概念

人人希望健康，健康是人的基本权利，也是人人都希望拥有的最大财富，在不同历史时期，人们对健康的理解也不尽相同。

（一）传统生物医学模式的健康观

"健康就是没问题"，医学界习惯于把健康问题局限于躯体有无疾病，而忽略人所处的社会环境和心理状态对健康的影响。实际上，健康和疾病是人体生命过程中两种不同的状态，从健康到疾病是一个从量变到质变的过程，而且健康水平还有不同的等级状态，见下图。

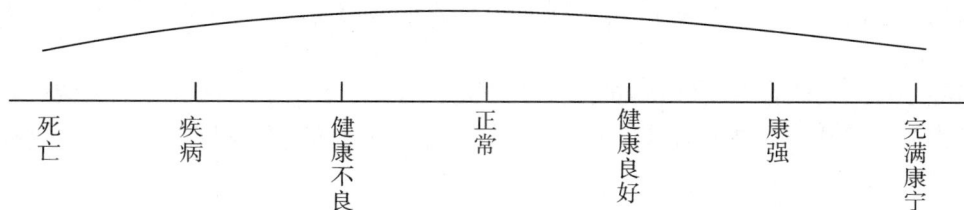

图 4-1　健康序列分布图

这一图式表明：

第一，在健康水平的分布中，人群总体健康呈常态分布，中等健康水平者居多。

第二，某一个体的健康状况，会根据他所处的自然与社会环境的变化及其自身内环境的适应状况不断变化和发展。

第三，真正完满的健康（康宁）状态是一种理想，只有少数人或在个别情况下才能达到，大多数人在通常情况下都能比较"健康"地生活。

（二）现代生物—心理—社会医学模式的健康观

随着人类对疾病与健康的认识水平的不断提高，对健康的含义从注重生理健康的生物因素转变为生物、心理、社会因素相结合。比如，20 世纪 40 年代，联合国世界卫生组织（WHO）就明确指出："健康乃是一种在身体上、心理上和社会适应功能上的完好状态，而不仅仅是没有疾病。"这是对健康的比较全面的认识，但是这种生物—心理—社会医学模式只局限于人与社会环境之间的相互关系，而忽视了与人类关系更为密切的自然环境。

（三）当代生理—心理—环境生态模式的健康观

随着对生物—心理—社会医学模式健康观的质疑，20 世纪后期，一种更加适合现代心理健康发展的生态心理健康观应运而生。生态心理健康观是在心理研究的生态学倾向的基础上产生的，生态心理健康不仅注重人自身内部的平衡（包括认知方式、情绪反应方式和意志行为方式），更注重人类与环境的和谐与统一。生理—心理—环境生态模式的健康观使心理健康所包含的内容更加全面，是对生物—心理—社会医学模式心理健康观的继承和发展。

尽管健康的观念经历着发展和变化，目前在医疗卫生界较广泛认同的健康观念则是 1989 年联合国世界卫生组织对健康所作的新的定义，即"健康不仅是没有疾病，而且包括躯体健康、心理健康、社会适应良好和道德健康"。

二、心理健康的定义

心理健康（mental health）是一个十分复杂的综合概念，它涉及医学现象、心理现象和社会现象等，至今尚无定论，国内外学者由于所处的位置和角度不同，对心理健康有着不同的观点和看法。

（一）国际标准

联合国世界卫生组织提出：心理健康不仅指没有心理疾病或变态，个体社会适应良好，还指人格的完善和心理潜能的充分发挥，亦在一定的客观条件下将个人心境发挥成最佳状态。

世界心理卫生联合会提出心理健康的标志是：身体、智力、情绪调和；适应环境，人际关系中能彼此谦让；有幸福感；在工作和职业中，能够充分发挥自己的能力，过着有效率的生活。

《简明不列颠百科全书》对心理健康的定义是：心理健康是指个体心理在本身及环境条件许可范围内所能达到的最佳功能状态，不是指绝对的十全十美状态。

（二）国外学者的观点

人本主义心理学最杰出的代表人物马斯洛（A. H. Maslow）把以实现自我为奋斗目标的人称为心理健康者，而只有心理健康的人才能充分开拓并运用自己的天赋、能力和潜力。他相信所有的人都具备达到心理健康的先天素质，人本主义心理学的任务就是帮助人们让这些潜能得以发挥。

英格里希（H. B. English）的定义：心理健康是一种持续的心理状况，当事人在那种状况下能作出良好适应，具有生命的活力，并能充分发展其身心的潜能，这是一种积极的、丰富的状况，不仅仅是免于心理疾病而已。

社会学者波孟（W. W. Boehm）认为，心理健康就是合乎某一水准的社会行为，一方面为社会所接受，另一方面能为自身带来快乐。

（三）国内学者的看法

台湾张春兴、杨国枢认为，个人的心理是否健康，应视个人与环境的关系及个人对自身的认识而定，因此心理健康应含有客观与主观两个因素，个人的心理健康多由在团体中人际关系而体现，因此它含有社会意义。

台湾柯永河认为，心理健康就是良好习惯多、不良习惯少的心态。这些习惯包括行为习惯、认知习惯、情绪习惯和人际交往习惯等。在他看来，个人的心理健康水平与自我强度成正比，与内外压力总和成反比。

王登峰指出：心理健康是了解自我、悦纳自我；接受他人，善与人处；正视现实，接受现实；热爱生活，乐于工作；能协调与控制情绪，心境良好；人格完整和谐；智力正常，智商在 80 分以上；心理行为符合年龄特征。

张厚粲提出了界定心理健康的三个原则：心理活动与外部环境是否具有同一性；心理过程是否具有完整性和协调性；个性心理特征是否具有相对的稳定性。

刘华山认为，心理健康指的是一种持续的心理状态，在这种状态下，个人具有生命的活力、积极的内心体验、良好的社会适应，能够有效地发挥个人的身心潜力与积极的社会功能。

三、心理健康与生理健康的关系

不少人认为生理健康和心理健康是两个没有关系的概念。实际上，这是不正确的。在现实生活中，心理健康和生理健康是互相联系、互相作用的，心理健康每时每刻都在影响人的生理健康。如果一个人性格孤僻，心理长期处于一种抑郁状态，就会影响体内激素的分泌，使人的身体抵抗力降低，疾病就会乘虚而入；一个原本身体健康的人，如果老是怀疑自己得了什么疾病，就会整天郁郁寡欢，最后可能会出现心理问题。

四、中国传统文化中心理健康思想的传承

中国传统文化中的心理健康思想是内发生长的，绵延几千年，从未间断。时间上涵盖了中国人人格心理特质形成、发展及变化的整个过程，空间上与中国人的传统和思维习惯、行为方式、生活方式交织在一起。共同的文化性与生物性因素会使同一国家、社会或种族的成员具有若干相同或相似的心理与行为。罗鸣春、苏丹、孟景等人对中国传统文化中的心理健康思想脉络进行初步梳理后发现，传统心理健康思想主要沿着以下四个途径延伸发展：

（一）以思维方式传承

以思维方式传承的心理健康思想，如"天人合一"的生态和谐观、阴阳平衡的动态和谐观、五行生克的动态发展观。

1. "天人合一"的生态和谐观

"天人合一"强调一种整体和谐状态：外部是人与自然、人与社会关系的和谐和人与他人关系的和谐；内部是个人身心关系的和谐。这种天、地、人三者的和谐，为积极心理健康提供了生态学的理念和范式。

2. 阴阳平衡的动态和谐观

阴阳与心理健康的关系主要表现在情志的阴阳属性及心身疾病的致病机理两方面。阴阳协调则人的精力充沛、身心和谐。相反，阴阳失调则形病及神，或形神并病为各种心身疾病。

3. 五行生克的动态发展观

《黄帝内经》将五行生克作为健康与疾病彼此消长的内在原因和规律，并总结了情绪的分类和属性、情绪的生理基础与情绪的变化规律。

（二）以行为规范传承

以行为规范传承的心理健康思想，如儒家"修身齐家治国"的入世观、"致中和"的中庸之道和"性本善"的人性论等。

（三）以健身养生方式传承

以健身养生方式传承的身心健康思想，如"形神一体"的身心观和"不治已病治未病"的预防保健思想等。

（四）民间传承

民间传承的维护心理健康的朴素知识、技巧和实用策略，如知足常乐等。

五、心理健康相关概述辨析

（一）心理卫生

心理卫生（mental hygiene）与心理健康（mental health）是两个不同的概念。心理卫生有三个方面的含义：第一，指一门学科或理论体系，是维护心理健康和预防精神病、神经官能症或其他人格障碍的学科；第二，指一种专业服务体系，包括一切旨在改进和保持心理健康的措施；第三，指一种状态，即心理健康状态，这时它等同于心理健康。也就是说，心理健康是心理卫生在第三个层面上的含义。总之，心理健康是一种状态，提高这种状态的稳定性是心理卫生工作的重要目标。

（二）积极心理健康

积极心理学视野下的心理健康被称为积极心理健康，积极心理健康强调以下三个方面的内容：

第一，在健康概念的界定上，强调心理健康并不仅仅是指没有任何问题，还包括个体各种积极品质和积极力量的产生和增加。

第二，在研究对象的确定上，认为心理健康相关学科在研究各种心理问题的同时，也要研究人的各种积极力量和积极品质。

第三，在研究思路的选取上，强调心理健康研究要从关注个体总的心理状态水平转向关注个体内各品质的变异。

第二节　心理健康的标准

心理健康标准是对心理健康概念的具体化，不仅为我们提供了衡量是否健康的标准，而且为我们指明了提高心理健康水平的方向。由于人们对心理健康标准研究的模式、原则和价值取向方面存在差异，心理健康的标准至今仍未形成统一的认识。

一、不同学者对心理健康标准的论述

（一）西方学者对心理健康标准的论述

1. 马斯洛的心理健康标准

人本主义心理学杰出代表人物马斯洛（A. H. Maslow）提出衡量心理健康的十条标准：①充分的安全感；②充分了解自己，并对自己的能力作适当的评估；③生活目标切合实际；④与现实环境保持接触；⑤能保持人格的完整与和谐；⑥具有从经验中学习的能力；⑦能保持良好的人际关系；⑧适度的情绪表达与控制；⑨在不违背社会规范的条件下，对个人的基本需要作恰当的满足；⑩在不违背团体的要求下，能做有限度的个人发挥。

2. 奥尔波特的心理健康标准

奥尔波特（G. W. Allport）对心理健康提出了六条标准：①力争自我的成长；②能客观地看待自己；③人生观的统一；④有与他人建立亲密关系的能力；⑤人生所需的能力、知识和技能的获得；⑥具有同情心，对生命充满爱。

（二）中国学者对心理健康标准的论述

1. 张春兴、杨国枢的心理健康标准

张春兴、杨国枢认为心理健康应包括四个部分的内容：①了解并接受自己；②认识并面对现实；③工作休闲并重；④主动参与社会活动。

2. 孙昌龄的心理健康标准

孙昌龄把心理健康的标准归纳为：①能保持开阔的心境；②能保持正确的自我认识；③能保持统一的人格；④能保持和谐的人际关系；⑤能保持与社会协调一致。

3. 王极盛的心理健康标准

王极盛等认为，人的心理健康标准应包括六个方面：①智力正常；②情绪健康：情绪稳定与心情愉快是情绪健康的重要标志；③意志健康：行动的自觉性和果断性是意志健康的重要标志；④统一协调的行为：一个心理健康的人，他的行为是一致、统一的，思想与行动是统一、协调的，他的行为有条不紊，做起事来循序渐进；⑤人际关系的适应。

4. 许又新的心理健康标准

许又新提出应该按三种标准来全面衡量人的心理健康水平：①体验标准：以个人的主观体验和内心世界为准，主要包括良好的心情和恰当的自我评价；②操作标准：通过观察、实验和测验方法考察心理活动的过程和效率，主要包括个人心理活动的效率和个人的社会效率；③发展标准：着重对人的心理状况进行时间纵向的考察分析，指有向较高水平发展的可能性，并有使可能性变成现实的切实可行的行动措施。

5. 马建青的心理健康标准

马建青提出了七项心理健康的标准：①能力正常；②善于协调和控制情绪；③具有较强的意志品质；④人际关系和谐；⑤能动地适应和改造现实环境；⑥保持人格的完整和健康；⑦心理行为符合年龄特征。

（三）中国传统文化中隐含的心理健康标准

中国古代没有明确的关于心理健康的具体标准，但涉及心理健康及其相关问题的论证内容却十分丰富。历代医家多有阐述"养心"、"养生"的理论，均可视为古人的心理健康标准。

1. 聂世茂的观点

聂世茂在研究《黄帝内经》后总结出九条标准：①经常保持乐观心境；②不为物欲所累；③不妄想妄为；④意志坚强，循理而行；⑤身心有劳有逸，有规律地生活；⑥心神宁静；⑦热爱生活，人际关系好；⑧善于适应环境变化；⑨涵养性格，陶冶气质，克服自己的缺点。

2. 吴智育的观点

吴智育认为儒家与道家的心理健康标准因其主张的思想观点不同而存在差异。儒家心理健康的标准是符合社会行为的标准，保持良好的人际关系；道家心理健康的标准则是清静无为，恬淡去欲，复归自然。

（四）常用的心理健康标准

现在虽然对心理健康标准的界定还存在分歧，但是观点之间也存在相似之处，心理学家普遍认为心理健康应具备以下几点标准：

①有适度的安全感，有自尊心，对自我的成就有价值感。

②适度地自我批评，不过分夸耀自己也不过分苛责自己。

③在日常生活中，具有适度的主动性，不为环境所左右。

④理智、现实、客观，与现实有良好的接触，能容忍生活中挫折的打击，无过度的幻想。

⑤适度地接受个人的需要，并具有满足此种需要的能力。

⑥有自知之明，了解自己的动机和目的，能对自己的能力作客观的估计。

⑦能保持人格的完整与和谐，个人的价值观能适应社会的标准，对自己的工作能集中注意力。

⑧有切合实际的生活目标。

⑨具有从经验中学习的能力，能根据环境的需要改变自己。

⑩有良好的人际关系，有爱人的能力和被爱的能力。在不违背社会标准的前提下，能保持自己的个性。既不过分阿谀，也不过分寻求社会赞许；有个人独立的意见，有判断是非的标准。

此外，我国心理学家从五个方面较为准确地概括说明了心理健康的标准，即智力正常、情绪良好、人际和谐、社会适应和人格完整。

二、心理健康标准建立的依据原则

（一）统计学原则

统计学原则亦可称为众数原则。它是以统计学正态分布理论为基础，以接近平均值为正常的标准，偏离正常为变态。正常与不正常为一条连续的曲线，该曲线的中间地带是正常的，而两端则是偏离正常的。

（二）生理学原则

生理学原则，即病因症状的检验原则。此观点以精神医学研究为基础，认为正常人不应该存在变态的症状行为，所以心理变态行为都是受某些精神疾病影响的结果，都可以在患者身上找到生理、生化、神经和遗传等器质性原因。

（三）机能水平原则

机能水平原则，即健康时的心理机能是能够充分发挥的，水准也高，而病态的心理机能偏低。因此，能灵活行使其自身所具有的全部机能时则为健康。机能水平发挥越高，价值越大。

（四）社会规范原则

社会规范原则是根据个人的心理行为是否符合社会的道德、法律、风俗等规范来划分心理的常态和变态。

（五）价值观原则

价值观原则认为，大多数人的心理行为不一定都正常，而少数人的心理行为也不一定都异常，如何判断异常与否取决于一种价值观，而心理健康概念中包含人们的价值判断。

（六）生活适应原则

生活适应原则是指善于生活适应者为正常，生活适应困难者为异常。

（七）心理发展原则

心理发展原则是指个体身心两方面成熟和发展相当者为正常，心理发展水平较同龄人明显较低者为异常。

三、心理健康标准研究的理论模式

（一）精神分析学派——平衡、幸福、发展的健康人格模式

精神分析学派的创始人弗洛伊德（S. Freud）以病态人为研究对象，认为心理变态是由本我、自我和超我三者之间的冲突所造成的，健康人格的核心就是要达到自我不再受本我的冲击和超我的压抑，而成为一种协调的综合力量。

弗洛姆（E. Fromm）作为新精神分析学派的代表人物，把心理健康的研究重点放在对"开创倾向性的人"的心理特征的探究上。具体来说，主要包括：开创性思维、开创性的爱、幸福和良心。

埃里克森（E. H. Erikson）主张毕生发展的观点，他认为人们在心理发展的每个阶段都存在一种危机，成功地解决了危机，个体便向下一个阶段转化。所以，健康人格是以心理发展各个阶段中各危机的积极解决而形成的。

（二）人格特质理论——有目标、有方向感、胜任工作的健康人格模式

奥尔波特（G. W. Allport）认为，健康人是在理性和意识水平上活动的，他们的视线是指向当前和未来，激励他们活动的力量是能够意识到的，是可以控制的。这表明，"成熟的人"能够把握自己的生活，并且对现在和未来充满理想，生活有目的性。

（三）行为主义学派——改变强化模式的心理健康理论

以华生（J. B. Watson）为首的早期行为主义和以斯金纳（B. F. Skinner）为代表的新行为主义认为，人的各种心理疾病和躯体症状都是通过系统原则而学习到的，都可看成是一种适应不良或异常行为反应。这些适应不良行为都是在过去的生活经历中，经过条件反射过程而固定下来的。只要强化模式改变，所有异常行为都能得到纠正。

（四）认知人格理论——多角度看问题、去除非理性信念的心理健康观

埃利斯（A. Ellis）的合理情绪治疗理论认为，任何人都不可避免地具有一些情绪困扰或不合理的思维和信念。在他看来，正是这些人的非理性信念导致了许多的痛苦，影响了人的情绪。因此，要想保持轻松愉快的心情，就应当去除这些非理性信念，保持合理的、合乎逻辑的思维。

以班图拉（A. Bandura）为代表的认知行为理论认为，人们能采取某种措施来控制自己的行为，只要安排好环境诱因，提供认知支柱以及提示他们自己的行为后果即可，充分强调了自我调节能力的作用。

（五）人本主义心理学——立足当前、超越自我、开发潜能、实现自我价值的健康人格模式

人本主义心理学对心理健康的基本观点是：真正的心理健康者，应该是内心世界极其丰富、精神生活无比充实、潜能得以充分发挥和人生价值能够完全体现的人。

人本主义心理学最杰出的代表人物马斯洛（A. H. Maslow）的"自我实现的人"模式认为，以自我实现为奋斗目标的人是心理健康者，而只有心理健康的人才能充分开拓并运用自己的天赋、能力和潜力。他相信所有的人都具备达到心理健康的先天素质，人本主义心理学的任务就是帮助人们使这些潜能得以发挥。

四、心理健康测评工具

心理健康的测评工具一般遵循着各自心理健康的定义和标准而编制。目前，我国实证性的、本土化的心理健康测评工具比较少。当前常用来测量心理健康状况的工具主要是翻译自国外的心理健康评定量表和与心理健康有关的人格量表。前者有以 SCL‑90 为代表的综合评定量表和以 SAS、SDS 等为代表的专项评定量表；后者以 MMPI、16PF 和 EPQ 等为代表。此外，针对大学生的量表主要有 UPI、CAS、MMPT‑2CMS 和 SACQ。从心理测量的角度来看，这些量表可能存在跨文化的适用性、测量对象的适用性、测量内容的适用性和评价标准的时效性等问题。

第三节　心理健康的维护

一、心理健康的影响因素

正如健康是生理健康、心理健康、社会适应及道德健康四个方面相互作用的结果一样，心理健康的影响因素也是多方面的。影响心理健康的主要因素有生理因素、家庭因素、学校因素、社会因素和个体因素等。

（一）生理因素

1. 遗传

随着分子遗传学的深入发展，人们已经认识到基因可以影响行为。行为的物质基础主要是中枢神经系统，其生理生化过程受遗传物质——基因的调控。虽然基因本身不直接产生行为，但基因在神经系统分化发育过程中的表达，可间接地影响行为。遗传因素对个体的重要作用体现在父母遗传给后代的一些生理、心理素质。某些心理素质、心理障碍具有遗传性，是基因疾病的易感性从亲代传给子代。因此，部分心理问题可能是遗传的。需要指出的是，遗传因素虽然对某些心理问题的发生有一定重要性，但更应该认识到良好环境对心理应激的调控可能减少和避免发病。

2. 疾病

中枢神经系统的感染、肿瘤、外伤、出血、中毒、变性和营养代谢障碍等因素，均可直接或间接损害人脑的正常结构和功能，引起人的各种心理问题。躯体疾病，如内脏器官、内分泌、营养、代谢、血液和结缔组织等疾病，由于影响了脑功能也可能引起人的各

种心理问题。

（二）家庭因素

1. 家庭结构

家庭结构是指家庭中的人员组成。对于家庭结构的完整性与个体心理健康的关系。研究发现，家庭结构完整且气氛和谐的家庭，有利于个体心理的健康成长，而破裂家庭或父母不和谐、经常争吵，对个体身心健康成长有明显不利的影响，容易使个体产生躯体疾病，同时心理障碍的发生率也较高。

2. 家庭环境

家庭环境是指家庭的物质生活条件、社会地位、父母教养方式和家庭成员之间的关系，以及家庭成员的语言、行为和感情的总和，包括实物环境、语言环境、心理环境和人际环境。其中，父母的教养方式对个体的心理发育、人格的形成、归因方式及心理防御能力等都有着极其重要的影响。有研究表明，父母不良的教养方式对青少年心理健康水平有明显的消极影响。

（三）学校因素

1. 学校的管理和教学

教育体制、学校的教育指导思想和管理制度等会对个体心理健康产生影响，如在"应试教育"体制下，如果学生的学习兴趣、学习主动性和创造性被扼杀，就会严重影响他们身心的健康发展。

2. 学校环境

学校环境包括物理环境和心理环境，两个方面对个体的心理健康都有重要作用。从学校的物理环境来说，宽敞明亮的教室、优美整洁的教学环境对学生的心理具有熏陶作用，使学生心灵得到净化，从而促进学生心理健康发展；从学校的心理环境来说，学生能否在学校里和老师、同学建立起和谐的人际关系，对他们心理的健康发展有着极为深远的影响。

3. 教师因素

师生之间的关系及相互影响是在师生活动过程中形成和发展起来的，在这一过程中，教师的认知和行为对学生的心理发展有着至关重要的作用。

（四）社会因素

1. 社会环境

一定的社会文化背景，如风俗习惯、道德观等，以一种无形的力量影响着人们的观念，反映在人们的价值观、信念、世界观、动机、需要、兴趣和态度等心理品质上。不同的文化对人的心理健康有不同的影响，其中有些是健康的，有些则是不健康的。

2. 学习工作环境

个体所处的学习工作环境不同，其心理健康状况也会有所不同。研究发现，城乡差异、人口密度、环境污染和噪音等因素对人的心理状况都存在明显影响。

3. 社区环境

社区是指由若干群众或社会组织（机关、团体）聚集在某一地域内形成的一个生活上相互关联的大集体，社区对生活在其中的个体心理健康的影响主要是通过社区文化和社区环境产生的。

（五）个体因素

影响心理健康的个体因素包括作为个体的整体心理面貌的人格和自我，以及个体不同的心理过程，即知、情、意在心理健康中的功能和作用。

1. 人格特征

人格是一个人所具有的特定心理特点的独特综合。它主要影响一个人的活动风格和行为方式。有研究发现，神经质、精神质和过于内向等人格特质同心理障碍症状的严重程度呈正相关；兴奋性强度弱的个体易产生心理健康问题，灵活性差的个体比灵活性强的个体更容易出现心理问题。

2. 认知和归因风格

认知是个体认识外界事物的过程，在心理健康问题研究中体现为人们对事物的认识和观念会影响人的心理健康。认知风格在心理健康领域中常以认知倾向的形式出现，体现为乐观或悲观两种倾向，与个体的心理调适过程密切相关。

3. 情绪

情绪是人对待客观事物的态度体验。情绪的调节方式、体验和表达方式都会对心理健康产生影响。有研究发现，快乐感、正向情感与多数心理症状因子呈显著的负相关；负向情感与所有心理症状因子呈显著的正相关。

4. 应付和防御方式

应付是指个体处于应激环境或遭遇应激事件时，为了解决应激事件或应激环境带来的行为问题，或为了平衡因应激事件或应激环境带来的情绪问题，而采取的种种对付办法和策略的活动。防御是指自我应付本我的驱动、超我的压力和外在现实的要求，以减轻和解除心理紧张，求得内心平衡的心理措施和防御手段。研究表明，应付和防御方式与心理健康存在关系。比如，强迫症患者会更多地使用不成熟的心理防御机制。

5. 自我概念

自我概念是一个人对自身存在的体验，关于自我及其周围环境关系的多方面、多层次的认知和评价，是个体对自我所有的思想、情感和态度的总和。研究发现，客观的自我评价、积极的自我悦纳、健康的自我形象是心理健康的重要标志之一；而较低的自我概念常常与不健康的情绪因素有关。

二、心理健康的维护方法

（一）津巴多的心理健康维护方法

津巴多（P. G. Zimbardo）认为可以通过创建健康的心理环境，来获得更多的快乐和最佳的心理健康状态，并提供了一套轻松简单的心理训练方法给人们施行：

①永远不要说关于你自己不好的事情，以积极的心态看待不好的事情，以免影响自己良好的情绪；寻找那些不快乐的根源，并且采取行动加以改变；只给你自己和他人建设性的批评，不提要求只提建议，通过改变自己的不同做法来得到你想要的东西。

②与朋友、同事、家庭成员以及他人比较你的反应、想法和感受，从而使你可以估计

出自己行为的适应性，估计出自己的反应与适应社会规范之间的差距。

③结交一些密友，你可以同他们分享感受、快乐和忧虑；致力于发展、保持和拓展你的社会关系网络。

④发展管理时间的能力，从而可以灵活地对待你的工作、环境的要求和自身需求；有工作在手时请面向未来；目标达到、感受到快乐时请珍惜现在，和你的老友联系时请珍惜过去。

⑤永远对你的成功和快乐充满信心（并且和他人分享你的积极感受）。清楚地了解你独特的、与众不同的品质（那些你可以提供给他人的品质），例如一个害羞的人可以给一个善谈者提供专注的倾听。了解你的个人优势和可以有效进行应对的资源。

⑥当你感觉到你就要对自己的情绪失去控制时，请用离开的办法避开使你不快的环境，或者站在另一个人的位置上考虑一下，或者设想未来，想象问题得以解决的情境，或者向一个同情者倾诉。请允许你自己感受和表达情绪。

⑦记住失败和失望有时是一种伪装下的祝福。失败和失望可以告诉你目标可能并不适合你，或者给你经验和教训以避免将来更大的失败；"吃一堑，长一智"，遭受挫折后说一句"我犯了个错误"，再继续前进；你所经历的每一次事故、不幸和挫折实际上都是一个潜在的机会。表面上这种经历是痛苦的，实际上是成功路上的垫脚石。

⑧如果你发现你无法使自己或他人走出抑郁，那就向学校或社区的心理健康咨询门诊受过训练的专业人员寻求帮助建议；在某些情况下，有些看上去像心理问题的问题实际上是生理问题，有些则正好相反；在你需要求助之前就了解一下学校或社区心理健康服务内容和范围，而在咨询时完全信任他们，打消不必要的顾虑。

⑨培养健康的愉悦。花些时间去放松、反省、收集信息、放风筝、享受你的爱好和进行一些你可以独处的活动，总之做你可以做到的并能得到享受的活动。

（二）心理健康维护方法归纳总结

心理健康研究者针对不同人群提出的心理健康维护方法，现总结如下：

1. 设定目标、重视过程

心理学研究表明，有目标又对现在满意的人是幸福的。根据自己的情况，设立一个积极的、富有吸引力的奋斗目标。但同时又要认识到并非有意义的目标都能实现，不能只把实现目标作为幸福的源泉，过程是人生更大的财富。注重过程，享受追寻、探究的快乐。确定好适度的目标，享受奔向目标的过程。有目标，并且重视过程是维护心理健康的途径之一。

2. 认识自我、接纳自我

美国心理学家戴埃博士认为，人病态的情感和行为都是自我挫败的结果。自我认识肤浅是心理异常的主要原因之一。自卑自怜者、自暴自弃者、自傲自负者，都是不能接受现实的自我，不能接受真正的自己。每个人都是不完美的，接纳自己的不完美是维护心理健康的方法之一。人生最大的满足感，不是对家庭生活、友谊或收入满足，而是对自己的满足。只有接受现实的自我，才可能创造理想的自我，才有可能获得个人的成功，才可能避免心理冲突和焦虑情绪，使人心安理得，获得健康。

3. 感恩已有、帮助他人

有心理学者认为，一个人良好的心理状态是由于他关注自己已拥有的东西。个体关注的东西在哪里，能量就在哪里。感恩之时，人们关注的是自己已拥有的，体会到已经拥有的幸福；助人之时，人们关注的是他人的疾苦，体会到助人的快乐。这两者都会使人具有积极的能量。

4. 改变观念、面对挫折

我国有一句名言："人生逆境十之八九，顺境十之一二。"人们在日常生活中从动机开始到目标的实现的事例并不太多，也就是说，人的一生中面对挫折是必然的，拥有面对挫折的正确观念是保证心理健康的关键。不合理观念导致人们面对挫折时会变得焦虑、抑郁、强迫，甚至恐怖。有时挫折是化了妆的天使，换个角度看待问题，改变不合理观念，心理状态会改变，境遇也可能随之改变。

5. 欣赏美好、培养爱好

现代社会生活节奏加快，工作的忙碌和机械，使不少人的情绪长期紧张而又不善于休闲调节，这也成为心理异常的原因之一。会工作的人也是会休息的人，必须合理安排休闲时间，学会欣赏生活中的美好，培养自己的兴趣爱好，适度休息。经常改变生活方式，或郊游，或聚会，或访友，或参观展览，感受大自然的美好，使生活变得丰富多彩。心理上的休息是获得心理健康的好时机。

6. 听从内心、选择喜欢

各项研究表明，从事自己感兴趣工作的人与从事自己不感兴趣工作的人相比，心理健康水平更高。当代社会，每个人基本上都有选择自己工作的机会。每个人在做出选择之前，心中都有一把标尺。但是这把标尺不一定是自己的，有时是别人的目光，有时是社会的现实，有时是世俗的压力。这些标尺有可能让人们放弃自己喜欢的工作。人生是自己的，大多数的选择要多听从自己的声音，尽可能选择自己的兴趣，是维护心理健康的有效途径之一。

三、不同年龄阶段心理健康的维护方法

（一）孕期心理健康

注重个体的心理健康，应从胎儿开始。注重胎儿的心理健康，就是注重妊娠母亲的心理健康。孕妇的营养状况、心理状况、行为习惯和生活环境等都会对胎儿的生长发育造成一定的影响。

1. 胎儿身心发展特点

胎儿在发育期间，伴随着生理发育，其心理发育也在同时进行。生理学家的研究证实，此阶段的胎儿具有五种感觉：听觉、视觉、嗅觉、味觉和触觉；妊娠第四个月，胎儿的耳、眼等感觉器官逐渐形成和发展起来，此时胎儿对外界的声音、光线和动作已不再无动于衷，而是逐渐有了反应。

2. 孕妇心理健康对胎儿的影响

尽管胎儿在子宫内生长，看似与外界隔绝，但母亲的身心健康对胎儿有着重要的影响。对胎儿心理影响最大的是孕妇的不良情绪，孕妇的悲伤、忧愁、抑郁、大怒和惊吓等刺激对胎儿都是不利的。研究发现，孕妇在情绪激动时，可造成胎儿过度活动和心率加快，当这种不良的情绪持续较长时间时，胎儿活动的强度和频率可比平时增加 10 倍，从而给胎儿带来不同程度的伤害；孕妇发怒时，体内激素会增加，通过胎盘影响胎儿，导致

白细胞减少，免疫力和抗病力会降低，特别是妊娠早期发怒，可导致胎儿发生唇裂以及其他器官畸形；妊娠后期，会增加胎动次数，导致流产、难产等。此外，孕妇的不良情绪还会影响自身的循环系统和消化系统的功能，同时还有可能引起高血压，末梢血管收缩以至于影响胎儿氧的供应，给胎儿的大脑发育造成影响，严重时还会导致胎儿死亡。

3. 孕期心理健康维护

（1）孕妇应情绪稳定、心情愉快

我国古代早有孕期要"清心养性，避免七情所伤"之说。研究发现，孕妇情绪波动会影响内分泌，减少脑的供血量，从而影响胎儿的发育；情绪过度紧张的孕妇可能引起胎儿相应的心身发育问题及缺陷，如腭裂、唇裂、发育迟缓和智力低下等问题；情绪不稳定的孕妇发生难产的概率较高，长期处于忧虑的孕妇，可能会引起早产。因此，为了后代的身心健康，孕妇一定要情绪稳定、心情愉快，以积极乐观的态度对待妊娠，遇到令人不愉快的事情应冷静对待，多接触美好的事物，如听音乐、观赏花卉等，保持良好的心理状态。丈夫则要对怀孕的妻子多加关怀，尽可能为妻子营造一个轻松愉快的环境。

（2）孕妇应合理营养、增强体质

孕妇的营养应丰富、合理，要保证提供胚胎发育所需的一切高蛋白低脂肪与多种维生素以及钙质、碘质等，以确保胎儿大脑正常发育。研究证明，孕妇营养不良和营养过剩均可影响胎儿正常发育，特别是智力的发育。

（3）孕妇应避免不良因素的影响

孕妇吸烟可使胎儿缺氧，饮酒可使胎儿中毒，从而会影响胎儿身心健康。不少药物，如四环素，某些抗癫痫、抗精神病药，链霉素和卡那霉素等均可影响胎儿发育，造成畸形。孕妇妊娠 2～6 个月受 X 射线辐射也会影响胎儿发育，甚至造成畸形。因此，孕妇应避免烟、酒、药物等各种不良因素的影响，保持良好的行为习惯。

（4）孕妇应积极实施胎教

一般来说，胎儿接受来自听觉、触觉以及视觉的刺激并做出反应的时间为怀孕七个月时，此时可通过"抚摩训练"及"听觉训练"对胎儿实施胎教，为婴儿生长发育创造良好的外部环境。抚摸训练的做法是：让孕妇平卧，腹壁放松，双手手指轻压腹部，胎儿受压后会出现蠕动。听觉训练的做法是：给胎儿放轻柔的乐曲，或通过胎教传声器经常给胎儿讲话。实践证明，经过胎教的胎儿，一般说话较早、注意力集中、反应敏捷，记忆力也比一般婴儿强。

（二）儿童期心理健康

1. 儿童期身心发展特点

（1）乳儿期（出生至 1 岁）

乳儿期是各种身心发育在一生中最快的时期。在这一时期，感觉和知觉已经产生和发展。由于定向条件反射的形成，儿童从第三个月起能较集中地注意新鲜事物，五六个月时已出现了较稳定的注意，同时表现出初步的记忆能力，可以认识母亲和熟悉的人，已具有了表情和情绪；神经系统的发育指数呈直线上升趋势；运动能力已经达到可以受意识控制的水平，已经学会了翻身、坐起、爬行、站立、行走，会双手及手眼协调玩玩具，会表达需要和情感。此对应注意通过拥抱及抚触乳儿皮肤，可以缓解皮肤向肌饿感，使乳儿感受到关爱，建立较强的安全感。

（2）婴儿期（1岁至3岁）

此时期婴儿的言语水平和活动能力日益提高，是语言发展的关键时期，运动功能进一步发展，已学会随意行走，手的动作更加灵活准确，出现了最初的游戏活动。在认知活动方面，带有明显的直觉行动性，抽象概括性和计划预见性还很差；在情绪方面，婴儿已具备了二十多种复杂的情绪，开始萌发高级的社会情感，但很不稳定；在意志方面，婴儿在1岁左右，意志开始萌生，在2—3岁时，开始表现出最初的自觉能动性。在个性心理方面，3岁左右，个性特征开始萌芽，自我意识开始出现，初步学会最简单的自我评价；在记忆方面，以无意识记、机械识记和形象记忆占优势。

（3）幼儿期（3岁至6、7岁）

幼儿期又称学龄前期。此期幼儿大脑的发育接近成人，言语能力不断得到发展，词汇量和语法结构发生了质变。随着幼儿身心各方面的发展，表现出活泼好动，求知欲和模仿欲较强，能参加简单的劳动和学习活动。幼儿心理过程的自觉性、目的性、随意性开始发展起来，思维出现了简单的逻辑思维和判断思维，控制调节自己情感的能力也开始发展。意志的自觉性、坚持性和自制力都有了发展，但自我行动易受外界事物或情境的引诱而发生转移。幼儿开始形成最初的个性倾向，自我意识进一步发展，初步能评价自己的行为，并按成人要求逐步掌握社会规范。幼儿出现独立的愿望，开始自行其是，称为"第一反抗期"。

（4）学龄期（6、7岁至11、12岁）

学龄期儿童神经系统的成熟度已达97%，一般系统的成熟度达60%，生殖系统的成熟度只有15%，思维的自觉性、独立性、灵活性和想象的随意性都迅速增长，想象内容不断丰富，有极强的求知欲和想象力，但破坏力也很强。儿童的情感内容逐渐充实，并更富稳定性，高级的社会情感迅速发展起来。在集体生活和集体意识不断发展的基础上，儿童的个性品质得以发展，开始比较自觉地评价他人和自己；道德判断和道德行为进一步发展，并学会按照这些道德准则来调节自己的行动。

2. 儿童期心理健康维护

（1）乳儿期心理健康

一是满足需要。婴儿刚生下来时生命力极差，对自己的需要无能为力，只能通过哭叫来表达。如果此时抚育者能理解婴儿这种表达并且给予及时帮助，如勤换尿布、及时供乳、陪伴玩耍，这有助于婴儿体验到抚育者是这个世界上最可信赖的人，进而对周围人乃至世界产生基本的信任。相反，如果抚育者对婴儿的照顾反复无常或是不充分，则婴儿容易产生基本的不信任感，从而形成对周围人的恐惧和怀疑。所以，抚育者应该善于从婴儿的哭声中发现需要，及时给予满足，绝不能因为哭闹而失去耐心。

二是加强营养。营养对孩子的体质和智力发育的关系很密切。早期营养不良，对孩子的体力活动和智力发育都会造成一定的影响，因此应对婴儿补充丰富的营养。6个月以内的婴儿应以母乳喂养为宜；对于缺乏母乳的婴儿，应选用营养丰富的代乳品。对6个月大的婴儿需添加辅助食品，以保证充足的营养，使婴儿得以健康发育。

三是重视抚触。物质营养、信息刺激和母爱是儿童发展的三大"营养"，其中母亲的爱抚对婴儿建立心理安全感和信任感至关重要。婴儿躺在母亲的怀中，听到母亲的心跳，看到母亲的微笑，感受到母亲的抚摩，和母亲进行情感的沟通，可获得心理上的满足和发展，有助于心理健康。资料显示，没有母爱或缺乏母爱的儿童，大多性格抑郁、胆怯、自卑、缺乏信心和适应能力差。生活中，常有人认为孩子抱惯了就放不下了，其实"放不下"正反映了孩子对母爱的需要。

四是丰富刺激。研究表明，在一定限度内，儿童通过感官摄入头脑中的信息量的多少，与其智力的发展成正比。因此，应有意识地为孩子提供适量的视、听、触觉刺激，促进儿童感觉器官的发展和智力的开发，如经常抱婴儿外出，感受丰富多彩的世界，听小鸟、虫子的叫声，听音乐，看天空、花草树木、灯光，触摸各种没有危险的物质，经常和孩子进行"交谈"，告诉他接触到的一切事物。平时要多抱孩子，孩子被抱起后，视野大大开阔，信息刺激量成倍增加，从而使其心智发展得到促进。

（2）婴儿期心理健康

一是加强言语发展训练。3岁以前是口头言语发展的关键时期，这个时期的儿童不仅学说话的积极性高涨，而且也很容易获得口头言语能力。父母应充分利用周围的环境来激发婴儿说话的兴趣，不失时机地对孩子进行言语训练，让他们听儿歌，给他们讲故事，鼓励他们自由表达。交谈中，成人说话一定要标准，并且要及时纠正孩子不正确的表达，帮助他们理解和应用语言。

二是养成良好生活习惯。良好习惯的培养要贯穿儿童所有的发展阶段，但婴儿期是最重要的阶段。因为许多习惯的形成都是从婴儿期开始的。生活习惯包括睡眠习惯、饮食习惯以及大小便习惯等。良好生活习惯的养成有赖于正确的教育，在小儿教育过程中，应本着赞扬、鼓励的原则，而不是批评、斥责。

三是满足求知欲望。随着婴儿认知能力的发展，其好奇心越来越强，喜欢对自己不懂的事情问"为什么"。此时，家长应有足够的耐心，尽可能每问必答，并且要用孩子能够理解的语言，满足他们求知的欲求。

（3）幼儿期心理健康

一是和谐亲子关系。心理学研究表明，影响个体心理健康的重要因素之一就是个体幼年时期，个体与父母之间关系是否亲密。父母与幼儿之间建立亲密关系，尤其是母亲对幼儿的关心和理解，使得幼儿获得足够的安全感，从而奠定了幼儿健全人格的基础。

二是尊重独立愿望。幼儿期的孩子由于自我意识的发展，进入第一反抗期。这一反抗期是自我认识的开端。处在第一反抗期的孩子常常显得不听话，表现为任性、违拗。有些父母不懂得这是儿童心理发展的必然历程，认为孩子是在跟自己作对，于是采用各种手段试图治服孩子的"强劲"。这种做法不仅会扼杀孩子独立意识的萌芽，还可能给孩子造成心理上的创伤。

三是重视家庭教育。幼儿正处在个性开始形成的时期，家庭成员对他的态度，他在家庭中的地位、扮演的角色，都会对他的性格产生巨大的影响。父母要以自身为榜样来影响孩子。对孩子不合理的要求，大人不能无原则地满足，而要耐心教育、说明道理、指出错误、帮助改正。大人要摆正孩子在家庭中的地位，切忌溺爱孩子。溺爱是不让孩子承担应当承担的责任，家长包办孩子能独立完成的事情。

四是维护孩子自尊。自尊心是影响孩子健康成长的重要心理因素，幼儿的自尊心像稚嫩的小苗，一旦受到伤害，会留下难以愈合的伤口，甚至影响其一生的发展。心理学研究表明，父母对孩子的尊重、欣赏会使孩子自信心增强。从小培养孩子自尊、自信、自制，维护做人的尊严，孩子可具有良好的自我意识。

五是重视游戏价值。游戏是幼儿的主导活动，他们喜欢做游戏，也需要做游戏。游戏活动需要幼儿的思维、想象和创造，要求他们自觉遵守规则、团结合作、克服困难。所以在游戏过程中，幼儿的智力得到开发，性格得到塑造。在与同伴游戏的过程中，他们初步了解了社会规范，形成了一定的与人交往的能力，并且使他们的情感变得丰富起来。所以，成人应鼓励孩子多做游戏，并组织他们完成高质量的游戏。

六是强化孩子的性别意识。幼儿期是性别角色的获得阶段，所以在孩子的穿着打扮、举止言行上，应要求其与性别身份相一致，要使男孩子像男孩，女孩子要有女孩的行为特点。这对预防成年期的性变态心理具有重要意义。

七是营造和睦家庭氛围。儿童在成熟发展的过程中，大部分的时间是在家庭中度过的，家庭是孩子的第一个学校，父母是孩子的第一位老师。一个和睦的家庭能唤起孩子愉快的心情，而且还可以通过模仿机制，对其成年后的道德情操产生影响。研究表明，处于氛围不和谐家庭的孩子其问题行为发生率远高于正常家庭的孩子。

（4）学龄期心理健康

一是培养儿童良好的心理品质。注意了解和理解孩子的内心世界，设法同孩子建立起充满信任的感情和平等的关系，教会孩子从小关心父母和他人，善于和他人进行交往，培养孩子的竞争意识和能力，对孩子进行挫折教育，锻炼其意志，培养孩子诚实、自信、宽于待人和严于律己等良好的心理品质。

二是培养适应环境的能力。家长要有意识地创造条件，尽早使孩子置身于集体中，比如，提前改变他们的饮食起居习惯，使之逐渐与学校的要求相适应，尤其要培养孩子求知的兴趣，令其向往学校生活。学校要创造良好的氛围，关心、引导儿童尽快适应学校环境；老师对待学生要一视同仁，指导儿童轻松愉快地进行学习。

三是激发学习动机，重视非智力因素。学龄儿童已有强烈的好奇心和求知欲，要注意激发儿童的学习动机，利用多种方式调动儿童的学习兴趣，使儿童学会学习、乐于学习，养成良好的学习习惯。非智力因素的培养对儿童学业发展具有十分重要的意义，一个智力平平的学生可以因为其勤奋以及坚韧不拔的意志而获得好成绩，但是非智力品质发展不良的孩子，即使其智商再高也不会取得好成绩。

四是注重独立性和创造力的培养。独立性和创造力应该从小培养，应鼓励孩子独立解决问题，不要试图培养"标准儿童"，应使儿童的心理沿着健康的轨道发展，注意儿童思维的灵活性、批判性和想象力的培养，发展他们的好奇心理和探索精神，培养其创造力。

（三）青少年期心理健康

1. 青少年期身心发展特点

少年期是指11、12岁至14、15岁，大致相当于初中年龄阶段。在这个阶段，少年的生理、心理发生着巨大的变化，认知能力具有一定的精确性和概括性，注意力明显发展，有意识记的能力增强，抽象逻辑思维日益占主导地位，辩证思维正处于形成和发展期，思维的独立性和批判性有了显著的发展，但有时显得片面、偏激，处理不当有碍心理健康。道德品质迅速发展，伦理道德观已开始形成，但仍旧是不成熟、不稳定的，具有较大的动荡性。道德意志已经形成，但很脆弱；道德行为有了一定的目的性，渴望独立自主地行动，但是愿望与行动又有一定距离。

青年期是指 15、16 岁至 29、30 岁这个年龄阶段，青年期心理发展的重要特点是：心理发展的社会性、抽象逻辑思维高度发展，情绪情感丰富、强烈但不稳定，自我意识迅速发展，表现为积极向上、憧憬未来、热衷于探索人生的真谛，但由于独立性与依赖性共存，当理想与现实发生矛盾、性意识发展与性道德规范发生冲突时，易导致心理、社会问题。

2. 青少年期心理健康维护

（1）开展科学性教育

通过科学的性教育排除青少年对性的困惑，正确认识性意识与性冲动，增进男女的正常交往，正确对待青春期带来的各种心理失衡，引导青年树立正确的恋爱观和婚姻观，正确对待恋爱、婚姻中的挫折和困难。对于现代青年来说，重要的是要让他们认识到，性是人类一种正常的生理机能，它不是什么神秘、可耻的事情。但同时也应该让他们知道，人不同于野兽，人的性行为必须遵守道德原则和社会规范的约束。

（2）提高抗挫折能力

对青少年适当进行挫折教育，引导青少年正视现实，正确地认识自己，客观地评价自我，以积极的态度面对挫折；帮助青少年树立适当的奋斗目标，树立战胜挫折的信心和勇气，以科学家克服困难和挫折走向成功的事例鼓励青少年勇敢面对挫折，提高挫折承受能力，避免心理挫折和挫折感的产生。

（3）培养情绪调控能力

青少年是情绪最不稳定的时期，常从一个极端走向另一个极端，比如，为一点称心之事而得意忘形，为一微不足道的小事而懊丧不已，甚至于厌世轻生。因此，成人要引导青少年学会用多维的、客观的、发展的观点去看待周围的事情。

（4）善用同伴对孩子的影响

对于青少年来说，同伴之间的相互作用远大于成年人对他们的影响。青少年能形成怎样的人格品质，很大程度上取决于他们经常与什么样的人交往。因此，家长和老师要时刻注意孩子交往的情况，为他们提供相互来往的机会，使他们学会正确处理各种人际关系，和周围环境和谐相处，从而形成健康的人格品质。

（5）创设健康的成长环境

青少年生活在家庭、学校和社会三个环境中，这些环境的优劣状况直接影响青少年的身心成长。其中，家庭是孩子最初的生活环境，是孩子社会化过程的开端，家庭气氛对孩子的心理特点形成带来非常重要的影响。若家庭氛围不和谐，孩子的社会化过程一开始就偏离了方向，这种偏离是造成社会适应不良的根源。学校和社会是青少年健康成长无法脱离的环境，这个环境的好坏直接影响到青少年能否健康成长。

（6）尊重孩子的独立愿望

随着第二反抗期的到来，青少年具有强烈的独立愿望，不希望父母再把他们当作孩子来看待，希望父母能尊重自己的隐私，允许自己有点内心的秘密，对此家长和老师应把孩子当成自己的朋友来看待，切不可与孩子形成对抗的状态。另外，青少年也应该认识到自己不成熟的一面，重视父母经验，从中吸取有益的成分，相信亲情是世界上最真挚的情感。

（四）中年期心理健康

1. 中年期身心发展特点

中年期一般指 31～60 岁这一年龄阶段。中年人是身心发展最成熟、精力最充沛、心理素质较为稳定、知识积累和思维能力达到较高水平、智力发展到最佳状态、情绪比较成熟稳定、意志坚定、自我意识明确，是人生中最易获得成功的时期。但是由于中年人是生活和职业的主角，肩负着家庭和社会的重任，处于一生中心理压力最大的阶段，加上中年期人际关系错综复杂、家庭矛盾容易产生、生理功能从成熟走向衰退，患各种疾病的可能性也随之增加，使得中年人的心身健康又面临着严重的威胁。

2. 中年期心理健康维护

（1）慎重选择职业

成年人大多都要从事某种职业活动。从表面上看，职业是维持个人或家庭物质生活的必要条件，但进一步分析，职业或工作对人的最大意义，是使人获得生活的意义和生存的价值，给人以成就感和心理满足感。所以，一个人从事什么样的职业，关系到其一生的幸福，当然也与他的心理健康密切相关。从健康心理学的立场来看，人应该选择自己喜欢做，又能做好的工作。

（2）缓解心理压力

中年人是社会的栋梁、家庭的顶梁柱，长期承受高强度的精神紧张与心理压力。对此，中年人应正确认识自己的生理特点，正确认识体力和智力之间的关系，量力而行、淡泊名利，学会放松、扬长避短，丰富业余生活，加强体育锻炼，缓解心理压力，保持健康情绪。

（3）协调人际关系

中年时期人际关系复杂，各种矛盾比较激烈。因此，中年人要处理好上下级、同事之间的关系，处理好家庭、朋友之间的关系，以积极、豁达的态度对待社会地位的变迁、人际关系的改变，相互谅解、减少摩擦，以诚相待、广交朋友，在复杂多变的人际关系中调整自己的心理状态，正确地面对现实、应对挑战。

（4）提高个人素养

中年人心理负荷过重，若调适不当，易出现一些身心障碍甚至身心疾病，因此，应加强自我心理素质的培养，以豁达大度的胸怀保持心理平衡，发展业余爱好，丰富精神生活，陶冶情操。

（5）重视婚姻家庭

婚姻生活是成年人最基本的活动，婚姻是否幸福，直接影响到夫妻双方的生活质量和心理健康，间接影响到孩子的心理发展。所以，如何建立美满幸福的家庭，是成年期最大的心理卫生问题。感情因素是婚姻幸福的基础，所以婚前恋爱双方要有感情基础，婚后也切莫忘记感情的维护和培植，在生理和心理上都要相互关心、理解和尊重。

（6）注意更年期保健

更年期是中年进入老年的过渡期，女性一般在 45～55 岁；男性较晚，一般为 50～60 岁。更年期是人生从生理功能旺盛走向衰退的时期，生理、心理会发生巨大变化，部分人，特别是女性会出现更年期综合征。因此，处于更年期的人，应正确认识自己身心的变化，保持情绪愉快，提高自我调节及控制能力，养成有规律的生活习惯，适当参加有意义的活动，坚持体育锻炼，增强自身抵抗能力，寻求家庭的关心和社会的支持，共同度过这一"多事之秋"。

（五）老年期心理健康

1. 老年期身心发展特点

老年期一般指 60 岁以上的年龄阶段。老年期的人生理功能衰退，感觉能力下降，出现视力减退、听力迟钝、肌肉萎缩、形体缩小、动作反应迟缓和大脑调节内脏的功能下降等问题；心理也发生巨大变化，如精力不足、记忆力下降、认知功能下降、智力水平开始下降和情绪易变等，常出现孤僻、抑郁、恐惧等心理问题。此时期的老人生活范围基本限于家庭，经济状况对家庭人际关系有较大影响，还可能面临丧偶等重大生活事件。

2. 老年期心理健康维护

（1）加强人际交往

老年人的孤独和寂寞对身心健康极为不利，离退休老人应尽可能地保持与社会的联系，积极参加社会交往活动，不可囿于斗室，深居简出。要妥善处理好家庭关系，保持良好的人际关系。

（2）适应角色转变

离退休老人从一线退居二线，再加上机体功能逐渐走向衰退，难免会产生自卑、抑郁和孤独心理。因此，老年人要正视这一现实，适应这种角色的转变，及时调整心态，做到既服老又不服老，确定新的志趣追求，做些力所能及的事情，善于学习、接受新生事物，继续为社会发挥余热。

（3）克服恐惧心理

老年人应正确认识疾病和死亡，以坦然的心态迎接死亡的来临，克服对死亡的恐惧心理。坚持适量的体育锻炼，丰富个人的业余生活，防止大脑老化和机体功能衰老过快；及时诊治疾病，加倍珍惜时间，努力完成未尽的心愿。

（4）营造和谐家庭氛围

家庭是退休后老年人生活的主要场所，家庭是否和睦直接关系到老年人的精神状态和生活质量。老年父母能否与子女和睦相处，取决于双方的努力程度。首先，年轻的子女应该理解老人，不能忘记他们对自己的养育之恩，尽己所能关心、体贴照顾他们，让父母安度晚年，同时也为自己的子女树立起孝敬老人的榜样；其次，老年父母应尽可能不干预儿女的生活琐事，宽大为怀，忍让为先，如果身体允许，适当参加一些家务劳动，协助儿女照顾孙辈的学习和生活。老年父母与年轻子女之间，只有互敬互爱，才能真正获得家庭的和睦。

（5）关注身体健康

老年人由于身体机能的衰退，一般都患有某些疾病，或处在疾病的易感状态之中。此时，身体健康与否会影响到心理的健康。老年人对待自己的身体往往有两种态度：一种是不服老，另一种是过分担心自己的身体，常常怀疑自己得了什么不治之症。其实，正确的态度是：既要服老，又要不服老。"服老"，就是要正视现实，不勉强从事超负荷的活动，承认自己年龄已高，要注意身体重视预防保健；"不服老"，就是人老心不老，能勇敢地面对身体的衰老和疾病，自信地去调节自己的生活。

四、护士心理健康的维护

（一）护士心理健康状况

①心理健康总体水平低于一般人群，亚健康发生率远远高于一般人群。
②不同年龄、工龄的护士心理健康水平存在差异。
③地方护士与军队护士的心理健康水平存在差异。
④不同人格特质的护士心理健康水平存在差异。
⑤不同性别的护士心理健康水平存在差异。

（二）影响护士心理健康的因素

1. 职业压力大

护士工作任务重，工作需要消耗大量的脑力和体力；生活缺乏规律，产生长期性的生理性疲劳；护理学科的快速发展对护士综合素质的要求也越来越高，护士所承受的学习压力越来越大，学习与工作不断磨合容易产生各种不良情绪，影响心理健康。

2. 工作环境压力大

护士经常频繁面对饱受病痛折磨、病情变化莫测的人群以及生死弥留、骨肉分离的悲惨场面，让护士感到悲哀、无助、压抑、内疚等悲观消极心理，在短时间内难以摆脱。

3. 社会支持不够

长期以来，社会上对护理工作不理解，认为护理工作只是一般性的服务工作，护士的社会地位得不到应有的尊重。在医疗卫生系统中，护士的工作相对比较辛苦，而报酬却相对较低，其劳动的付出得不到相应的回报，其价值得不到足够的重视。

4. 心理知识缺乏

由于多数护士只接受过较少的心理健康的专门教育和训练，心理保健知识较为缺乏，一旦在工作生活中受挫，则不能或不会运用心理学知识科学地进行自我心理调节、平衡和完善，从而造成心理疲劳。

5. 人际关系复杂

护理工作中人际关系错综复杂，处理不好就会陷入人际冲突的困境，尤其是护患冲突，它直接或间接地涉及双方的权益问题、健康和经济问题、人格和有关道德与法律责任问题。在原则上，即使遇到歪曲现实、情绪激动，甚至痛骂护士的患者，护士也必须保持平和、冷静、理解的心情，帮助解决问题，但这导致了护士压抑自身感受。其次是管理与人际关系问题，当管理者及医生的高期望值与自身的行为和期望值之间存在差异时，管理者的批评和医生的不满都会使护士感到不被接纳，降低了归属感，增加了心理压力。

6. 多重角色冲突

护士在工作和家庭中扮演着多种角色，承受着因月经、怀孕、分娩、更年期等生理变化而出现的心理问题，有的护士自身健康状况较差，容易积劳成疾，长期透支健康，担心自己的健康可能引发焦虑情绪，增加心理负担。而护士的特殊工作性质，如果得不到家属的理解和支持，则很容易影响家庭关系，一旦家庭关系紧张又会影响个人的身心健康，加剧精神紧张，增加负性情绪，影响身心健康。

（三）维护护士心理健康的方法

护士是人类身心健康的维护者。这一崇高的事业和光荣的使命要求护士要具备良好的心理素质和娴熟的技术，护士健康稳定的心理对患者的心理健康具有潜移默化的作用和强烈的感染力。在此，提出一些有助于护理人员在工作与生活中保持身心平衡、达到自我调适的观念与做法：

1. 保持躯体健康

适度运动，保持躯体的健康，充分激发躯体的能量，才有充沛的体力来应付日常繁重的工作。

2. 悦纳自我

正确评价自我，承认自己的缺陷与不足并正确对待。当自己能够肯定自己、尊重自己时，就易获得他人的尊重和社会的支持。

3. 宽纳他人

人非完人，世上没有十全十美的人。因此要宽纳他人，更不要以自己的标准来强加于他人，即充分尊重他人的人格。

4. 生活作息弹性化

生活作息弹性安排，留给自己意外的短暂空白，可调整纷乱的生活步骤，重新寻找可行的途径。

5. 寻找专业成长点

肯定自己的专业地位，积极寻找专业的成长点。在未来的社会，唯有拥有真正实力，才有开辟灿烂天空的可能。

6. 充实家庭生活

塑造平凡充实的家庭生活，掌握亲密的人际互助。有了坚实的支柱，自然无后顾之忧，可专注面对工作的挑战。

7. 培养兴趣与爱好

培养多种兴趣与爱好，游戏于动静之间，既可提高护理工作的智能水平，又可训练本领、滋养心灵。

8. 广交朋友

结交工作与休闲伙伴，一起分享成就，分担忧虑，集思广益，携手克服人生的困难。

9. 合理宣泄消极情绪

不良情绪长时间郁积，会引起内环境失调。当我们在工作、生活中遇到挫折、心情不佳时，可找机会向亲友、同事等比较亲近的人倾诉，以缓解心理压力，消除不良情绪或下意识地转移注意力，忘掉所有不愉快的事情。必要时也可以休息或旅游，潜心做自己喜欢做的事情，是消除情绪低落，使身心得到充分放松的最佳方法。

10. 提升危机干预能力

面对现实，自觉参加各种新技能、新知识的培训与学习，增加心理、伦理、社会和人际交往等各方面知识，不断充实自己，跟上时代的步伐，并能自我认识个人心理健康存在的不足方面，以适当的途径和方法培养自己优秀的心理品质，学会必要的自我调适技术与方法。对心理障碍的基本症状有初步了解和鉴别能力，以便救助自己，帮助他人，为心理康复提供保证。

本章总结

　　本章详细阐述了健康和心理健康的概念，对相关概念进行了辨析；论述了国内外学者对心理健康标准的不同看法；介绍了不同年龄段心理健康的标准和维护方法，以及护理人员如何提升心理健康水平。

案例分析

　　欣平护士在家庭与工作的双重压力下，出现情绪不稳定的情况。对于工作中的挫折，她不能理智、客观地面对。从心理健康的标准角度来看，欣平处于心理不健康的状态。欣平的这种状况是由多方面的原因造成的：一是护理工作职业压力大，既要求有较强的解决、应对问题的能力，又要求有充沛的体力和精力，并且不允许有任何差错，否则会造成不可挽回的局面。二是家庭责任重大。刚做妈妈的欣平在工作之余，还要照顾教育年幼的孩子，并不能较好地休息。再加上当压力变大时，没有有效的措施来缓解欣平的压力，因此欣平出现了现在的状况。

　　当欣平意识到自己的问题之后，可以采取对策解决问题。比如，寻求更多的支持。无论在工作上，还是在家庭之中，欣平都可以把自己的困难告诉同事及家人，看能否得到关心和照顾。在家庭之中，家人可以尽量多地帮助欣平照顾孩子，使欣平能有更多的时间休息。在工作上，同事可以给予更多心理上的支持和关心。欣平还可以通过改变认知、放松训练、培养业余爱好、坚持运动和建立亲密亲子关系等方式调节心理状态。

推荐资料 》》》》》》》》》》》》》》》》》》》》》》》》》》》》》》》》》》》

　　1. 推荐书籍：彼得森的《积极心理学》

　　本书作者作为一位权威的积极心理学家，从普通心理学的观点出发进行写作，尝试从快乐和幸福展开话题，然后谈到工作和爱，清晰而生动地阐释这门关于美好生活的科学。阅读本书可帮助人们更好地了解自我、认识生命、实现生命的价值。

　　2. 推荐书籍：阿德勒的《超越自卑》

　　本书是个体心理学创始人阿尔弗雷德·阿德勒的代表作之一。在这部书中，作者从个体心理学观点出发，用通俗生动的语言描写了自卑形成的原因，它对个人行为的影响，以及个人是如何克服自卑去争取优越感，从而获得成功的。如果我们想克服自卑感，想在工作、学习上获得成功，想重新审视自己，引导我们在以后的人生旅途中更好地把握自己，阅读本书会有较大收获。

　　3. 推荐电影：《心灵点滴》（Patch Adams）

　　本电影摄制于1998年，彩色，长115分钟。汤姆·沙迪亚克（Tom Shadyac）导演，罗宾·威廉姆斯（Robin Williams）等主演。该片改编自亨特·帕奇·亚当斯（Hunter Patch Adams）的真实故事。亚当斯成为一名医生，但他并不看重现代医学的权力和金钱，而是一心想把医疗过程变得让患者安心，甚至让患者开心。

》》

目标检测

一、单项选择题

1. 下列不属于健康观模式的是（　　　　）。
   - A. 传统医学模式
   - B. 生物—心理—社会模式
   - C. 传统生物医学模式
   - D. 生理—心理—环境模式
   - E. 没有疾病模式

2. 弗洛伊德的人格的结构是（　　　　）。
   - A. 本我、自我、超我
   - B. 本我、自我、他我
   - C. 本我、他我、超我
   - D. 他我、自我、超我
   - E. 原我、自我、他我

3. 心理健康的标准不包括（　　　　）。
   - A. 情绪良好
   - B. 人际和谐
   - C. 认知评价
   - D. 社会适应
   - E. 智力正常

4. 马斯洛需求层次理论的最高层次是（　　　　）。
   - A. 生理需要
   - B. 审美需要
   - C. 自我实现需要
   - D. 安全需要
   - E. 尊重需要

5. 下列不属于测量心理健康的量表为（　　　　）。
   - A. MMPI
   - B. 16PF
   - C. MBTI
   - D. EPQ
   - E. SDS

二、思考题

1. 为什么说心理健康没有绝对的标准？结合实际谈谈怎样使自己的心理更加健康。
2. 影响心理健康的因素有哪些？请举例说明。

（张军华）

第五章　心理应激

学习目标

1. 熟悉心理应激及应对方式，理解常见的心理防御机制
2. 熟悉常见应激的相关障碍的病因、临床表现和治疗
3. 掌握心身疾病的预防和治疗

案例思考

徐先生，45 岁，在某市政府机关重要岗位担任领导工作将近五年。三年前，当徐先生即将得到进一步提拔之际，却因一封指认其犯有贪污受贿等多项罪责的匿名信，使其原本顺利的晋升毁于一旦，徐先生也因此被暂停原职，接受相关部门的审查。此事最终得到澄清，这封信是徐先生的一个下属因平日里对其心存不满而对他实施的报复。但这件事后，徐先生却多了一个毛病，总感觉胸口有些隐隐作痛，并且这种疼痛感还时有时无、时轻时重。刚开始，徐先生以为心脏出了什么毛病，就到当地的大医院做了相关检查，结果并未查出任何明显的器质性问题。

思考：
1. 结合本章所学知识，分析导致徐先生躯体问题的可能的心理社会因素。
2. 运用本章所学的心理应激和心身疾病的知识，为徐先生制订心理护理的方案。

第一节　心理应激

一、心理应激的概述

（一）心理应激的概念

心理应激存在于人们日常生活的各个时期和方方面面。一般情况下，身心健康者能够较好地适应和应对短期适当强度的心理应激，而且一定的压力可以激发个体更大的动力，促使个体实现更大的目标。然而过于突发、强烈和持久的心理应激可能会构成对个体身心健康的威胁，从而造成各种身心问题。

现代应激理论对于心理应激的定义是：个体在生活适应过程中产生的关于环境要求与自身应对能力不平衡的认识所导致的身心紧张，这种紧张状态倾向于通过非特异的心理和生理反应表现出来。

综合各项关于心理应激的研究，可以从以下三个方面来理解心理应激：

1. 心理应激属于有机体对有害刺激的反应

赛里认为，应激是有害刺激作用于人的结果，是对不良刺激和应激情境的反应。这种情况下应特别关注应激的身心反应方面，而不是引起这种反应的心理社会原因。

2. 应激是引起机体发生应激反应的刺激物

把应激看作是一种来源广泛的刺激物。这种情况下，心理学家们把应激与应激源作为同一概念来研究，而且心理学家所指的应激源的范围相当广泛，包括躯体性、心理性、社会性和文化性的应激源。

3. 应激是应激源和应激反应的中间变量

认为应激是介于应激刺激物和应激心理生理反应之间的中介变量。这种情况下，应激的发生并不伴随特定的刺激或特定的反应，而是发生于个体察觉或估计一种有威胁的情景之时。

（二）心理应激的来源

心理应激源是指引起应激的各种内外因素。可分为四类：

1. 躯体性应激源

躯体性应激源是指直接作用于躯体的理化与生物学刺激物。躯体性应激源是赛里早年提出的生理应激源。最初只是把这些刺激物看作是引起生理反应的因素，如高低温、辐射、电击、强烈的噪音、损伤和微生物感染等。

2. 心理性应激源

心理性应激源是指把相关的心理因素作为刺激物。心理性应激源包括人际关系的冲突、个体过于强烈的需求或过高的期望、能力不足和认知障碍等。

3. 社会性应激源

社会性应激源是指造成个体生活发生变化，并要求个体对其适应和应对的社会生活情境和事件。社会性应激源可以概括为两大类：①客观的社会学指标，指经济、职业、婚姻、年龄和受教育水平等差异；②社会变动性与社会地位的不合适，包括世代间的变动（亲代与子代的社会环境变异），上述社会学指标的变迁，个人的社会化程度、社会交往、生活、工作的变化和重大的社会政治、经济的变动等。

4. 文化性应激源

文化性应激源是指因语言、风俗、习惯、生活方式和宗教信仰等引起应激的刺激或情境。例如，迁居异国他乡、语言环境的改变等，个体面临陌生文化环境的挑战而产生心理应激反应。

二、心理应激的理论模式

心理应激的理论模式是用来解释、理解应激发生和作用的心理学机制的，以此来指导人们预测心理刺激的来源和个体反映的过程，以及如何有效地应对与处理心理应激。

（一）生理应激理论

生理应激理论模型源于生理学和医学，其代表人物是赛里。生理应激理论把应激理解为机体因外界环境刺激而产生的生物学反应现象。这种理论指出，应激的来源是各种环境中的压力或者慢性疾病消耗体内能量。

赛里将应激分为三个阶段：首先是警戒反应阶段，人体会迅速做出自我保护性调节，帮助身体在短时间内恢复平衡。为了验证，赛里还做了大量的动物实验，发现所有刺激情境都有同样的普遍变化类型。其次是阻抗阶段，第一阶段有机体动员的保护机制没能抵消持续应激产生的应激状态，引起激素的分泌，身体出现一些症状以减少阻抗。最后是衰竭阶段，如应激源过于严重，机体适应性存储能量殆尽，机体自身的免疫力下降，从而导致适应性疾病，可能会面临死亡。

赛里的理论是在大量的动物实验研究的基础上建立起来的，具有实证性。但是，它过分强调应激的生物性，其最大弱点是没有理解人类的心理因素，也没有考虑应对应激的相应策略。

（二）应激认知—交互作用理论

此理论把应激定义为需要与应对之间的关系。这种模式假设应激与健康是相互影响的。其核心就是把应激描述为"既不是环境刺激，也不是个人性格，更不仅仅是一种反应，而是需求与处理需求的能力之间的关系"。

拉扎勒斯的观点扩展出以下几点：

同一个环境事件对于不同的人可能产生不同的结果，或许出现应激，或许没有应激。这主要是由于人们对这一事件的认知和评价不尽相同。由于人认知水平的不同，同一个人在不同的场景中，对相同的事件可能产生不同的评价，因此是否出现应激都有可能。这与个体的思维、经验等因素都有关系。还有种可能就是个体原有的评价体系不够正确，与事实不一致，错误的评价也可能导致不应出现的应激状态。此理论比较强调人与环境的交互作用，以及人在环境中的主观能动性。

三、应激反应及其心理中介因素

（一）应激反应

当个体经过认知评价而觉察到应激情况的威胁时，就会引起个体各种身心的各种变化，这些变化就是应激反应。在护理工作中，护士可以通过观察来估计患者的应激程度。

1. 应激的心理反应

应激的心理反应可以涉及心理和行为的各个方面。例如，应激可使人出现认知偏差、情绪激动、行动刻板，甚至可以涉及个性的深层部分，如影响到自信心等。但与健康和疾病关系最直接的是应激的情绪反应。常见的应激情绪反应包括焦虑、抑郁、恐惧和愤怒等。负性情绪反应还可与其他心理行为活动产生相互影响，使自我意识变狭窄、注意力下降、判断能力和社会适应能力下降等。与应激心理反应相应，机体在行为上也会发生改变，主要包括逃避与回避、退化与依赖、敌对与攻击、无助与自怜，以及物质滥用等。

2. 应激的生理反应

在应激条件下，机体必然会有各种生理反应，这些反应有助于机体对抗应激源所造成的变化，如果过于激烈则会导致躯体疾病。应激的生理反应以神经解剖学为基础，最终可涉及全身各个系统和器官。各种心理刺激通过脑干的感觉通路传递到丘脑和网状结构，而后继续传递到涉及生理功能调节的植物神经和内分泌的下丘脑，以及涉及心理活动的"认知脑"区和"情绪脑"区。在这些脑区之间有广泛的神经联系，以实现活动的整合；另一方面通过神经和体液途径，调节脑下垂体和其他分泌腺体的活动以协调机体对应激源的反应。

（二）应激反应的心理中介因素

我国学者姜乾金提出认知心理应激作用过程模型，见下图。在此模型中，生活事件、认知评价、个性、心理反应、行为反应及生理反应等都是应激的相关变量，可分别从应激源（刺激物）、应激中介变量、应激反应三个方面来认识。

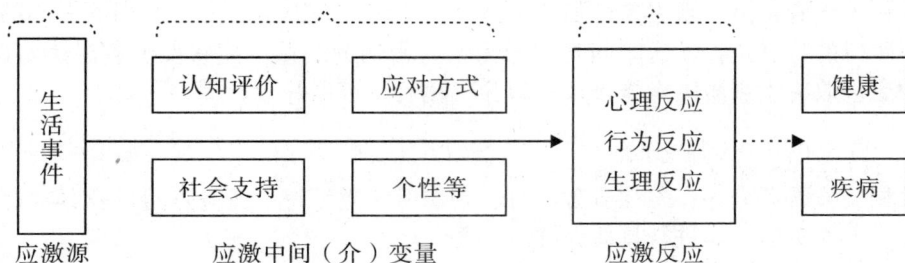

图 5 - 1　认知心理应激作用过程示意图

应激源的出现和机体产生某种反应之间是有一定联系的，联系是一些应激中介变量，即起中介作用的心理因素。现将这些心理中介因素作一归纳，如下：

1. 生活事件

研究表明，负性生活事件对身心健康的影响高于正性生活事件。在质的方面，生活事件的致病性与其性质有关。那些伴有心理丧失感的生活事件，如家庭成员的死亡等对健康的危害最大。此外，过度紧张的学习或工作、人际关系不协调等也对健康有重要影响。生活事件的数量也决定其对健康的影响程度。

2. 认知评价

认知评价是指个体对遇到的生活事件的性质、程度和可能的危害情况的觉察。对生活事件的认知评价直接影响个体的应对活动和最终的身心反应性质和程度，是生活事件到应激反应的关键中间因素之一。

3. 应对方式

应对方式是指个体解决生活事件或减轻事件对自身影响的各种策略，故又称为应对策略。应对是个体对生活事件以及因生活事件而出现的自身不平稳状态所采取的认知和行为措施。本章第二节将以专题详细介绍应对方式。

4. 社会支持

社会支持是指个体与社会各方面（包括亲属、朋友、同事和伙伴等社会人，以及家庭、单位、党团和工会等社团组织）所产生的精神上和物质上的联系程度。诸多研究表明，社会支持与应激事件引起的身心反应呈负相关，说明社会支持对健康具有保护性作用，进一步可以降低身心疾病的发生概率和促进疾病的康复。

5. 个性

个性是个体特有的特质模式及行为倾向。个性与各种应激因素之间存在广泛的相关性，是重要的应激相关因素。个性特征能够影响个体对心理应激源的感知、认知和采取的应对方式，并进而影响个体应激反应的方式和强度。个性是最早被重视的与身心相关的因素之一，心理学的一些研究甚至表明，不同的人格与几种经典的身心疾病之间存在内在联系。

四、应激相关障碍

（一）应激相关障碍的概念

应激相关障碍是指一组主要由强烈或持久的心理社会因素的直接作用而引起的精神障碍。这类障碍的特点是：发病时间与应激因素有密切的关系、症状反映刺激因素的内容、病程和预后也取决于刺激因素能否及早解除、预后是否良好等。

（二）应激相关障碍的分类

应激相关障碍可分为：急性应激障碍、创伤后应激障碍、适应障碍以及其他待分类的应激障碍。下面对前三类进行具体介绍。

1. 急性应激障碍

急性应激障碍也叫急性应激反应，是由突然发生强烈的创伤性生活事件而引起的一过性精神障碍。多数患者发病在时间上与精神刺激有关，症状与精神刺激的内容有明显关联，其病程与预后也与心理因素的及早消除有关。急性应激障碍可发生在各个年龄期，多见于青壮年，男女发病率无明显差异。

（1）病因

本病发病的直接因素是突如其来且超乎寻常的威胁性生活事件和灾难。也就是说，应激源对个体来讲是难以承受的创伤性体验或对生命安全具有严重的威胁性。应激源多种多样，一般可分为下列几项：

①严重的生活事件，如严重的交通事故、亲人突然死亡（尤其是配偶或子女）、婚姻破裂、未婚有孕、被遗弃、被强奸、身患癌症、遭受失明、毁容、难民移居异国、遭遇歹徒袭击和家庭财产被抢劫等创伤性体验。

②重大的自然灾害，如遭受了特大洪水、山洪暴发、地震、火灾、风暴和泥石流等严重威胁生命安全和造成财产巨大损失的灾难幸存者，在灾后出现精神障碍。

③战争场面，当交战双方进行短兵相接的激烈战斗中，由于遭受炮击、轰炸，战斗中的士兵有的可能发生精神障碍，导致发病。

④隔绝状态，如关进集中营，身受酷刑虐待，有的可发生精神障碍，拘禁性精神障碍较常见。

上述各种应激源无疑都可促成发病。但事实上，并非大多数遭受异乎寻常应激的人都会出现精神障碍，而只是其中的少数人发病。这就表明，个体易感性和对应激的应付能力方面有一定的差异。因此，在分析具体病例时，要把应激源的性质、严重程度、个体当时的处境和个性特点等进行综合性分析及考虑。此外，与个体整个机体健康状况也有关系，若同时存在躯体重病或器质性脑病，急性应激反应发生的危险性可能随之提高。

（2）临床表现

急性应激障碍一般在应急事件后的几分钟至几小时出现症状，临床表现有较大的变异性。其主要表现为有强烈恐惧体验的精神运动性兴奋或精神运动性抑制，行为有一定的盲目性。本病病程短暂，一般在几小时至一周内症状消失，最长不超过一个月。恢复后对病情可有部分或大部分遗忘，预后良好。主要临床表现为：

①反应性朦胧状态：主要表现为定向障碍、对周围环境不能清楚感知、注意力狭窄。患者处在受精神刺激的情感体验中，紧张、恐惧，难以进行交谈，有自发言语，但缺乏条理，语句凌乱且不连贯，动作杂乱、无目的性，偶有冲动。有的可出现片段的心因性幻觉，约数小时后意识恢复，事后可有部分或全部遗忘。

②反应性木僵状态：主要表现为精神运动性抑制，目光呆滞、表情茫然、情感迟钝、呆若木鸡、不言不语、呼之不应，对外界刺激毫无反应，呈木僵状态或亚木僵状态。此状态历时短暂，多数持续几分钟、数小时或数天，但不超过一周，大多有不同程度的意识障碍，有的可转入兴奋状态。

③反应性兴奋状态：表现以精神运动性兴奋为主，伴有强烈情感反应，情绪激越、情感爆发，有时有冲动伤人、毁物行为。此状态历时短暂，一般在一周内缓解。

④急性应激性精神病：是由强烈并持续一定时间的精神创伤事件直接引起的精神病性障碍，临床以妄想或严重情感障碍为主，反映内容与应激源密切相关，易被人理解。急性或亚急性起病历时短暂，一般在一个月内恢复，经治疗，预后良好。

（3）治疗方法

可采用的治疗方法主要有药物治疗、心理治疗、环境治疗和其他疗法。

心理治疗应当与患者耐心交谈，建立良好的医患关系，相互信赖使之产生共鸣。治疗内容为同患者分析发病的经过，对症状表现进行解释，讲明应激事件在一生中是难免的，关键问题在于怎样帮助患者有力地应付这些心理应激，如何发挥个人的缓冲作用，避免过大的创伤，以及如何指导患者对待有关刺激，纠正患者的一些不正确的看法，消除患者疑虑。同时给予患者最好的社会支持，尽快缓解其应激反应。还要调动患者的主观能动性，摆脱困境，树立战胜疾病的信念，促进康复，重新恢复正常社会生活。对有人格缺陷者，可予以认知治疗，这对其认识自身的性格弱点和改变不良行为模式有所帮助。

（4）环境治疗

其含义是指为了减轻或消除引起发病的应激处境的不良刺激的作用，应尽可能脱离或调整当时诱发疾病的环境，以便消除患者的创伤性体验，加快症状缓解，对整个治疗有积极作用。环境治疗的另一含义，包括对患者康复后生活和工作方面的帮助、指导和安排，重新调整好患者的生活。必要时要重新调换工作岗位，改善人际关系，建立新的生活规律，重新培养生活的乐趣，重视社会及家庭支持系统，以利于患者尽快康复。

2. 创伤后应激障碍

创伤后应激障碍（post – traumatic stress disorder，简称为 PTSD），又称延迟性心因性反应，是一种与遭遇到威胁性或灾难性的心理创伤有关的，并延迟出现和（或）长期持续的精神障碍。

（1）病因

创伤后应激障碍的直接原因是异乎寻常的创伤性事件，包括自然灾害和人为灾害，如战争、严重事故、目睹他人惨死、身受酷刑、恐怖活动和被强奸等。这些应激源常引起患者极度恐惧、紧张害怕、无助感等。如果有诱发因素存在、有人格异常或神经症病史，则可降低对应激源的防御力，从而加重疾病。

（2）临床表现

①反复重现创伤性体验。患者以各种形式重新体验创伤性事件，有驱之不去的闯入性回忆。梦中反复再现创伤情景、痛苦梦境，即对应激性事件重演的生动体验，从而反复出现创伤性梦境或噩梦，反复重现创伤性体验；有时患者出现意识分离状态，持续时间可从数秒到几天不等，这被称为闪回。患者面临、接触与创伤事件相关联或类似的事件、情景或其他线索时，通常会出现强烈的心理痛苦和生理反应。

②持续性回避。在创伤事件后，患者对与创伤相关的刺激存在持续的回避。回避的对象包括具体的场景与情境，有关的想法、感受及话题，患者不愿提及，且避免有关的交谈，在创伤性事件后的媒体访谈及涉及法律程序的取证过程往往给当事人带来极大的痛苦。对创伤性事件的某些重要方面失去记忆也被视为回避的表现之一。回避的同时还有"心理麻木"或"情感麻痹"的表现。患者在整体上给人以木讷淡然的感觉，自觉对任何事情没有兴趣，对过去热衷的活动同样兴趣索然，感到与外界疏远隔离，甚至格格不入，不与他人接触；对周围环境无任何反应，快感缺失；回避对既往创伤处境活动的回忆，害怕和避免想起遭受创伤的心情也较常见；似乎对什么都无动于衷，难以表达与感受各种细腻的情感，对未来心灰意冷；听天由命，严重时万念俱灰，以至产生消极念头，有自杀企图。

③持续性焦虑和警觉水平增高。表现为自发性高度警觉状态，如难以入睡、夜不安枕，易受惊吓，做事无法专心等，并常有自主神经症状，如心慌、气短等。

（3）治疗

①心理治疗。对于急性创伤后应激障碍，主要采用危机干预的原则与技术，侧重于提供支持，帮助患者接受所面临的不幸与自身的反应，鼓励患者面对事件，表达、宣泄与创伤性事件相伴随的情感。治疗者要帮助患者认识其所具有的应对资源，并同时学习新的应对方式。治疗中不仅要注意创伤后应激障碍的症状，还要识别与处理好其他并存的情绪，如有相当比例的创伤性事件的幸存者有强烈的内疚与自责，及时治疗对良好的预后具有重要意义。慢性和迟发性创伤后应激障碍治疗中除采用特殊的心理治疗技术外，为患者及其亲友提供有关创伤后应激障碍及其治疗的知识也很重要，还需要注意动员患者家属及其他社会关系的力量，强化社会支持。

各种形式的心理治疗在慢性和迟发性创伤后应激障碍治疗中都有应用，本书第八章将详述各种心理治疗方法，常用的主要有焦虑处理、认知治疗、暴露疗法和家庭治疗。焦虑处理是教给患者各种技巧，更好地应对创伤后应激障碍的症状，主要的技术有：放松训练（系统的肌肉放松）、腹式呼吸训练（学习缓慢地腹式呼吸）、正性思维（用积极的想法替代消极的想法）、自信训练（学会表达感受、意见和愿望）和想法终止（默念"停"来消除令人痛苦的想法）。

另外，用于创伤后应激障碍的心理治疗还有如下两种方法：

一种是应激预防训练。这种方法包括一个教育阶段和一个应对技能阶段。教育阶段使个体认识到治疗的合理性，并在开始治疗时建立信心以及与治疗者的良好关系。应对技能训练包括松弛技术训练、用于抵消负性思维反刍的思维中断技术，以及用自我对话叙述法来提高自我评价和自我控制。

另一种是再生眼运动脱敏治疗。夏皮罗（Shapiro）近年来提出再生眼运动脱敏作用可作为治疗创伤后应激障碍的新方法。再生眼运动脱敏技术包括睁眼想象暴露于创伤性事件，治疗过程中有与创伤性事件相关的认知和情绪刺激性语言，伴随着持续性的视觉眼跟踪运动。有种假说认为，快速眼扫描运动可以产生一种拮抗恐惧状态，因此具有与系统脱敏中放松练习相对等的作用。

②药物治疗。根据患者的症状特点，可以考虑选择的药物包括：抗焦虑药、抗抑郁剂、抗惊厥药、抗痉挛药物、锂盐、镇静剂及小剂量的抗精神病药物等。抗抑郁剂可改善睡眠，减轻抑郁焦虑症状，还能减轻闯入和回避症状。可针对患者的焦虑和抑郁给予抗焦虑和抗抑郁的药物治疗。

3. 适应障碍

适应障碍是指在日常生活中紧张性生活事件的影响下，个体素质及个性缺陷导致对这些刺激因素不能适当地调适，从而产生较明显的情绪障碍、适应不良的行为障碍或生理功能障碍，并可使社会功能（正常工作及人际关系）受损。适应障碍往往在紧张性刺激因素的作用下一个月内发生，且持续的时间较长，但一般不超过六个月。随着刺激因素的缓解以及个体的不断调适，适应障碍会逐渐得到缓解。

（1）病因

①应激源。发病前一个月内存在可辨认的一个或多个生活事件是诊断适应障碍的必备条件之一。引起适应障碍的应激源可以是一个，如丧偶；也可以是多个，如事业上失败和亲人伤亡等接踵而来。应激源可以是突然而来，如自然灾难；也可以是较慢的，如家庭成员之间关系的不融洽。某些应激源还带有特定的时期，如新婚期、毕业生寻求职业、离退休后适应新的生活规律等。

②个体素质。对于同样的应激源，许多人都能顺利处置，无任何异常反应，而患者却出现精神障碍，说明个人的内在心理素质对适应障碍的发病有重要作用。比如，性格方面的缺陷、个体应付方式的缺陷和个体的生理状态等。

（2）临床表现

适应障碍的主要临床表现为情绪障碍，如焦虑、抑郁，也可表现为适应不良（包括品行问题和行为问题）及生理功能障碍等。以焦虑情绪为主要表现者可能出现紧张不安、神经过敏、担心害怕，同时可能伴有心慌气短、消化不良、尿频等躯体症状。社会适应能力也可能受到不同程度的影响，如注意力不能集中、学习成绩或工作效率下降等。以抑郁情绪为主者可能表现为整日愁眉苦脸、情绪不高，甚至对生活失去兴趣，自卑自责，出现无望及无助感，也常伴有食欲减退、睡眠障碍、体重减轻等躯体症状和社会适应能力降低、退缩等表现。

（3）治疗和预防

①治疗。适应性障碍治疗的根本目的是帮助患者提高处理应急境遇的能力，早日恢复到病前的功能水平，防止病程恶化或慢性化。如条件允许，可以设法改变当事人所处的环境，如转学或休学、回避带来严重应激或创伤的环境、暂时离开不能适应的环境或场所等，但根本上应考虑提高当事人的适应能力和耐受性。心理治疗是适应障碍的主要治疗手段。根据患者和病情的特点，酌情选用指导性咨询、支持性心理疗法、短程动力疗法和认知行为疗法等。但是无论采用哪种心理疗法，治疗中都要抓住三个环节：消除或减少应激

源，包括改变对应激事件的态度和认识，提高患者的应对能力，消除或缓解症状。

抑郁、焦虑较为严重时，可以将药物治疗作为辅助手段。

②预防。对适应障碍的预防从根本上来说是要加强心理健康的宣传、教育和普及，提高个体的心理健康水平和适应能力。要有针对性和目标性，以解决实际可能遇到的问题。离开家庭到外地独立生活的高中生、大学生、入伍的新兵和出国的留学生，以及刚退休的老年人、失去亲人的家属、遇到重大打击的当事人、青少年及家庭等都是需要进行心理辅导的对象。提高他们的心理健康水平是预防适应障碍的根本途径。

五、护理工作应激

（一）护理工作应激

护理工作应激是指护理工作中的各种需求与护士的生理、心理素质不相适应的一种身心失衡状态。护理工作是对人的健康负责的一项职业，但护士本身的身心状况却很少受到重视，相关的研究表明，护士的心理应激水平通常高于其他医务工作者，因此护士有必要了解护理工作应激的特点和规律，掌握控制应激的方法，进而增进身心健康，提高护理工作的质量。

1. 常见的护理工作应激源

护理工作应激既有社会医疗卫生服务需求变化方面的原因，又有护理工作本身及护士的生理和心理等多方面的原因。概括国内外的相关研究，有以下五方面的应激源较为常见。

（1）与护理工作性质有关的问题

护理工作要求护士密切接触患者和患者家属，对患者的健康负有重要的责任，因此，与护理工作性质有关的问题可能成为护士应激源。这些问题包括担心工作中出现差错事故、护士工作不被患者及家属认可、患者病情过重、患者或其家属不礼貌、患者的要求太高或太过分、所学的知识不能满足患者及其家属的心理需要、缺乏对患者教育的有关知识、担心护理操作会引起患者疼痛和护理的患者突然死亡等。

（2）超负荷的工作状态

超负荷的工作状态是护理工作的主要应激因素。工作负荷包括质与量两个方面。所谓质的工作负荷是指作业的复杂性和困难程度，量的工作负荷是指劳动强度和劳动时间。工作负荷若超过个体心理、生理承受能力，则将会导致应激。以患者为中心的护理模式，要求护士为患者提供生理与心理、社会和文化方面的全面照顾，这是一种复杂且具有创造性的劳动，需要护士付出更多的劳动和精力，也就易将护士卷入更大的工作应激中。此外，护士所受的专业训练不足、处理一些事务的时候感觉力不从心，也会加重护士的心理负荷，进而引起心理应激。随着医学的飞速发展，病房内的先进仪器设备多，且更新速度快，从而要求护士不断更新知识，这就导致她们从质的角度处于超负荷的工作状态。另一方面的原因是，随着人们对医疗卫生服务需求的日益增长，护士的数量相对较少，排班轮流快，导致她们从量的角度处于超负荷的工作状态。

（3）护理工作的社会地位与待遇低

作为一种高负荷的职业，从理论上讲，应当具有较高的职业声望、工资和福利待遇，但在实际工作中，患者及其家属对护理工作的重要性认识不足，多半关注的是医生，缺少对护士工作价值的承认，对护士的尊重往往不够。地位不高、待遇不高容易造成护士的心理困惑，从而导致工作应激的产生。有研究表明，护士地位较低、薪水较低和工作量大是护士的主要心理应激来源。

（4）工作中的人际关系复杂

护理工作是一种与人交往的职业，护士如果不能对工作中错综复杂的人际关系加以有效的处理，往往会陷入人际冲突的困境。医护间隔阂是主要且频繁的压力源，表现为护士之间、医护之间的处理意见发生矛盾，不能很好地合作。与此同时，由于涉及护患双方的权益问题、健康和经济问题、人格和有关道德与法律责任问题，护士与患者及其家属的冲突表现得更为频繁。另外，护士的工作环境相对独立，处于半封闭状态，大部分护理人员受无规律倒班的影响，与外界社会的交往少，有限的社交活动是人际交往困难的根源，当护理人员对社会的需要增强时，如果得不到满足，心理平衡可能会失调。

（5）家庭与工作的冲突

目前在岗的护士绝大多数为女性，而女护士多为已婚者，她们肩负工作与家庭的双重压力。护士工作中的负面感受有时会影响到家庭生活的和谐气氛，而对家庭的责任和家务琐事难免会消耗护士部分精力，增加工作压力。如果不能较好地解决家庭和工作之间的矛盾就可能成为应激源。良好的家庭关系是护士缓解工作压力的主要社会支持来源，而工作成就感又是维持良好家庭生活的重要因素。因此，工作与家庭的关系既是一种潜在的应激源，又是应激反应的重点调节因素。

2. 护士心理应激的处理对策

（1）护士的自我调节

一般处理方法包括常规运动锻炼、加强饮食与营养、合理休息和培养个人良性的健康习惯，从而减轻或消除应激对个体身心健康的损害。另外，护士本人应该学会一些应对紧张的必要技巧，提高对心理压力的承受、调节能力。做好自我调节，给自己传递正面的信息，多用积极的应对方式处理心理应激问题。

（2）提升综合素质

随着医学的发展，护理人员必须掌握多学科抢救知识，而且要有敏捷的思维能力、娴熟的抢救技能，这就对护士提出了新的挑战，要求护士在完成紧张的工作之余，必须加强专业理论的学习和操作训练，不断掌握新技术、新疗法，以减少工作中的被动局面，降低心理紧张的压力。注意培养自己乐观、开朗、热情、和善和宽容的性格。

（3）建立良好的人际关系

建立良好的人际关系是搞好工作、增强心理健康的重要措施。护士要与家庭成员、同事及医生建立融洽、和谐的人际关系。另外，也要注意学习一定的沟通技巧，提高患者对自己的信任度。当自己面对压力时，可以向家人、亲友或同事敞开心扉，并接纳他们对自己的帮助和支持。家庭成员之间要相互体贴照顾，听取对方的看法，增进了解。

（4）加强法律和安全意识

护士应强化医疗秩序管理中的法律意识，依照法律和制度对自己的言行进行规范，同时对患者及其家属的行为进行规范，维护医院的秩序，从而预防和减少医疗纠纷的发生，即使发生了医疗纠纷，在处理时也要有理有节，依靠法律来保护自身乃至医院的合法权益。

（5）管理部门为护士创设良好的工作条件

医院应设法缓解护理人员身心超负荷运转的状态，多渠道配备足够的护士；对一线护理人员实行政策倾斜，适当增加待遇；建立护理工作微机网络，降低体力劳动强度；强化护士在医疗秩序管理中的法律意识；建立护士自己的支持组织，如护士心理咨询室等；护理文件规范化，减少书面工作，真正做好护理人员的情绪压力管理。

此外，当护士在工作中面对发生心理应激反应的患者或同事时，应该学会多运用一些心理应激处理的方法及时地给予相应的关心和帮助，帮助她们采取积极的应对策略来解决现实生活中的问题。下一节将重点介绍心理应激的应对方式。

第二节 应对方式

一、应对方式的概念

应对方式是指个体解决生活事件和减轻事件对自身影响的各种策略，又称应对策略。这是个体在应激期间处理应激情境、保持心理平衡的一种手段。应对方式是心理应激源和应激反应之间的重要中介变量，对保护身心健康起着重要的作用。良好、积极的应对方式可以减轻由生活事件造成的心理应激，消极的应对方式可能会引起心理健康问题。

二、应对方式的种类

从应对的功能角度将应对方式分为问题中心应对和情绪中心应对。问题中心应对主要着重于改变现存的人与环境关系，个体针对觉察的问题或者采取积极的努力寻求解决问题，或者回避问题。情绪中心应对则侧重于调节和控制应激时候的情绪反应，从而降低烦恼并维持一个适当的内部状态，以便较好地处理各种信息。

三、心理应激与应对方式的关系

在心理应激与身心健康的关系中，应对方式是一个重要的中介变量，心理应激可以通过其对人们的身心健康水平发生影响。应对方式是采用认知或行为的方法，努力处理环境与人内部需求之间的关系，解决两者之间的冲突，包括评价压力的意义和自身的能力，控制或改变压力的环境，解决问题或缓解由压力而产生的情绪困扰。面对压力源，人们通常都会采取各种各样的应对方式，适合个体的应对方式有助于缓解精神紧张，帮助个体顺利地解决问题，降低压力程度，从而起到保护心理健康的作用；缺乏社会支持或采用不适当的应对方式，均会增加心理压力，对个体健康产生不良作用。应对方式被认为是影响应激反应程度的关键因素。

四、应激的心理防御机制

（一）心理防御机制的概念

面对应激，个体可能会有意识地采用一些应对措施来解决，但是在应激大到不能用应对方式解决时，心理应激就会渗透到潜意识层面，并运用一些个体意识不到的策略来解决内心冲突，这就是心理防御机制的含义。心理防御机制，也称心理防御反应或心理防卫机制，是指个体应对各种紧张性刺激，防止或减轻焦虑、愧疚的精神压力，维护心理安宁的潜意识心理反应。它是由一定的动机所发动的，目的在于避免心理上的紧张、痛苦、不快，以及遭受挫折后可能产生的身心疾病、神经症和精神疾病等。

（二）心理防御机制的分类

从不同的角度分类，心理防御机制可分为不同的类别。更多的学者倾向于心理分类，分别是：自恋性（或精神病性）防御机制，包括否认、歪曲、外射；不成熟防御机制，包括内射、退行、幻想等；神经症性防御机制，包括潜抑、隔离、反向、抵消、补偿、合理化等；成熟防御机制，包括升华、幽默等。

（三）常用的几种心理防御机制

1. 否认

否认是指无意识地完全否定或彻底"忘掉"那些已经发生但又不愿意接受的痛苦事实，以此减轻心理负担、保护自我。它是最原始、最简单的心理防御机制。例如，癌症患者否认自己患了癌症，妻子不相信丈夫突然意外死亡。

2. 歪曲

歪曲是指将客观事实加以曲解变化，以符合自己的内心需要。歪曲时，无视外界事实，与否定作用有相同的性质。例如，顽固地认为自己的配偶不忠。

3. 投射

投射是指以自己的想法推想到外界的事实如何，是主观地将属于自身的一些不能接受的思绪、动机、欲望或情感，投射到他人或他物身上，从而避免或减轻内心的不安和痛苦，得到一种解脱。"以小人之心度君子之腹"便是典型的投射的例子。

4. 内射

内射是与投射作用相反的一种防御机制，是指广泛地、毫不选择地把外界的东西吸收到自己内心里面，变成自己内在的东西。例如，当人们失去他们所喜爱的人时，常会模仿他们所失去的人的特点，使这些人的举动或喜好在自己身上出现，以慰藉内心因丧失所爱的人而产生的痛苦。"近朱者赤，近墨者黑"也是内射的例子。

5. 退行

当感受到严重挫折时，放弃成人行为方式不用，而退到使用早期幼稚不成熟的方式去应付困难，或利用退行来获得他人的同情和照顾，以回避令人烦恼的现实，摆脱痛苦，或满足自己的欲望的行为，称为退行。例如，一个女学生自从被班上同学嘲笑后，每当要上学时就会因肚子疼而无法上学。

6. 幻想

幻想是指一个人遇到现实困难时，因为无力处理，就利用幻想的方法，使自己存在于幻想世界，任意想象应如何处理困难，以获得内心满足，这也是思考上退行作用的表现。如"白日梦"和"灰姑娘"型幻想。

7. 压抑

压抑是指不能被意识所接受的欲望、情感、冲动等在不知不觉中被抑制到潜意识里。这是心理防御机制最基本的方式，如日常生活中人们的遗忘。

8. 隔离

隔离是指将部分事实从意识境界中加以隔离而不让自己意识到，以免引起精神上的不愉快。此处的部分事实乃是指整个事情中的一部分，最常被隔离的是与事实相关的感觉部分。例如，医院里的遗体停放间被称为"太平间"等。

9. 反向

"口里心非"就是一种反向，反向是指以"矫枉过正"的形式处理一些不能被接受的欲望与行为。例如，在特别爱慕的异性面前，不如像在一般朋友面前那样自然和谐，甚至故意回避。

10. 抵消

抵消是指以象征性的活动或事情来抵消已经发生了的不愉快的事情，以补救其心理上的不适与不安。例如，有人不小心打碎了碗，就会说"碎碎平安"，利用谐音来抵消心理上的不适。

11. 补偿

补偿是指有意识地采取种种方法来代偿因身心的缺陷而带来的不适感，以减轻不适的感觉。例如，某女孩因身体发育有缺陷而努力学习，以卓越成绩赢得别人的尊重。

12. 合理化

合理化又称文饰，是指遭受挫折或无法达到所追求的目标或行为表现不符合社会规范时，给自己杜撰一些有利的理由来解释。合理化有三种表现：酸葡萄心理，即把得不到的东西说成是不好的；甜柠檬心理，即当得不到葡萄而只有柠檬时，就说柠檬是甜的；推诿，此种防御机制是指将个人的缺点或失败推诿于其他理由，找人担待其过错。三者均是掩盖其错误或失败，以保持内心的安宁。

13. 升华

升华是指采取社会上比较认可的形式，可以同样发泄自己原来的情感，却不会引起内心的挣扎的替换方法，把其原有的冲动或欲望导向比较崇高的方向，具有创造性、建设性，有利于社会与本人的发展，它是心理防御机制的一种积极形式。例如，在失恋时创作《少年维特的烦恼》的歌德，便是将自己的忧愁升华，创造出了一个宏伟壮丽的文史境界。

14. 幽默

幽默指以幽默的语言或行为来渡过难关或应对尴尬局面，在幽默间表达出其潜在意图，处理问题，以维持其心理平衡，它是心理防御机制的一种积极形式。例如，在拥挤的公共汽车上，司机突然刹车，一个小伙子不慎碰到了一个姑娘，姑娘转身骂道："瞧你这德性！"小伙子笑道："对不起，小姐，不是德性，是惯性。"

（四）心理防御机制的特征

①心理防御机制不是蓄意使用的，它们是无意识的或至少是部分无意识的。固然，个体有时会做一些有意识的努力，但真正的防御机制是无意识进行的。

②心理防御机制是借助自尊或通过自我美化来保护自己及使自己免于受伤害。从它的作用和性质来看，可分为积极的防御机制和消极的防御机制两种。

③心理防御机制有自我欺骗的性质，即以掩饰或伪装我们真正的动机，或否认对我们可能引起焦虑的冲动、动作或记忆的存在而起作用。因此，自我防御机制是借歪曲知觉、记忆、动作、动机及思维，或完全阻断某一心理过程而使自我免于焦虑。实际上，它也是

一种心理上的自我保护法。

④心理防御机制本身不是病理的，相反，它们在维持正常心理健康状态上起着重要的作用。但正常防御功能改变的结果可引起心理病理状态。

⑤心理防御机制可以单一地表达，也可以重叠地表达。例如，某工人在车间受到组长批评，于是说："我才不在乎呢！"随后在工作中有意无意地摔摔打打，制造废品以消心中之愤，就是合理化与迁怒的双重作用。

第三节 心身疾病

一、心身疾病概述

（一）心身疾病的概念

心身疾病的概念可界定为广义的心身疾病和狭义的心身疾病。狭义的心身疾病亦称心理生理疾病，指那些心理—社会因素在疾病的发生和发展中起主导作用的躯体器质性疾病。例如，气喘、高血压、皮肤过敏和胃溃疡等疾病与心理因素尤其是心理应激有很大关系。广义的心身疾病主要是指心理—社会因素在疾病的发生和发展中起主导作用的躯体器质性疾病和躯体功能性障碍。广义的心身疾病除包括上述疾病外，还包括受心理社会因素影响较大的躯体功能性障碍。例如紧张性偏头痛、功能性不孕等。心理应激源引起的躯体功能改变，一般在刺激作用或威胁情境消失后就会随之恢复，称为心身反应；若应激源过强或作用较久，并伴有器质性变化，则称之为心身疾病。有学者提出了界定狭义心身疾病的四个条件：心理社会因素是心身疾病发病的原因或是重要诱因；由心理因素引起的躯体症状；该躯体症状有明显的器质性病理改变或者以病理生理变化为基础；不是神经症或精神病。

（二）心身疾病的分类

根据心身疾病的定义，心身疾病大体可概括为以下几类：

1. 内科心身疾病

①心血管系统心身疾病：原发性高血压、冠心病、心律失常、雷诺病、神经性心绞痛和心脏神经症等。

②消化系统心身疾病：胃或十二指肠溃疡、神经性呕吐、溃疡性结肠炎、过敏性结肠炎、贲门痉挛、幽门痉挛、习惯性便秘和肠激惹综合征。

③呼吸系统心身疾病：支气管哮喘、过度换气综合征和心因性呼吸困难。

④内分泌代谢性心身疾病：糖尿病、甲状腺功能亢进、低血糖、肥胖症和精神性烦渴。

⑤神经系统心身疾病：偏头痛、肌紧张性头痛、植物神经失调症、心因性知觉异常、心因性运动异常和慢性疲劳等。

2. 外科心身疾病

全身性肌肉痛、书写痉挛、外伤性神经症、阳痿、过敏性膀胱炎、类风湿关节炎、手术后肠粘连和胃大部分切除后的进食障碍综合征等。

3. 妇科心身疾病

更年期综合征、痛经、经前期紧张症、功能性子宫出血、功能性不孕症、性冷淡和心因性闭经。

4. 小儿科心身疾病

精神性发热、体位性调节障碍、继发性脐绞痛和异食癖等。

5. 皮肤科心身疾病

神经性皮肤炎、荨麻疹、瘙痒症、斑秃、多汗症、银屑病、湿疹和白癜风等。

6. 耳鼻喉科心身疾病

梅尼埃综合征、咽喉部异物感、耳鸣、晕动病和口吃等。

二、心身疾病的心理社会影响因素

心身疾病是由许多因素综合作用而引起的，在这些因素中既有生理因素也有社会心理因素。对于心身疾病的形成而言，心理社会因素具有主导或重要作用。心理应激所引起的负性情绪及应激状态是其诱发因素，个体的人格特征是其易感素质，社会因素是其大环境的因素，社会支持系统对心身疾病起重要的缓冲作用。

（一）心理应激

心理应激若长时间或过强地刺激人体，而人体又不能根据环境进行自我调节时，均可能诱发心身疾病。研究表明，个体对外界刺激的反应过程中，有一个维持机体内部稳定的生理和心理屏障，当刺激的强度超过这个屏障的耐受阈时，即可引起躯体或精神上的病理变化，从而导致疾病。有时刺激强度虽然不大，但累积到一定程度，也可能导致疾病。例如，长期的家庭不和，不断因人际关系不良而与人发生冲突，长期的精神紧张，长期负性情绪积累超出耐受阈等，都会导致疾病。

（二）情绪

情绪可分为正性情绪（如愉快）和负性情绪（如愤怒、恐惧、悲哀等）。正性情绪可以保持内分泌适度平衡和身体机能的协调，而长期的负性情绪与心身疾病的生理基础密切相关，它可直接影响大脑皮质对下丘脑内分泌系统及植物自主神经系统的作用，造成体液、激素和酶等的异常，导致各种急性或慢性内环境的不稳定，影响机体的生理、心理活动，造成心身疾病或使病情加重，而心身疾病的持久不愈又会反过来加重负性情绪，从而形成恶性循环。

（三）人格特征

一个人的人格决定了其对现实的认识、看法、情感反应和处理问题的方法，同时也决定了个人对生活事件的易患性差异。一些个体对生活事件的易患性低，虽有较重大的生活事件，但对其心身影响不明显；性格不健全者对生活事件的易患性高，轻度的生活事件即可能导致心身疾病。患者的人格特征与心身疾病有着密切联系，它既可以作为许多疾病的发病基础，又可改变疾病的进程。比如，对于冠心病，很多研究表明，具有时间匆忙感和充满敌意、竞争的 A 型行为的人更容易得冠心病。

（四）社会因素

人体疾病的发生发展还受制于社会，特别是与社会变故、一定时期内社会生产的发展水平及社会文化环境密切相关。流行病学的调查表明，紧张的社会实践如战争、社会动乱可导致人罹患各种心身疾病的概率增加。紧张的工作环境也可能会带来多方面的心身疾病。比如，一项研究表明，长期处于噪音环境下的工人中，患高血压、胃肠病者较多。由此可见，心身疾病的发生发展、预防和治疗都要结合社会因素来加以考虑。

（五）社会支持

社会支持是指一个人通过社会关系和社会组织获得他人在精神上的帮助与支持，从而增强自我心理防御功能，消除或减轻应激所带来的精神紧张状态。社会支持可分为两类：第一类是客观支持，第二类是主观支持。社会性是人类重要的缓冲心理特征。人不能脱离社会群体独存，由各种社会关系和社会组织构成的支持系统具有重要的缓冲心理矛盾冲突的作用。研究证实，社会支持不足的个体罹患消化性溃疡、糖尿病和肺癌的比例较高。

三、心身疾病的预防、诊断和治疗

（一）心身疾病的预防

心身疾病是心理、社会和生理等因素相互作用的产物，因此心身疾病的预防应该采取整体、多维度和综合性的预防措施。心身疾病的预防应包括个体预防和社会预防。

1. 个体预防

个体预防包括：①提高自我认知能力。通过努力学习现代科学知识，加强个人修养，提高辨别能力，学会从不同角度观察问题。②培养健全的人格。人格是人在现实环境中，对外界事物稳定的态度和习惯化了的行为方式。健全人格的养成除遗传外，还有赖于社会文化背景、家庭和学校教育、个体有目的地陶冶等。③改善社会适应能力。有目的地丰富个人生活经历，学会缓解心理应激的技巧，如自我解脱和安慰等，提高个人的社会忍耐力。④建立友善的人际关系。协调友善的人际关系，有增加社会支持的效果，帮助改善个体认知能力，缓解情绪体验的强度，疏通负性情绪外泄的渠道。⑤保持良好的情绪。有目的地培养个人良好的情绪防御机制，提高个体抵御挫折的能力，在强应激作用条件下，学会采用合理化、升华、内外射、抵消、回避、否认和幽默等发泄手段，消除内心所产生的紧张、不安和痛苦，从而恢复心理上的平衡。

2. 社会预防

社会预防是通过改善个体生活的社会环境，达到预防心身疾病发生的目的。置于社会中的个体，无论分工、工作性质和条件、社会地位如何，都难免会遇到各种心理应激，从而影响心身健康。社会预防的目的就是通过社会力量，创造一个良好的工作环境和条件，改善个体应有的待遇，形成良好的社会氛围，特别是避免人为的精神创伤。

（二）心身疾病的诊断

心身疾病的诊断包括躯体诊断和心理诊断。躯体诊断的原则与方法同其他躯体疾病一样。在收集病史的时候，应该多注意患者的心理社会方面的生活事件、行为方式、人际关系以及心理、人格发育状况等，在做体格检查时需要注意到患者心理问题的躯体化表现。

心理诊断是通过心理检查完成的，主要的方法是晤谈、心理测验、心理生物学检查和行为观察等。

在临床诊断中，对怀疑属于心身疾病的患者可对照以下四条逐一分析。

①对临床上高度怀疑心身疾病的患者，首先必须排除器质性疾病所产生的症状。

②除患者主诉症状外，应详细追问有无其他可以用植物神经功能紊乱来解释的系统症状，因为心身疾病常常出现多系统的功能性障碍，如睡眠障碍、心血管症状、消化系统症状、泌尿系统症状或慢性疼痛等，这些症状可先后或同时出现。也就是说，应详细追问是否存在无法用一元论来解释的多系统症状。

③必须询问症状发生前有无明显社会心理因素引起的长期无法摆脱的不愉快情绪、情感障碍，如医源性或非医源性诱发的疑病性焦虑或精神上长期处于高度紧张和压力中。

④患者具有抑郁或焦虑性障碍的某些表现，如情绪低落、兴趣减退、疲乏无力、食欲不振、活动减少、自信心下降、注意力难以集中、近事记忆力差、无法控制的焦虑情绪、疑病甚至因精神极度痛苦而产生的消极悲观的情绪。

（三）心身疾病的治疗

心身疾病原则上需要并用生理和心理两方面的治疗，或者两者结合进行综合治疗。一方面要采用有效的生物医学手段治疗躯体的病理过程，另一方面必须在心理和社会水平上加以干预或治疗。心身疾病的心理干预和治疗，主要应围绕两个目标：一是提高患者对应激的认知水平，增强患者的应对能力；二是调整由应激引起的生理反应，以减轻过于强烈的生理反应对身体器官的损害。可选择的治疗方法如下：

1. 改变环境

许多心身疾病的患者入院后即使不用药，病情也会出现好转。其原因可能有三个：第一是环境改变了，患者暂时摆脱了引起或加重其疾病的生活和工作应激源；第二是身体得到休息，能规律地进食和睡眠；第三是安慰剂效应，由"将会从医疗中获益"的期望引起。当然，我们不可能将所有的患者都收入住院治疗。"改变环境"作为一种社会心理治疗，有两层含义：一是指改变"客观环境"或"社会环境"，如换工作、换单位、住院治疗等；二是指改变"主观认知环境"，即改变患者对所处环境的认知方式。

2. 药物治疗

这里主要是指一些能改善患者情绪状态和思维功能的精神药物。例如，当患者负性情绪水平很高或已维持很长时间，认知能力很差时可以选用地西泮、阿普唑仑、氟西汀（百忧解）等某些改善情绪的药物来控制过度的心理生理反应。用药的结果会降低患者的负性情绪水平，这样由负性情绪引起的生理反应也会随之得到改善。另外，当患者的情绪通过药物作用变得较为平稳后，他们接受医生所给予的正确思维和应对方式、主动纠正自己原来的认知偏差的能力也会明显提高。但由于这些药物有一定的不良反应，所以建议这类药物最好在心理或精神专科医生的指导下使用。

3. 心理治疗

心理治疗的方法很多，如支持性心理治疗、精神分析治疗、认知治疗、行为治疗和集体心理治疗等，治疗的目的在于调整患者的认知、情绪、个性、应付方式等。这些治疗可以帮助患者提高用自我意识来调节身体内部器官活动的能力，使过度紧张并已达到异常水平的生理活动降低下来，从而减弱各类应激或心理问题引起的异常生理反应对体内组织器官的伤害。

四、常见的心身疾病

(一) 原发性高血压

原发性高血压是最早确认的、最常见的、世界上发病率很高的心身疾病。世界各国的现代化大城市中，成年人患病率为10%或更高。不同地区、不同生活方式、不同文化背景的发病率有所不同。我国多数北方地区较南方地区高，东部比西部高，城市比农村高。高血压的诱因有：

1. 人格特征

一般认为，容易激动、求全责备、刻板主观、具冲动性、过分谨慎、不善于表达情绪、压抑情绪但又难以控制情绪的人易患高血压病，并且提出这种人格特征可能与遗传因素有关。一些研究认为，具有这种人格特征的人遇到慢性应激刺激时，总压抑自己的情绪，但又难以控制情绪，这会导致长时期的心理不平衡，伴随着机体自主神经系统功能紊乱，促使高血压病发生。也有学者认为，原发性高血压病可以发生在各种个性特征的人身上，但经常焦虑和易于发生心理冲突的人更容易发生。

2. 生活事件与心理应激

与原发性高血压病有关的生活事件与心理应激有两大显著特征：一是职业性特征。从事注意力高度集中、精神紧张而体力活动较少以及对视听觉形成慢性刺激的职业者，容易发生高血压病。二是慢性应激性事件。有研究表明，失业、离婚、长期生活不稳定、环境中有高噪声者的高血压发病率高，应激情绪反应中的焦虑、愤怒、恐惧容易引起血压升高，而沮丧或者失望引起血压的变化较小。

3. 环境因素

早期研究表明，高血压病发病率与工业化、都市化所带来的经济和生活方式的变化有关，并随着工业化、都市化的进程加快而有明显上升的趋势。在西方社会经常可以看到，长期从事高应激工作的人通常会得高血压，而长期处于低应激环境的人不会随着年龄的增加而出现血压升高。比如，空中航行控制者在声音很高的控制室工作，他们患高血压的机率明显高于在同样工作环境中从事其他工作的控制组成员。

(二) 冠状动脉硬化性心脏病

冠状动脉硬化性心脏病，简称冠心病，是现代化社会中危害人类健康的常见的世界性疾病之一，也是死亡率最高的一种疾病。其诱因如下：

1. 人格特征

弗里德曼（Friedman）将人的行为特征分为A、B两型，并首先提出A型行为者容易发生冠心病。A型人格特征是时间紧迫感强和争强好胜。在本书第七章中，将会具体介绍A型行为量表的使用。

2. 生活应激事件

生活应激事件，如亲人死亡、与子女关系紧张、工作不顺心、事业受挫与失败以及环境变化等都被认为是冠心病最重要的病因之一。有统计报道显示，事业中有4次或更多次重大挫折者的冠心病发生率比未遭挫折者高4倍，强烈、持续的心理应激可伴有机体儿茶酚胺过量释放、心肌内钾离子减少、血压升高和局部心肌供血下降等，会使有冠心病素质或原先有心肌供血不足者发生冠心病。

3. 社会环境及生活方式

有研究结果证实，社会发达程度高、脑力劳动强度大、社会稳定性差等均为促使冠心病高发的原因。另外，吸烟、饮酒过量、高脂与高胆固醇饮食、缺乏运动、过食和肥胖等既是冠心病易感因素，也是冠心病病情发展和治疗困难的重要因素。

（三）癌症

癌症是一种严重危害人的身体健康及生命的疾病。癌症是美国近 1/4 的死者的死亡原因。癌症是指一组相关的疾病，包括乳腺癌、前列腺癌、结肠癌、肺癌和皮肤癌等。癌症的主要诱因有：

1. 个性特征

癌症与个性的关系在古代已有记载。中国医书《外科正宗》里就有：乳癌是由于"忧思郁结，精想在心，所愿不遂，肝脾进气，以致经络阻塞，结聚成结"。现代心理学的研究表明，C 型性格的个体更容易罹患癌症。C 型性格指那种情绪受压抑的抑郁性格，表现为害怕竞争，逆来顺受，有气往肚子里咽，爱生闷气。有研究表明，C 型性格的人的肿瘤发病率比一般人高 3 倍以上，并可以促进恶性黑色素瘤发生，癌细胞转移，使病变恶化。个性特征与癌症有"互动"关系：不良性格可致病，反之癌症等病况又会破坏人们的心绪，使性格进一步变坏。

2. 生活事件与心理应激

早期的大量研究结果表明，生活事件与心理应激和癌症的发生、病情转归之间有必然的联系，然而这些研究大都是回顾性研究，影响因素多，其结果的可靠性仍有待证实。

（四）消化性溃疡

消化性溃疡是一组病因多样的消化道粘膜的慢性溃疡疾病。心理过度紧张对胃与十二指肠溃疡的发病或加重病情有重要的意义。其诱因为：

1. 人格特征

过去的研究结果认为，溃疡患者具有保守、依赖、顺从、过度自我抑制及不能表达自己的敌对情绪等人格特征。消化性溃疡患者往往精神生活紧张，很少有完全放松的状态，心理冲突强烈。但近年来研究结果表明，具有任何人格特征者均可发生溃疡病，因而溃疡病很可能无特异性的人格特征。

2. 生活事件与心理应激

调查结果表明，溃疡患者经历了较多的生活事件，如家庭矛盾、经济压力、司法纠纷和失业等，溃疡患者中吸烟、饮酒者人数也远高于一般人群，说明溃疡患者承受较高水平的心理压力。

事实上，能导致心理应激的各种应激源均可能增加发生溃疡病的危险性。实验研究结果发现，人在愤怒时胃酸分泌增加，抑郁、失望、退缩时胃酸分泌减少；过去有高胃蛋白酶原血症者，心理应激时容易产生溃疡病，因而认为胃蛋白酶原水平高很可能是易感溃疡病的生理基础。

在心理社会因素与消化性溃疡关系中，十二指肠溃疡比胃溃疡表现得更为密切。主要因素有：首先是严重的精神创伤，特别是在毫无思想准备的情况下，遇到重大生活事件或社会环境改变，如失业、丧偶、失事、离异、自然灾害或战争等；然后是持久不良的情绪反应，如长期家庭矛盾、人际关系紧张、事业发展不顺利等因素导致的失落感等；最后是长期的紧张刺激，如不良的工作环境、缺乏休息等。

（五）支气管哮喘

支气管哮喘是由过敏源或其他非过敏因素引起的，呼吸道普遍性阻塞性肺部疾病。诱因有：

1. 人格特征

支气管哮喘患者往往有过度依赖性、敏感性、过度被动性，以及一些人有神经质的人格特点。支气管哮喘病程较长以及发病时患者体力支出过度等，会导致体质虚弱，影响正常的学业和社交活动，长此以往，患者容易产生抑郁或自卑心理，也可表现为敏感、多疑、冲动等行为特点。反过来，这些人格行为特点又会进一步阻碍他们的人际交往和社会活动，再形成心理社会刺激因素，诱发或加重病情。但至今一直未发现有特异性人格类型特征。

2. 生活事件与心理应激

支气管哮喘的病因和发病机制是由外源性的过敏源或感染和心理因素所致的。单纯的心理因素导致发生哮喘的情况是极少见的。一般认为，母子关系冲突、亲人死亡、弟妹出生、家庭不和、意外事件、心爱玩具被破坏、环境突然改变等都可以作为诱发或加重哮喘发作的心理社会因素。另有实验证明，心理应激可以引起支气管平滑肌收缩和气喘症状，气管阻力的增减也可由于暗示和条件反射性刺激而改变。例如，有些患者因对自然界花粉过敏而发生外因性支气管哮喘，当他们看到同样形色花粉的图片时，也可引起支气管哮喘发作。

（六）偏头痛

偏头痛是神经系统最常见的临床症状之一，偏头痛是一种起初由颈内动脉收缩，而后由反应性颈外动脉扩张而引起的一种血管神经性头痛。

偏头痛与遗传、内分泌、神经递质、环境、心理和社会等因素有关。情绪紧张、焦虑和抑郁、疲乏等心理因素，均可诱发偏头痛。环境因素也参与偏头痛的发作。偏头痛发作可由某些食物和药物所诱发。食物包括含酪胺酸的奶酪、含亚硝酸盐的肉类和腌制食品、含苯乙胺的巧克力、含谷氨酸钠的食品添加剂及葡萄酒等；药物包括口服避孕药和血管扩张剂，如硝酸甘油等。另外，家庭不和睦、长时间脑力劳动的疲劳、工作中角色行为冲突、事业上的不成功以及人际关系紧张等心理和社会因素，也是诱发偏头痛的重要因素。

（七）糖尿病

糖尿病的发病率在现代社会中呈持续增高的趋势。糖尿病是一组以高血糖为特征的代谢性疾病。高血糖则是由胰岛素分泌缺陷或其生物作用受损，或两者兼有引起的。糖尿病病人长期存在的高血糖，会导致各种组织，特别是眼、肾、心脏、血管和神经的慢性损害、功能障碍。一般认为，糖尿病是遗传因素和环境因素相互作用的结果，其中心理社会因素与糖尿病发病及病情变化关系密切。

（八）肥胖症

肥胖症是一组常见的、古老的代谢症群。当人体进食热量多于消耗热量时，多余热量以脂肪形式储存于体内，其量超过正常生理需要量，达到一定值时遂演变为肥胖症。因体脂增加使体重超过标准体重20%或体重指数大于24者称为肥胖症。引起肥胖症的部分原因是生理原因，另外还有生理与心理因素的交互作用。

（九）睡眠障碍

常见的睡眠障碍包括失眠症、昼夜节律障碍、噩梦、夜惊和梦游。所谓失眠症，是长期无法入睡，尽管它可以是其他障碍的一种症状，但对相当多的人来说，睡不着是单独出现的问题，它引起了严重的身体和心理应激。昼夜节律就是由生物钟控制的循环，当人们试图在昼夜节律不一致的时间睡觉时，昼夜节律障碍就会出现。

案例分析

徐先生的案例是典型的由心理应激所导致的心身疾病。在临床护理中要多从应激、情绪、人格特征、社会因素和社会支持等方面来分析徐先生躯体不适的原因。徐先生的胸口疼痛与下属的诬告、晋升受阻存在明显的关系，结合徐先生的个性较为敏感且对被人诬告一事不能释怀，在此之后情绪上表现为失落和委屈。个人升迁的受阻和内心的冲突，不知道该如何发泄，是引起徐先生躯体不适的心理因素。对躯体不适的过度关注又进一步加重了病情的恶性循环。

针对徐先生的情况，可选用药物合并心理治疗的方案。药物治疗要根据患者的症状相应选用药物，心理治疗从分析疼痛的可能来源、寻找疼痛缓解或加重的规律、面对应激事件可能存在的歪曲认知、帮助患者建立积极可行的应对策略和选取适当的宣泄方法、进行放松训练等多个方面入手，最终让患者逐渐了解和控制疾病，改变其对疼痛的错误观念，缓解其焦虑等情绪的不良影响，减少躯体不适的发生频率和程度，使患者对实际的躯体状况与健康状态作出更为恰当的评估。

本章总结

本章首先介绍了心理应激的相关概念、应激相关障碍的病因、临床表现和临床治疗方法，分析了护理工作常见的应激源、应激反应和应对策略，然后介绍了应激的应对方式，最后介绍了几种常见的心身疾病。

推荐资料 >>>

1. 推荐书籍：张理义、刘新民等的《应激障碍》

《应激障碍》是一本全面介绍心理应激的书籍。该书介绍与应激相关的基础理论知识，包括应激的简要概念、应激的心理反应、应激的生理反应、应激相关激素与神经递质，接着介绍了心理应激与健康的关系，心理应激与疾病的关系，应激相关障碍的临床表现、诊断及治疗，还介绍了应激的心理调适、应激反应的测评。

2. 推荐书籍：麦克尤恩、拉斯利的《我们所知的压力尽头》

这是一本教会读者一些速成技巧的心理学通俗读物，该书用最新的研究成果，从神经学的视角，让我们了解脑和免疫系统的交互作用。并告诉我们，在面对短期应激源的时候，应激反应会保护我们，但是在面临长期应激源的时候，这些反应则会伤害我们。

目标检测

一、单项选择题

1. 因语言、风俗、习惯、生活方式、宗教信仰等引起应激的刺激或情境是（　　）。
   A. 躯体性应激源　　　　　B. 心理性应激源　　　　　C. 社会性应激源
   D. 文化性应激源　　　　　E. 物理性应激源

2. 关于护士工作心理应激常见心理反应的描述错误的是（　　）。
   A. 焦虑、紧张　　　　　　B. 头晕眼花　　　　　　　C. 注意力分散
   D. 疲劳感　　　　　　　　E. 情绪过敏

3. 将客观事实加以曲解变化，以符合自己的内心需要的心理防御机制是（　　）。
   A. 歪曲　　　　　　　　　B. 否认　　　　　　　　　C. 压抑
   D. 合理化　　　　　　　　E. 反向

4. 某些疾病其发病、发展与防治都与心理社会因素密切相关，这一组疾病称为（　　）。
   A. 精神疾病　　　　　　　B. 躯体疾病　　　　　　　C. 社会疾病
   D. 流行疾病　　　　　　　E. 心身疾病

5. 下列不属于心身疾病的是（　　）。
   A. 支气管哮喘　　　　　　B. 高血压　　　　　　　　C. 颈椎病
   D. 冠心病　　　　　　　　E. 偏头痛

二、思考题

1. 简要陈述常见应激相关障碍的病因、临床表现和预防治疗方法。
2. 心身疾病的心理护理应该注意哪些问题？

（陈宛玉）

第六章 心理异常

1. 了解心理异常的原因及分类
2. 掌握心理异常的区分与判断原则、标准
3. 辨别各种心理障碍的常见症状
4. 熟悉常见心理障碍的临床表现及诊断

案例思考

　　小李，女，22岁，是一名实习护士。她非常爱干净，对自己要求也比较严格。在做晨间护理时，她闻到患者身上的气味很重，就总觉得自己身上也很脏，手也脏。从那时开始，她就开始拼命洗手，而且越洗越频繁，只要一有时间就不断洗手，洗一次手大约半小时。如果催促她的话，时间可略微缩短。这样的行为一直持续了4个月。她洗手时，需要先用水冲，再擦肥皂，一直要擦洗到肘关节处。她自己也觉得这样没有必要，是不合理的，可就是控制不住，内心非常痛苦。

　　思考：
1. 你如何诊断小李的状况？
2. 她该进行怎样的治疗？

第一节　心理异常概述

一、心理异常的定义

　　从目前国内的心理学理论来看，人的心理状况普遍采用二分法进行分类，具体分类见下图。人的心理状况可分为心理正常与心理异常两种。心理正常又包括心理健康与心理不健康。对我们来说，心理不健康主要是指人们在生活和工作中遇到一些心理问题，因此人们在这一段时间内可能会处于心理不健康的状态。心理问题按其严重程度可分为一般心理问题、严重心理问题和神经症性心理问题。一般心理问题是指在近期发生的、内容尚未深化、反应强度不太强烈的情绪问题。例如，钱包被盗，损失了几百元钱等。严重心理问题是指由相对强烈的现实刺激激发、初始情绪反应强烈（靠自然发展和非专业干预难以解脱）、持续时间长久（两个月以上，半年以下）、内容充分泛化的心理不健康状态，有时

伴有某一方面的人格缺陷。相对强烈的现实刺激是指对个人具有重大意义的事件，例如，罹患重病、失业、家庭变故、失去亲人等。人们在遇到上述事件时很有可能发展为严重心理问题。神经症性心理问题可以总结为：可疑神经症，接近神经衰弱或神经症的早期阶段，有严重心理问题但没有严重人格缺陷。

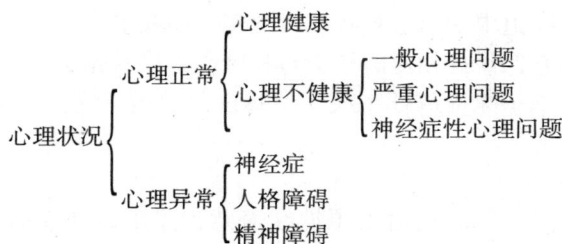

图6-1 心理状况分类图

心理异常一词是对许多不同种类的心理和行为失常的统称。台湾心理学家张春兴将心理异常界定为"泛指由于心理的、社会的、生理的或药物的原因所造成的无法有效适应生活的失常现象"。

一般认为，心理异常是相对于心理健康而言的。虽然心理异常与心理健康之间并没有绝对的分界线，但通常认为，凡是人的心理活动和行为不能与客观环境保持一致而使人难以理解，各种心理活动和行为之间不能保持协调、统一与完整而失去良好的社会功能，在长期生活经历过程中形成的独特人格不能保持相对的稳定性而使人难以捉摸，则被视为心理异常。

人们在日常生活中常用精神病、变态行为、情绪障碍这样的词来对心理异常加以描述和区分，甚至使用"神经崩溃"这样的非专业词汇来描述那种突然发生而损伤工作能力的心理障碍。尤其值得一提的是，人们常常用"神经病"这个词来指代精神病、神经症，这种混淆是十分有害的。因此，对心理异常的界定，不仅有助于加深对心理异常的认识，为诊断、治疗和临床研究提供参照依据，而且有助于消除人们对心理异常模糊或错误的认识，普及心理卫生知识。

二、心理异常原因的各流派观点

是什么原因导致人心理异常的产生？心理异常形成的机理是怎样的？不同的学者从不同的研究角度和实践经验出发，提出了不同的理论学说。其中，在世界上最具影响力的有：精神分析理论、行为主义理论、人本主义理论和认知主义理论。在这里，我们把中医的阴阳学说列为理论流派之一。这一点常常为我们所忽略。实际上，中医中关于心理异常机理的理论博大精深，而且具有十分重要的研究价值。

（一）精神分析理论关于心理异常的观点

弗洛伊德在临床实践中发现，精神创伤是引起精神疾病的主要原因。

1. 潜意识决定论

弗洛伊德认为潜意识不仅是人的正常活动的内驱力，而且也是人的一切心理问题、心理疾病产生的深层原因。正是患者意识不到的、潜在的心理动力影响着他的外部行为，所以强迫症、恐惧症等神经症患者表面上荒谬不可理解的行为，实际上都有其"隐意"，只是患者自己察觉不到而已。

2. 人格内在冲突论

弗洛伊德认为人格是由本我、自我、超我三个部分构成的。由于人格中的三个部分代表三种不同的力量，本我追求快乐、自我面对现实、超我追求完美，所以冲突是不可避免的。如果人能够经常使它们保持相对的平衡与和谐，人格就是健康的；如果不能使三者保持相对的平衡与和谐，如一味地放任本我，超我过分严厉或完美，都可能导致适应困难，甚至心理失常。

3. 幼年情结决定论

弗洛伊德认为，心理不健康是由被压抑在潜意识中的幼年精神创伤、痛苦体验造成的。幼儿也有某些非理性的生物冲动、本能欲望。这种非理性的念头、行为不为大人所允许，于是就把这种欲望压抑到潜意识中去形成情结。他强调心理因素在个体和环境的相互关系中的作用，认为心理因素是导致人躯体失调和心理疾病的原因。

精神分析学派在解释人的心理健康和疾病机制上拿不出有力的科学证据，仅仅依靠逻辑推断，缺乏科学的实验数据，因而，精神分析理论的思辨和经验观点常成为科学实验者攻击的对象。

（二）行为主义关于心理异常的观点

行为主义观点认为心理异常主要是由以下原因产生的：

第一，心理异常的产生是条件刺激取代无条件刺激的结果。原本为中性的无关刺激如果总是与特定的无条件刺激同时发生，使人受到一定的刺激，那么这中性的无关刺激就可能在人的意识中持续产生强烈的反应。这种反应可能被带到其他类似的情境中去，从而可能导致异常心理和行为的产生。

第二，控制不当和惩罚过度引发行为失调。个体对于企图控制自己行为的力量可能以暴力的形式反击，或者以极度消极的方式来逃避这种使自己不愉快的限制和惩罚。当一个人接受控制或惩罚时会遇到各式各样的刺激，这些刺激会引起个体恐惧、焦虑、抑郁、愤怒之类的情绪，在控制不当、惩罚过度时尤其如此。通过条件反射，个体如果在日常生活中、在相似的情境中遇到类似的刺激，就会引发相同的情绪反应，长期使用不当控制或过度惩罚就会导致异常心理及行为的产生。

第三，负强化或不良强化的作用。当一些能使个体充分满足并产生愉快情绪的行为得不到充分的正强化或因种种缘由无意或有意地使一些不良行为得到了充分的强化，那么个体在这种强化结果的刺激下，会在情绪、行为上表现出各种异常。

总之，行为主义关于心理不健康的机理认为，行为是通过后天学习而获得的，是通过各种强化过程固定下来的，不健康的心理行为是在不良的环境条件影响下的某种不适当的学习的结果。

（三）人本主义关于心理异常的观点

人本主义观点认为，个体的自我概念与经验之间的不协调是心理失调产生的原因。当一个人的自我概念和经验相冲突时，自我内部就发生了分裂，这时个体就会感到紧张、不舒服。为了阻止这些使自己感到威胁的经验形成意识，个体就要建立防御机制来维持自身造成的假象，这时个体就越来越不能与环境适应，并出现烦恼、焦虑和各种异常行为。

人本主义的代表人物罗杰斯认为，一个人出生后就具有许多发展的潜能，只要环境适宜，这些潜能就会发挥出来；反之，这些自我实现的趋势、潜能得不到发展或向歪曲的方面发展，就会产生心理障碍、人格异常等。心理失去平衡的人，往往是由于自我实现和自我完善的趋势受到冲击和压制，自我发展受到阻碍，从而产生一种心理上的危机感。

（四）认知理论关于心理异常的观点

认知理论认为，心理不健康的关键在于人的非理性观念，非理性观念是指会导致情绪和行为问题的不合理认知。不合理的认知往往是个体产生抑郁、自卑、焦虑、恐惧和痛苦等不良情绪的原因，甚至会导致神经症。

（五）中医阴阳平衡理论关于心理异常的观点

中医阴阳平衡理论强调天人合一，天人相应，从阴阳平衡、生克关系去解释精神疾患产生的机理。在阴阳学说中，阴与阳两种力量是相辅相成的，所形成的平衡状况就是健康，阴偏或阳偏就会生病。

三、心理异常的原因

根据上述心理异常机理五大理论流派的介绍，我们可以看出，影响心理健康的因素是十分复杂的。但是，对任何复杂问题的认识都是有规律可循的。如果加以概括，我们可以认为，引发心理异常的一般因素主要包括生物因素、环境因素和主观因素三大方面。

（一）生物因素

生物因素包括人体素质、内分泌腺体活动、生理病变等，包括母体怀孕期间的情绪、药物、营养等因素，分娩过程中出现的早产、难产窒息等异常情况。

对心理异常影响最大的生物因素是一个人的高级神经系统。巴甫洛夫认为，人的高级神经活动过程具有强度、平衡性和灵活性三个基本特征。强度是指神经系统所承担的工作能力，强的神经系统能承受较繁重的、较长时间的负荷；而弱的神经系统却不能，在同样的负荷下，易发生心理障碍。平衡是指神经活动过程的兴奋与抑制的力量对比，若双方力量相当，是平衡的；若一方占优势，则是不平衡的，不平衡的易发生过度兴奋或抑制方面的障碍。灵活性是指兴奋与抑制的变换速度，变换快为灵活的，反之则为不灵活的，不灵活的易发生刻板、固执等心理障碍。

对心理异常影响较大的另一个生物因素是内分泌系统。青春期是内分泌腺体活动加剧、激素分泌旺盛的阶段，某一种腺体活动失调会影响人的心理活动。青春期的性发育也是影响人的心理健康的一个不可忽视的因素。性发育给青少年带来最初的性心理和性心理的冲击。例如，女子的月经和男子的遗精，往往使一些缺乏性知识的青少年产生羞耻感、罪恶感、焦虑、烦恼甚至恐慌，如果不正确处理则会造成将来的性心理障碍。

近年来的西方研究发现，母亲怀孕时的情绪、分娩状况也会对小孩后天的心理异常产生影响。母亲怀孕期间情绪长期高度扰乱，会导致自主活动水平高的胎儿，出生后适应环境比其他儿童困难，他们一般多动、贪吃、哭闹和不安，并且这种影响是长期的。另有研究表明，早产儿和分娩时缺氧的婴儿，更可能有情绪和智能上的问题，我国中医对此也早有论述。此外，身体疾病和营养状况也会产生不同的影响。例如，身体不适会引起焦虑，某些疾病会导致神经系统紊乱，产生心理障碍；大量食用高碳水化合物、高糖分食物，易引起疲劳、抑郁等；如果每天饮用较多的咖啡，则易神经过敏、失眠、易激惹和心悸等。

（二）环境因素

环境因素对人的心理也起着重要作用。环境因素包括家庭教育、学校教育和社会因素等方面。

1. 家庭教育

对人的心理影响最大的环境因素是家庭，其中父母对待子女的态度最为关键。埃利克森指出，如果个体没有得到父母的悉心关怀，而遭受忽视、抛弃、敌视，他们长大后则不会信任他人，不信任周围环境，尤其不信任自己的能力，会感受到持续不断的焦虑并产生神经官能症的精神防御症状，他们将用这种方式去应付他们所看到的世界。弗洛姆也指出，如果个体被父母多年错误对待，他们将变得虚弱，长大后将变得焦虑和脾气变化无常，其结果就是形成神经官能症的性格结构。另外，家庭正常结构的破坏，如父母不和或离异、亲人死亡等，往往使一个人失去良好的家庭教育和家庭温暖，备受精神磨难，从而造成心理创伤，形成心理异常。事实上，在目前家庭教育中，父母对子女的过分保护和溺爱对个体的心理也有相当大的影响。很多独生子女性格任性，缺乏独立性和自我保护能力、自我意识和情绪控制能力偏低、心理承受能力较弱，适应环境能力较差，甚至有些孩子缺乏与人相处和沟通的能力和勇气。另一部分放任型家庭往往无暇顾及孩子的成长，把教育的任务完全委托给学校和老师，从而让孩子养成了我行我素、自以为是的心理。因此，良好的家庭教育对人的心理健康是非常重要的。

2. 学校教育

对人的心理影响较大的另一个环境因素是学校。教师对学生的态度和教育方式对学生的心理健康的影响是相当深刻的。学校教育中最突出的问题是应试教育。片面追求升学率，增加学生负担，加剧竞争气氛，造成学生的紧张、压抑乃至厌学和对抗情绪，从而影响了他们的心理健康。我国心理学工作者调查发现，在每天花费3个小时完成学校规定的家庭作业的学生中，有心理健康问题的所占的百分比为17.68%，明显高于一般学生的5.96%；在家长还要布置额外作业的学生中，有心理健康问题的高达38.67%。其次，一些不正确的教育措施也严重影响学生的身心健康，如违规行为均以罚款为解决手段，扭曲了学生的心灵。另外，教师的教育方法对学生的影响也十分明显，有的教师不了解学生心理，采取简单化、一般化的，甚至是惩罚性的教育方法来处理问题，让他们感到极大的委屈、沮丧和愤恨，由此导致学生心理失调、精神异常，甚至自杀的情况，也时有所闻。

3. 社会因素

社会的变化、生活节奏、社会风气等也是影响人的心理健康的不可忽视的因素。随着社会竞争意识增强，生活节奏加快，人们的心理压力也逐渐加大。当人们的社会文化环境发生了变化，而人所形成的一定的人格及其内在的心理品质与行为方式却不能做出相应的适应性改变，或者社会文化环境发生的变化过于迅速、频繁或过于强烈，超出了人所能适应的范围。这时，就不可避免地出现社会文化关系失调或适应困难的情况，并可能导致心理异常，严重时可形成精神疾病。

人如果得到社会的支持和同情，遇到的挫折就小，个人心理状态就可能正常。当环境不顺利或不稳定时，就会发生心理异常反应，重大的社会变动、都市化、社会阶级和阶层的差别都会造成心理问题。

根据统计，发达国家的心理障碍发生率比第三世界高，先进地区比落后地区高，城市比农村高。美国未来学家威廉斯曾说，今后30年的变化在规模上可能等于过去2~3个世纪的变化，一部分人会感到难以适应未来世界的变化而产生心理危机和心理不适应。现代社会人的心理问题突显出来，正是当代社会急剧变化所带来的后果。

一些重大的突发生活事件是个体心理障碍产生的直接诱因。这些重大事件包括升学、转学、考试、职业选择、工作调动、迁徙、恋爱以及亲人的生离死别等。它们都要求人消耗相当的精力去适应由此引起的生活环境的变化和某种情感上的冲击，无论他们是成功的还是受挫的，作为一种刺激都可能诱发心理障碍，影响人的心理健康。

（三）主观因素

1. 态度和行为方式

态度和行为方式主要是指人生态度和行为习惯。心理学研究表明，悲观主义者和完美主义者容易产生心理问题。悲观主义者缺少积极向上的生活态度、缺少远大理想的支撑，没有青春活力，消极地对待一切，很容易进入抑郁状态，严重者甚至产生空虚和厌世情绪。完美主义者往往过分苛求自己，同时苛求别人，当现实难以达到或不符合自己的主观愿望时，就会处于内疚、自责、自罪、畏缩和退避的抑郁状态，严重的甚至产生罪恶感和厌世心理。

2. 人格（个性）特征

心理学上的人格即个性，它表现为个别差异，是个体在与环境相互作用过程中所表现出来的一个人的独特的行为模式。一个人在其成长发展过程中，如果受到家庭、学校、社会不良因素的影响，则可能出现人格发展缺陷（某方面过分发展，某方面发展不够等），严重的可能出现病态人格。许多心理异常表现本身，如偏执、冷漠、自私、缺乏同情心、缺乏自控力、缺少责任心以及反社会行为等，都是人格异常的表现。心理学的研究表明，人格（个性）结构存在严重缺陷的人，社会适应能力低，心理健康水平低；在遭遇外部刺激时，常常会产生严重应激并产生心理问题。

3. 当时心理状态

当遭遇外部刺激时，每个人在心理上都会产生一定的反应，也就是这里所说的"当时心理状态"。如果是适应性的反应，仍然是正常的心理状态，不会发展为心理问题或心理异常。如果是严重应激，如冲动、恐惧、严重焦虑和抑郁等，"当时心理状态"不良，则会进一步产生严重的心理问题，甚至是心理疾病。

4. 意志品质

人的意志品质主要有：自觉性、坚持性、自制性和果断性。这几种品质在心理健康的人身上表现出以下具体的特征：

（1）独立自主

心理健康的人做事有目标、有计划，能够主动支配自己的行动，而且从不过分依赖他人和盲从他人，也不屈从于环境的压力。

（2）较强的挫折耐受力

心理健康的人在实现目标的过程中会坚持不懈地克服困难，同时也能在失败时适时地改变或放弃原先的决定重新做出调整。他们能正确面对挫折情境，不断加强自己的耐受能力。

（3）良好的自制力

心理健康的人善于控制自己的行为，对自己的行为后果负责，能较好地抑制激动、愤怒和暴怒等激情的爆发，既不任性也不怯懦。

（4）果断

心理健康的人善于迅速地明辨是非，坚决地采取决定和执行决定，而不是优柔寡断。相反，心理不健康的人做出决定时犹豫不决、三心二意。做出决定后又畏缩不前，左顾右盼，迟迟不付诸行动，甚至行动开始后还犹犹豫豫。

因此，意志品质也是一个人心理健康的重要基石，意志薄弱的人更容易受到心理困扰。

第二节　心理异常的区分与判断

一、区分与判断心理异常的原则

郭念锋认为：为了区分心理的正常和异常，就应该从心理学角度切入，以心理学对人类心理活动的一般性定义为依据，才能使该问题明确化。根据心理学对心理活动的定义，即"心理是客观现实的反应，是脑的机能"，我们有理由提出以下三条原则：

（一）主观世界和客观世界的统一性原则

因为心理是客观现实的反映，所以任何正常心理活动或行为，在形式和内容上都必须与客观环境保持一致。如果一个人坚信他看到或听到了什么，而客观世界中，当时并不存在引起他这种感觉的刺激物，我们也可以认定他的精神活动不正常了，他产生了幻觉。例如，一位正在上课的学生，突然站起来跳舞。大家问她："你怎么突然跳舞呢？"她回答道："广播响起来了，让同学们都大胆跳起来，你看，阳台上还有很多跳舞的同学呢！"其实，广播并没有响起，阳台上也空无一人。如果一个人的思维内容脱离现实，或思维逻辑背离客观事物的规定性，并且坚信不疑，我们就可以认定他的精神活动不正常了，他产生了幻觉。这些都是我们观察和评价人的精神和行为的关键，我们又称其为统一性，或者同一性标准。人的精神或行为只要与外界环境失去统一性，必然不能被人理解。在精神科临床上，常把有无自知力作为判断精神障碍的指标，其实这一指标已经涵盖在上述的标准之中。所谓无自知力或自知力不完整，是指患者对自身状态的错误反映，或者说是自我认知与自我现实统一性的丧失。在精神科临床上，还把有无现实检验能力作为鉴别心理正常与异常的指标，其实这一点也包含在上述标准之中。因为，若要以客观现实来检验自己的感知和观念，必须以认知与客观现实的一致性为前提。

（二）心理活动的内在协调性原则

人类的心理活动虽然可以被人为地分为知、情、意等部分，但实际上却是一个完整、

126

协调的统一体，心理活动各方面具有互相配合、协调一致、相互制约和相互关联的平衡关系。这种协调一致性，保证了个体在反映客观世界过程中的高度准确性和有效性是心理功能正常发挥作用的支柱和依据。如果各心理活动之间失去了这种相互配合和相互制约的协调一致性，就会导致心理功能的下降，导致人际交往和其他社会功能的损害或丧失，从而就可以被称为是心理异常或心理障碍。比如，一个人遇到一件令人愉快的事，会产生愉快的情绪，手舞足蹈、欢快地向别人述说自己内心体验，这样我们就可以说他有正常的精神和行为，如果不是这样，而是用低沉的语调向别人讲述一件令人愉快的事，或者对痛苦的事做出快乐的反应，我们就可以说他的心理过程失去了协调一致性，称为异常状态。

（三）人格的相对稳定性原则

人格是个体在生活实践中，长期与自身所处的社会环境相互作用的结果，是个体总的心理外貌。每个人都会形成自己独特的人格心理特征，人格一旦形成，便相对稳定。这种稳定性正好表明个体的正常反应功能和良好的适应功能。在没有重大外界变革的情况下，这种稳定性一般是不容易发生改变的。如果在没有明显外部原因的情况下，稳定性出现问题，个体没有办法按照常规去适应环境，而环境（主要是社会环境）也就没有办法再容纳该个体。此时，我们就有理由怀疑该个体的心理活动出现了异常。这就是说，我们可以把人格的相对稳定性作为区分心理活动是否正常的又一个标准。比如，一个用钱很节约的人，突然挥金如土；或有一个待人接物很热情的人，突然变得很冷漠。如果我们在他的生活环境中找不到足以促进他发生改变的原因，那么，我们就可以说，他的精神活动已经偏离了正常轨道。

二、区分与判断心理异常的标准

我们承认心理有正常和异常之分，因为在许多情况下，两者有着实质性的差异，不能不加以区分。因此在正常和异常之间必然存在一种界限。但是，心理正常并没有一个固定不变的、到处适用的绝对标准，心理正常和心理异常的界限有时随时代的变迁与社会文化的差异而变动。因此，正常和异常的界限又是不能绝对确定的。判断一个人心理是否变态，只有把他的心理状态和行为表现放到当时的客观环境、社会文化背景中加以考虑，通过和社会认可的行为模式比较，以及和其本人一贯的心理状态和人格特征加以比较，才能判断此人有无心理变态，以及心理状态的程度如何。如果一个人能够按社会认为适宜方式行动，其心理状态和行为模式能为常人所理解，即使他有时出现轻度情绪焦虑或抑郁现象，也不能认为他的心理已超出正常范围。换言之，心理正常是一个常态范围，在这个范围内还允许不同程度的差异存在。

既然我们认为两者之间存在着相对界限，那么区分心理正常或异常就是可能的了。通常按以下几条标准进行判断：

（一）内省经验标准

这里的内省经验指两个方面：其一是指患者的主观体验，即患者自己觉得有焦虑、抑郁或没有明显原因的不舒适感，或自己不能适当地控制自己的行为，因而寻求他人的支持和帮助。但是，在某些情况下，没有这种不舒适感反而可能表示有心理异常，如亲人丧亡或因学业不及格而退学时，如果没有一点悲伤或忧郁的情绪反应，也需考虑其有心理变态。其二是从观察者而言的，即观察者根据自己的经验做出心理正常还是异常的判断。当然，这种判断具有很大的主观性，其标准因人而异，即不同的观察者有各自评定行为的常规模式。但由于接受过专业教育以及通过临床实践的经验积累，观察者们也形成了大致相近的评判标准，故对大多数心理变态患者仍可取得一致的看法，但对少数患者的看法则可能有分歧，甚至截然相反。

（二）统计学标准

在普通人群中，对人们的心理特征进行测量的结果常常显示正态分布，居中的大多数人属于心理正常，而远离中间的两端被视为异常。因此，判断一个人的心理正常或异常，就以其心理特征偏离平均值的程度来决定。虽然心理异常是相对的，但它是一个连续的变量，偏离平均值的程度越大，则越不正常。所谓正常与异常的界限是人为划定的，以统计数据为基础。这与许多心理测验方法的判定是相同的。

统计学标准提供了心理特征的数量资料，比较客观，也便于比较，操作也简便易行，因此受到很多人欢迎。但这种标准也存在一些明显的缺陷，例如，智力超常或有非凡创造力的人在人群中是极少数，但很可能被人认为是病态。再者，有些心理特征和行为也不一定呈常态分布，而且心理测量的内容同样受社会文化制约。所以，统计学标准也不是普遍适用的。

（三）医学标准

这种标准是将心理变态当作躯体疾病一样看待。如果一个人身上表现的某种心理现象或行为可以找到病理解剖或病理生理变化的依据，则认为此人有精神疾病。其心理表现则被视为疾病的症状，其产生原因则归结为脑功能失调，这一标准为临床医师们所广泛采用。他们深信心理障碍患者的脑部应有病理过程存在。有些目前未能发现明显病理改变的心理障碍，可能将来会发现更精细的分子水平上的变化，这种病理变化的存在才是划分心理正常与异常的可靠根据。医学标准使心理障碍纳入了医学范畴，对变态心理学研究作出了重大贡献。这种标准比较客观，十分重视物理、化学检查和心理生理测定，许多医学的概念现在仍为变态心理学所采用。但是，医学标准也并不完全令人满意。虽然对麻痹性痴呆、癫痫性精神障碍和药物中毒性心理障碍使用医学标准非常有效，但对于神经症和人格障碍则无能为力。心理障碍的原因通常不是单一的，它是多种原因共同作用的结果。除了生物学的原因外，还有心理和社会文化的原因。因此，划分心理正常与异常还需要其他标准。

（四）社会适应标准

这是一个适应性标准，即观察个体是否能够适应自己所生存的社会环境和自然环境。每个个体都生活在特定的自然条件、社会环境和心理氛围中。每个人的所作所为，都是依照自己生存、生活的社会对自己的规范和要求来行事的。个体的行为举止乃至言语思维等心理活动，都是适应各种道德规范、社会准则、法律法规等的要求和约束的结果。而所有的社会都对正常与异常、健康与疾病有一套内容广泛的社会规范，它是由人们所共同拥有的文化信念所决定的。在不同的文化背景中，这些社会规范并不统一，即使在同一文化背景中，在不同的场合，对不同的人群也不尽一致。因此，对同一行为表现，不同的文化可能做出完全相反的判断。也就是说，我们一般是用各种社会道德规范、社会准则、法律法规等作为判断个体心理活动正常与否的参照标准的。凡是能适应这些社会道德标准、规范、法律等社会潜规则的心理现象，就被认为是正常的，不能适应就被认为是异常的。

从上述这几个标准中不难发现，区分个体心理活动是否正常的所有界限都是相对的。如果心理症状表现得非常明显，哪个标准都适用；如果心理症状表现得较轻微，任何一个标准都难以独立承担重任。只有把个体及其心理现象或行为与他所处的客观环境和文化背景中被社会所认可的行为常规比较，并和他一贯的行为方式和人格特征加以比较，并进行综合的分析，才能判断其有无异常或病态的心理症状。在判断个体是否出现了心理症状时，同样也要遵循上述标准和原则，不能孤零零地仅去观察某一个或某几个症状，而一定要从整体上把握出现心理症状的人，并把他放在他所生活的大环境中进行前后、左右、上下、内外等全方位的比较和对照，再判断其是否存在心理异常，这样才能得出比较科学的结论。

第三节 心理障碍的常见症状

一、认知障碍

（一）感觉障碍

1. 感觉过敏

这是对外界一般强度的刺激感受性增高。例如，感到阳光特别耀眼，感到风吹的声音震耳等。

2. 感觉减退

这是对外界一般强度的刺激感受性减低。例如，对强烈的疼痛或难以忍受的气味，都只有轻微的感觉。

3. 感觉倒错

这是对外界刺激可产生与正常人不同性质的或相反的异常感觉。例如，对凉的刺激产生了热感。

4. 内感性不适（体感异常）

躯体内部产生各种不舒适的或难以忍受的感觉，都是异样的感觉，且难以表达。特点是不能明确指出体内不适的部位。

（二）知觉障碍

1. 错觉

这是歪曲的知觉，也就是把实际存在的事物歪曲地感知为与实际完全不相符合的事物。例如，把挂在衣架上的大衣看成躲在门后的人。按感官不同分为错听、错视、错嗅、错味、错触及内感受性的错觉。

2. 幻觉

这是一种虚幻的感觉，是在客观现实中并不存在某种事物的情况下，患者却感知到它的存在。例如，无人在场时，患者听到有人责骂他的声音，或看到某人在窗外。幻觉可分为以下几种。

①听幻觉：临床中最常见的一种。幻听内容是多种多样的，可听到各种不同种类或不同性质的声音。例如，听到一些人在议论或评论患者的缺点和问题，谈话内容中斥责、讽刺、嘲笑，甚至威胁、辱骂或命令性质的较多见，因而常常引起患者极度烦恼、愤怒和不安。

②视幻觉：较常见。内容多样，形象可清晰、鲜明和具体，也可模糊。形象有时比实物大（视物显大性幻视），有时又比实物小（视物显小性幻视）。

③嗅幻觉：多见的是一些使患者不愉快的、难闻的气味，强度不一。

④味幻觉：患者尝到食物中有某种特殊的或奇怪的味道。

⑤触幻觉：临床常见的是麻木感、刀刺感、通电感和虫爬感等。

⑥内脏性幻觉：可产生于某一固定的器官或躯体内部。患者清楚地描述自己的某一内脏在扭转、断裂、穿孔或有昆虫在游走。

⑦运动性幻觉：是关于本体感受器运动和位置的幻觉。例如，患者躺在床上感到被抬着走的颠簸感觉。患者沉默不语时感到自己的唇、舌在运动、在讲话时的感觉（言语运动性幻觉）。

⑧思维鸣响或思维化声、思维回响：当患者想到什么就听到说话声讲出他所想的东西，也就是说，幻听的内容就是患者当时所想的事。

⑨机能性幻听：幻觉和现实刺激同时出现，共同存在而又共同消失，但二者并不融合在一起。

⑩反射性幻觉：当某一感官受到现实的刺激，产生某种感觉体验时，另一感官即出现幻觉。

⑪入睡前幻觉：出现于入睡前，患者闭上眼睛就能看见幻觉形象。

另外，就幻觉的外部形象来看，可分为成形和不成形两种。而就幻觉的性质来看，又可以分为真性和假性两种。真性幻觉是指幻觉形象鲜明，如同外界客观事物一样，存在于客观空间，是通过感觉器官获得的。假性幻觉是指患者感受到的幻觉形象一般来说轮廓不够清晰、不够鲜明和生动，它并不具有真性幻觉那种客观现实性。这些幻觉形象并不位于客观空间，而只是存在于患者的主观空间之内。所有这些幻觉并不通过患者的感官获得。

3. 感知综合障碍

患者在感知某一事物时，作为一个客观存在的整体来说，是正确的，但是对这一事物（包括个人躯体本身）的某些个别属性，如形象、大小、颜色、位置和距离等，却产生与该事物的实际情况不相符合的感知。主要症状有：

①视物变形症：患者感到某个外界事物的形象、大小、颜色以及体积等出现改变，如视物显大症、视物显小症等。

②空间的感知障碍：患者感到周围事物的距离发生了改变，如事物变得接近了或离远了。

③周围环境改变的感知综合障碍：患者感到周围的一切似乎都是不活动的，甚至是僵死的，或者相反，感到周围一切都在急遽地、猛烈地变化着。患者还可觉得周围事物变得似乎是不鲜明的、模糊不清的，缺乏真实感（非真实感）。

二、思维障碍

（一）思维形式障碍

1. 思维奔逸

这是一种兴奋性的思维联想障碍，主要是指思维活动量的增多和转变快速。患者联想过程异常迅速，新的概念不断涌现，内容十分丰富。思维有一定的目的性，但常常被环境中的变化所吸引而转移其话题，不能贯彻始终（随境转移），或按某些词汇的表面毗连（同音押韵）或某些句子在意义上的相近（意联）而转换主题，给人以缺乏深思熟虑或信口开河之感。

2. 思维迟缓

这是一种抑制性的思维联想障碍，与思想奔逸相反，以思维活动明显缓慢、联想困难、思考问题吃力和反应迟钝为主要特点。因此患者言语简短、语量减少、速度缓慢、语音低沉。

3. 思维贫乏

其主要特点是思想内容空虚，概念和词汇贫乏。

4. 病理性赘述

这是以思维过程的主题转换中带有粘滞性，停留在某些枝节问题上而抓不住主要环节，为其主要特点。患者表现为讲话啰唆，半天讲不到主题上。

5. 思维松弛或思维散漫

联想松弛、内容散漫，对问题的叙述不够中肯，也不切题，缺乏一定的逻辑关系，以至使人感到交谈困难，对其言语的主题也不易理解，严重时可发展为破裂性思维。

6. 思维破裂

患者在意识清楚的情况下，思维联想过程破裂，缺乏内在意义上的连贯性和应有的逻辑性。

7. 思维不连贯

表面上与破裂性思维十分相似，但产生背景不同，它是在意识障碍情况下产生的，患者的言语较上者更为杂乱，语句不连贯，毫无主题可言。

8. 思维中断

患者无意识障碍，又无明显的外界干扰等原因，思维过程在短暂时间内突然中断，或言语突然停顿。这种思维中断并不受患者意愿的支配，可伴有明显的不自主感。

9. 思维云集（强制性思维）

这是指思维不受患者意愿的支配，强制性地大量涌现在脑内。它往往突然出现，又迅速消失。

10. 象征性思维

患者以一些很普通的概念、词句或动作来表示某些特殊的，除患者自己以外的旁人无法理解的意义。

11. 语词新作

患者创造一些文字、图形或符号，并赋予其特殊的意义。有时把几个无关的概念或几个不完全的词拼凑成新的词，以代表某种新的含义。

12. 逻辑倒错性思维

这是以思维联想过程中逻辑的明显障碍为主要特征，其特点是推理过程十分荒谬，既无前提，又缺乏逻辑根据。更突出的是，推理离奇古怪，不可理解，甚至因果倒置。

13. 诡辩性思维

缺乏现实意义和确切的根据，所议论的课题常是一些想入非非的事情，并拒不接受别人的批评和意见，给人一种牵强附会的感觉。

14. 持续言语

这是与病理性赘述症状比较近似的一种思维，但持续言语时思维的特点不是粘滞，而是在某一概念上停滞不前。患者单调地重复某一概念，或对于某些不同的问题，总是用第一次回答的话来回答。

15. 重复言语

这是指患者常重复他所说的一句话的最后几个字或词，此时患者意识到这样是不必要的。

16. 刻板言语

患者机械而刻板地重复某一无意义的词或句子。

17. 模仿言语

患者模仿周围人的话，周围人说什么，患者就重复说什么。

（二）思维内容障碍

妄想是思维内容障碍中最常见、最重要的症状，是一种在病理基础上产生的歪曲的信念、病态的推理和判断。它既不符合客观现实，也不符合患者所受的教育水平，但患者对此深信不疑，无法说服，也不能以亲身体验和经历加以纠正。妄想有以下几类：

1. 关系妄想（牵连观念）

患者把周围环境中一些实际上与他无关的现象，都认为与他本人有关。把别人所说的话、报纸上的文章、不相识的人的举动，都认为对他有一定的关系。常与被害妄想交织在一起。

2. 特殊意义妄想

可在上述关系妄想的基础上产生，患者认为周围人的言行、平凡的举动，不仅与他有关，且有特殊的意义。

3. 被害妄想

这是最常见的妄想之一。患者无中生有地坚信周围某些人或某些集团对他进行不利的活动，如进行打击、陷害、谋害和破坏。

4. 影响妄想（物理影响妄想）

患者认为自己的精神活动（思维、情感、意志和行为等）均受外力的干扰、控制、支配和操纵，或认为有外力刺激自己的躯体，产生了种种不舒服的感觉，甚至认为自己的内脏活动也是受着外力的操纵或控制。患者对这种体验往往解释为是受某种仪器的影响（被控制感）。

5. 夸大妄想

多发生在情绪高涨的背景上。内容常因时间、环境以及患者的文化水平和经历而有很大不同。

6. 罪恶妄想

患者毫无根据地认为自己犯了严重错误和罪行，导致国家和人民遭受了无法弥补的损失；认为自己罪大恶极、死有余辜，应受人民惩罚，因此坐以待毙，或拒食自杀。

7. 疑病妄想

患者毫无根据地认为自己患了某种严重的躯体疾病，是不治之症，通过一系列详细的检查甚至多次的医学检验，都不能纠正患者的这种病态信念。

8. 嫉妒妄想

患者坚信爱人对自己不忠实，另有外遇，因此对爱人的行为加以检查甚至跟踪。

9. 钟情妄想

患者坚信某异性对自己产生了爱情，即使遭到对方严词拒绝，仍毫不置疑，而认为对方是在考验自己对爱情的忠诚，仍旧纠缠不已。

10. 被窃妄想

患者认为自己所收藏的东西被人偷窃了。

11. 内心被揭露感（被洞悉感）

患者认为他所想的事已经被人知道，虽然患者说不出是怎样被人探知的，但确信已经尽人皆知，甚至搞得满城风雨，所有的人都在议论他。

12. 变兽妄想

患者确信自己变为某种动物，并有相应的异常行为。

13. 超价观念

这是指由某种强烈情绪加强了的，并在意识中占主导地位的观念。

14. 强迫观念

强迫性思维，是指某一观念或概念，多次重复地出现于患者的思想中，并且伴有主观的被迫感觉和痛苦感。

三、情感障碍

情感分为正性情感（如高兴）和负性情感（如悲伤）两类。

（一）情感高涨

此时患者的情感活动显著增强，总是表现得欢欣喜悦、轻松愉快、兴高采烈和洋洋自得。

（二）欣快

一般是指在患器质性精神病，如脑动脉硬化性精神病、老年性痴呆及麻痹性痴呆等疾病时出现的快乐心情。虽然患者经常乐呵呵的，也有似乎十分满意和幸福愉快的体验，但其面部给人以呆傻、愚蠢的感觉。同时，患者自己也说不清高兴的原因，而且表现的内容也比较单调刻板，因而难以引起正常人的共鸣。

（三）情感低落

这是负性情感增强的表现。它和情感高涨恰恰相反，患者情绪低沉，整日忧心忡忡、愁眉不展、唉声叹气，重则忧郁沮丧、悲观绝望，感到自己一无是处，以至生趣索然，大有度日如年、生不如死之感，甚至出现自杀观念和自杀企图。这种情感低落经常伴有思维缓慢、言语及动作减少、意志要求减退和反应迟钝等症状。但整个精神活动与周围环境仍有密切联系。

（四）焦虑

这是担心发生威胁自身安全和其他不良后果的心境。患者在缺乏明显客观因素或充分根据的情况下，对其本身健康或其他问题感到忧虑不安、紧张恐惧、顾虑重重、坐立不安、唉声叹气、怨天尤人、惶惶不可终日，即使多方劝解也不能消除其焦虑。

（五）情感脆弱

患者的情绪容易起波动，反应迅速，有时也较强烈，常因无关紧要的事件而感动得伤心流泪或兴奋激动，无法克制。

（六）情感爆发

这是一种在精神因素作用下突然发作的、爆发性的情感障碍。患者表现为哭笑无常、叫喊吵骂、打人毁物等。有时捶胸顿足、手舞足蹈、狂笑不已，有时则又满地打滚，整个现象杂乱无章。这类发作持续时间较短，情感色彩异常浓厚，并且常伴有撒娇、做作、幼稚以及戏剧式的更替动作。患者对周围情况的感知并无障碍，意识也颇清晰，但严重时也可出现轻度障碍。一般来说，患者的暗示性较高，癔病性格特征也颇为明显。

（七）易激惹

这是一种剧烈但持续时间较短的情感障碍。患者一遇到刺激或不愉快的情况，即使极为轻微，也很容易产生一些剧烈的情感反应。患者极易生气、激动、愤怒，甚至大发雷霆，与人争执不已。

（八）情感迟钝

这是指患者对平时能引起鲜明情感反应的刺激却表现较平淡，并缺乏与之相应的内心体验。

（九）情感淡漠

患者对外界任何刺激均缺乏相应情感反应，即使一般能引起极大悲伤或高度愉快的事件，如生离死别、久别重逢等也泰然处之，无动于衷。面部表情冷淡呆板，内心体验极为贫乏或缺失，与周围环境失去情感上的联系。

（十）情感倒错

这是指认识过程和情感活动之间丧失协调一致性。有时患者的情感反应与思维内容不协调，当他听到能引起一般人感到悲痛的事件时，却表现得非常高兴。

（十一）表情倒错

这是指情感体验与协调不配合或相反的表现。

（十二）恐怖症

这是一类不以患者的意志愿望为转移的恐怖情绪。患者对平时无关紧要的物品、环境或活动，产生一种紧张恐怖的心情，甚至感到这种恐怖感是不正常的，但无法摆脱。

（十三）病理性激情

这是一类突然发作、非常强烈但又较短暂的情感障碍。一般地说，患者既不能意识到由此产生的冲动行为的后果，也不能对其发作加以控制。这种行为往往表现为残酷的暴行，以致严重地伤害别人，事后可能出现遗忘。

（十四）强制性哭笑

患者在没有任何外界因素的影响下，突然出现不能控制或带有强制性的哭或笑。表情呈现为一种奇特的、愚蠢的、与其情感内容完全不相符的面部表情。患者既缺乏任何的内心体验，也说不出为什么这样哭或笑。

（十五）矛盾情感

同一患者对同一件事情同时产生两种相反的、互相矛盾的情感体验。

（十六）病理性心境恶劣

无任何外界原因而突然出现的低沉、紧张、不满情绪的发作，一般持续 1 ~ 2 天。患者易激动、无故恐惧，提出各种要求，诉说各种不满。

四、意志行为障碍

（一）量的方面的变化

1. 意志增强

这是指一般意志活动的增多。这类症状的产生往往与其他精神活动有密切的内在联系，或以其为基础，或受其支配和影响。但他的活动经常可以因外界环境的变化而不断改变其目的和行为的指向，做事有始无终，不能贯彻到底，结果一事无成。

2. 意志减退

和上述现象相反，患者的意志活动显著减少，由于情绪低落，对周围一切兴趣索然，意志消沉，不愿参加外界活动，对一切都懒于处理，因而经常独处一隅，整日呆坐不动或卧床不起；平时则行动缓慢，工作学习好像感到非常吃力，甚至不能进行，严重时日常生活也不能自理。

（二）质的方面的变化

1. 意志缺乏

患者对任何活动都缺乏明显的动机，没有什么确切的企图或要求，不关心事业，也不要求学习和工作等。

2. 意向倒错

这主要是指患者的意向要求与一般常理相违背或为常人所不允许，以致患者的某些活动或行为使人感到难以理解。

3. 矛盾意向

患者面对同一事物却同时产生对立的、相互矛盾的意志活动，患者对此也毫无自觉，不能意识到它们之间的矛盾性，因而从不主动地加以纠正。

五、运动行为障碍

（一）兴奋状态

兴奋状态指精神活动的增强。有的以情感失调为中心，伴有言语和活动的增多；有的则动作行为的异常更为突出，而言语的增多却并不显著。

1. 躁狂性兴奋

躁狂性兴奋是躁狂抑郁性精神病躁狂状态的主要表现，有人称之为精神运动性兴奋。包括情感高涨、思维奔逸和意志增强三个主要现象，同时还常伴有一种自身感觉良好的舒适感。临床上以情感高涨更为突出，并且往往以此为主导而影响和支配其他方面的活动。患者的精神活动在知、情、意各个过程的本身和三者之间，以及与其周围环境保持一致，互相协调和配合。所以患者的言语和行动都比较易于理解，并且容易引起别人的共鸣。

2. 青春性兴奋

这类兴奋主要见于精神分裂症青春型。在它的临床表现中，患者的动作、行为和其他精神活动之间的统一性和完整性遭到破坏，动作和行为既无明显的动机和目的，也缺乏一定的指向性，杂乱无章，不可理解。此外，在整个临床表现中都具有特殊的愚蠢、幼稚、做作、冲动、荒谬和离奇的特点。

3. 紧张性兴奋

这类兴奋主要见于精神分裂症紧张型。临床表现为兴奋常突然发作、强烈粗暴、冲动、杂乱，但又单调而刻板，并且有一种局限性，往往无端攻击他人、伤人毁物，既无明显的原因，也无确切的指向和目的，使人无法捉摸，难以防御，一般持续时间较短，往往与紧张性木僵交替出现。

4. 器质性兴奋

这是一类在大脑器质性病变时所出现的兴奋状态。这类兴奋状态动作行为多杂乱，并带有冲动性，甚至可能出现攻击性行为。这类患者一般有不同程度的智能障碍，严重时出现痴呆现象和人格异常。思维活动缓慢迟钝，反应时间较长，语量增多，但啰嗦琐碎（病理性赘述），并常出现重复言语或持续言语。情感脆弱而不稳定，易激惹，常出现欣快的表现，有时还会出现强制性哭笑。

（二）木僵状态

1. 紧张性木僵

这是运动抑制的表现。木僵程度不一，轻时患者的言语、动作和行为显著减少、缓慢，举动笨拙。严重时运动完全抑制，缄默不语、不吃不喝，往往保持一个固定不变的姿态，僵住不动。患者的意识一般清晰，对外界变化仍能感知。他完全知道别人对他的摆弄，却不能加以抗拒。当患者摆脱木僵状态后，均能回忆并叙述这些经过，多见于精神分裂症紧张型。

2. 心因性木僵

这是一种在急遽而强烈的精神创伤作用下所产生的反应状态。患者的活动量大大减少，表现出呆滞、缄默、拒绝饮食，甚至呈现僵住状态。躯体方面常伴有植物神经系统功能失调的症状，有时可见某些轻度的意识障碍。一般来说，当环境改变或外因消除后，木僵的症状就可能消失，患者对此常不能完全回忆。

3. 抑郁性木僵

这类木僵常由急性抑郁引起。患者缺乏任何自主行动和要求，反应极端迟钝，经常呆坐不动或卧床不起，且缄默不语。在反复劝导或追问下，有时对外界刺激能做出相应的反应。

4. 器质性木僵

常见于脑炎后，以及脑瘤侵入第三脑室、癫痫、脑外伤或急性中毒等。一般除病史外，还可在神经系统或躯体及化验检查中发现相应的阳性体征，并且也可见到一些意识障碍及痴呆的现象。

（三）违拗症

患者对于别人向他提出的要求不仅没有相应的行为反应，甚至加以抗拒。

1. 主动性违拗

患者做出与对方要求全然相反的动作。

2. 被动性违拗

此时患者对他人的要求一概拒绝，不肯履行要求他做的事。

（四）被动服从

这恰恰和前者相反，患者被动地服从医生或任何人的要求和命令，甚至一些不愉快的、无意义的、并使他难受的动作也绝对服从。

（五）刻板动作

和刻板言语一样，患者持续、单调而重复地做一个动作，尽管这个动作并没有什么指向性和意义。它常和刻板言语同时出现。

（六）模仿动作

患者毫无目的、毫无意义地模仿周围人的动作。

（七）作态

患者做出一些愚蠢而幼稚的动作和姿态，并不离奇，但使人感到好像是故意装出来的。

（八）离奇行动、古怪动作

患者的行为离奇古怪，不可理解，常无故做些挤眉弄眼、装怪样和做鬼脸等奇怪的更替动作。

（九）持续动作

和持续言语一样，当周围人已向患者提出别的要求后，患者仍然重复地做刚才所做的动作。它经常和持续言语同时出现。

（十）强制性动作

在精神分裂症尤其是具有精神自动症的患者中，可以见到不符合其本人意愿且又不受他自己支配而带有强制性质的动作。患者往往没有强烈摆脱的愿望，因此缺乏痛苦的体验。

（十一）强迫性动作

这是一种违反本人意愿，反复出现的动作。患者清楚地知道，做这些动作完全没有必要，努力设法摆脱，但徒劳无益。患者往往为此感到非常痛苦，对治疗的要求也很迫切。

五、注意障碍

临床上注意障碍大致可分为三个方面：注意程度方面的障碍、注意稳定性方面的障碍和注意集中性方面的障碍。

（一）注意增强

在某些精神病状态下，患者特别易于注意某事物。

（二）注意减弱

随意注意和不随意注意的兴奋性均减退。患者的注意不能在较长时间内集中于某一事物，同一时间内注意的广度缩小，注意的稳定性也显著下降。

（三）注意缓慢

指患者注意兴奋性的集中困难和缓慢，但是注意的稳定性障碍较小。

（四）注意涣散

患者不能把注意集中于某一事物并保持一段时间，注意很容易分散。

（五）注意狭窄

患者的注意范围显著缩小，主动注意减弱。

（六）注意固定

指患者的注意稳定性特别增强。

（七）注意转移

指被动注意的兴奋性增强，但注意不持久，注意的对象不断转换。

六、记忆障碍

在临床上，记忆障碍大致可分为两个方面：记忆量的方面、记忆质的方面。

（一）记忆增强

表现为病前不能够回忆且不重要的事都能回忆得起来。

（二）记忆减退

指识记、保存、再认和回忆普遍减退。

（三）遗忘

指对那些局限于某一事件或某一时期内经历的遗忘。

1. 顺行性遗忘

即回忆不起在疾病发生以后一段时间内所经历的事件。

2. 逆行性遗忘

即回忆不起疾病发生之前某一阶段的事件。

3. 进行性遗忘

即患者除有遗忘外，同时伴有日益加重的痴呆和淡漠，随大脑损害而不断加重，记忆损害也不断加重，其受影响较大的是再认和回忆。

4. 心因性遗忘

这是由沉重的创伤性情感体验引起的，疾病产生的原因往往与患者犯了某种严重的错误或罪行有关。

（四）错构

这是一种记忆的错误。对过去经历过的事情，在发生的时间、地点、情节上再现错误的回忆，并深信不疑。

（五）虚构

这也是一种记忆的错误，是指患者在回忆中将过去事实上从未发生的事或体验说成是确有其事。

（六）歪曲记忆

患者对不同来源的记忆混淆不清、相互颠倒。

（七）似曾相识症

患者体验新事物时，有一种似乎早已体验过的熟悉感，或对已多次体验过的事物感到从未体验过的生疏感。

七、智能障碍

智能障碍可表现为全面性或部分性的智能减低，程度严重时称为痴呆。主要有两种类型：先天性智力低下和后天获得性痴呆。

（一）智力低下

大脑发育不良，或受到阻滞，使智能的发育停留在一定的阶段。

（二）痴呆

一种综合征，常是慢性或进行性的，并伴有影响脑功能的器质性情况。病变多为进行性的，常不易恢复或不能完全恢复。

1. 全面性痴呆

大脑的病变主要呈现为弥散性器质性损害，常出现人格改变。患者缺乏对其疾病的分析和判断能力。定向力也发生障碍。

2. 部分性痴呆

这类痴呆由于病变所侵犯的只是某些限定的区域，因而使智能产生部分的障碍，如记忆力减退、理解力削弱、分析综合困难等。但其人格的基本特征一般保持良好，并具有一定的批判和自知的能力，定向力也比较完整。

3. 心因性假性痴呆

患者对一些非常简单问题的回答很荒谬。在生活中，他却能解决比这复杂的问题。

4. 童样痴呆

患者主要表现为类似一般儿童那样稚气的样子，学着幼童说话的声调自称才三岁，逢人就喊"叔叔"、"阿姨"，这类现象多见于癔病。

第四节　常见的心理障碍

一、神经症

神经官能症又称神经症或精神神经症。这是一组精神障碍的总称，包括神经衰弱、强迫症、焦虑症、恐怖症和躯体形式障碍等，患者深感痛苦且妨碍心理功能或社会功能，但没有任何可证实的器质性病理基础，病程大多持续迁延或呈发作性。

（一）病因

神经症的发病通常与不良的社会心理因素有关，不健康的素质和人格特性常构成发病的基础。症状复杂多样，其典型体验是患者感到不能控制的、自认为应该加以控制的心理活动，如焦虑、持续的紧张心情、恐惧、缠人的烦恼、自认毫无意义的胡思乱想和强迫观念等。患者虽有多种躯体的自觉不适感，但临床检查未能发现器质性病变。患者一般能适应社会，其行为一般保持在社会规范容许的范围内，可以为他人理解和接受，但其症状妨碍了患者的心理功能或社会功能。患者对存在的症状感到痛苦和无能为力，常迫切要求治疗，自知力部分完整或完全完整。神经症也是门诊中最常见的疾病之一。

（二）临床表现

神经官能症的症状复杂多样，有的头痛、失眠、记忆力减退；有的则有心悸、胸闷、恐怖感等。其特点是，症状的出现与变化和精神因素有关。例如，有的胃肠神经官能症患者，每当情绪紧张时出现腹泻。

1. 植物神经功能紊乱的临床症状

①与精神易兴奋相联系的精神易疲劳表现为联想回忆增多，脑力劳动率下降，体力衰弱，有疲劳感等。

②情绪症状表现为烦恼、易激惹、心情紧张等。

③睡眠障碍主要表现为失眠。

④头部不适感表现为紧张性头痛，头部有重压感、紧束感等。

⑤内脏功能紊乱，如胃胀、肠鸣、便秘或腹泻，低热，皮肤划痕征阳性，女子月经不

调,男子遗精、阳痿等。

2. 心脏植物神经功能紊乱临床症状

心脏植物神经功能紊乱,又称心脏神经症,是一种心血管系统植物神经系统中介下,受精神因素影响的综合症。临床以心前区疼痛、心悸、气短或换气过度、濒死感为主要症状,此外还有乏力、头晕、多汗和失眠等症状。

(三)类型

1. 神经衰弱

神经衰弱是指由于长期处于紧张和压力下,出现精神易兴奋和脑力易疲乏现象,常伴有情绪烦恼、易激惹、睡眠障碍和肌肉紧张性疼痛等症状;这些症状不能归于脑、躯体疾病及其他精神疾病。该症状时轻时重,波动与心理社会因素有关,病程多迁延。

2. 强迫症

强迫症是一组以强迫思维和强迫行为为主要临床表现的神经精神疾病,其特点是有意识的强迫和反强迫并存,一些毫无意义、甚至违背自己意愿的想法或冲动反反复复侵入患者的日常生活。患者虽体验到这些想法或冲动来源于自身,并极力抵抗,但始终无法控制,二者强烈的冲突使其感到巨大的焦虑和痛苦,影响学习、工作、人际交往甚至生活起居。

3. 焦虑症

焦虑症又称为焦虑性神经症,是神经症这一大类疾病中最常见的一种,以焦虑情绪体验为主要特征,可分为慢性焦虑(广泛性焦虑)和急性焦虑(惊恐障碍)发作两种形式。主要表现为:无明确客观对象的紧张担心,坐立不安,还有植物神经症状(心悸、手抖、出汗和尿频等)。

4. 恐怖症

恐怖症是以恐怖症状为主要临床表现的一种神经症。患者对某些特定的对象或处境产生强烈和不必要的恐惧情绪,而且伴有明显的焦虑及自主神经症状,并主动采取回避的方式来解除这种不安。患者明知恐惧情绪不合理、不必要,却无法控制,以致影响其正常活动。恐惧的对象可以是单一的或多种的,如动物、广场、闭室、登高或社交活动等。

5. 躯体形式障碍

躯体形式障碍是一种以持久地担心或相信各种躯体症状的优势观念为特征的神经症。患者因这些症状反复就医,各种医学检查为阴性和医生的解释均不能打消其疑虑。即使有时存在某种躯体障碍,也不能解释其所诉症状的性质、程度,或其痛苦与优势观念,经常伴有焦虑或抑郁情绪。尽管症状的发生和持续与不愉快的生活事件、困难或冲突密切有关,但患者常常否认心理因素的存在。他们也拒绝探讨心理病因的可能,甚至有明显的抑郁和焦虑情绪时也同样如此。无论是从生理还是心理方面了解症状的起因,都很困难。患者常有一定程度寻求注意(表演性)的行为,并相信其疾病是躯体性的,需要进一步的检查,若患者不能说服医生接受这一点,便会愤愤不平,此时更易伴有寻求注意的行为。

6. 抑郁症

抑郁症以心境恶劣为主要临床表现。抑郁症的其他临床表现还有:思维迟缓、意志活动减退、认知功能损害以及睡眠障碍等躯体症状。抑郁症可以表现为单次或反复多次的抑郁发作。抑郁症是心境障碍的主要类型。临床可见心境低落与其处境不相称,情绪的消沉可以从闷闷不乐到悲痛欲绝，自卑抑郁，甚至悲观厌世，可有自杀企图或行为；甚至发生木僵；部分病例有明显的焦虑和运动性激越；严重者可出现幻觉、妄想等精神病性症状。每次发作持续至少2周以上、长者甚至数年，多数病例有反复发作的倾向，每次发作大多数可以缓解，部分可有残留症状或转为慢性。

7. 癔症

癔症又被称为分离转换性障碍，是由精神因素，如生活事件、内心冲突、暗示或自我暗示，作用于易病个体引起的精神障碍。癔病的主要表现有分离症状和转换症状两种。分离，是指对过去经历与当今环境和自我身份的认知完全或部分不相符合。分离性症状的主要表现包括分离性遗忘、分离性漫游、情感暴发、假性痴呆、双重和多重人格、精神病状态、分离性木僵。转换，是指精神刺激引起的情绪反应，接着出现躯体症状，一旦躯体症状出现，情绪反应便褪色或消失，这时的躯体症状便叫做转换症状，转换症状的确诊必须排除器质性病变。转换症状的主要表现包括运动障碍、痉挛障碍、抽搐大发作、各种奇特的动作、听觉障碍、视觉障碍、感觉障碍等。癔症的症状是功能性的，因此心理治疗占有重要的地位。

（四）诊断

至少要符合两个条件才能诊断神经官能症：

第一，经过仔细检查没有发现相应的、可以解释其症状的躯体疾病。

第二，精神因素在其发病及病情变化上有很大的影响。

（五）治疗

神经官能症受心理因素影响较大，多数神经症的治疗应以心理治疗结合药物治疗。应在医师的指导下进行循序渐进的对症治疗，保持乐观向上的情绪、培养稳定的心态、防止反应过激、加强社会支持和协调好人际关系。

二、精神障碍

精神障碍指的是大脑机能活动发生紊乱，导致认知、情感、行为和意志等精神活动存在不同程度障碍的总称，常见的有情感性精神障碍、脑器质性精神障碍等。致病因素有多方面：先天遗传、个性特征及体质因素、器质因素和社会性环境因素等。许多精神障碍患者有妄想、幻觉、错觉、情感障碍、哭笑无常、自言自语、行为怪异和意志减退等，绝大多数患者缺乏自知力，不承认自己有病，不主动寻求医生的帮助。常见的精神病有：精神分裂症、躁狂抑郁性精神障碍、更年期精神障碍、偏执性精神障碍及各种器质性病变伴发的精神障碍等。

（一）病因

1. 生物学因素

第一，遗传。遗传因素是最重要的致病因素之一，但并不是唯一的因素，也不是肯定的单基因遗传。一般认为是多基因相互作用提高了精神障碍的"危险性"或者可能性。以精神分裂症为例，即使是单卵双生子，同病率也不到50%。正常人的终生患病率约为1%，而精神分裂症患者家属的终生患病率为10%左右。

第二，中枢神经感染与外伤。

2. 心理社会因素

第一，人格。人格障碍本身就是一种精神障碍。人格不健全者更容易患精神障碍，而且某些人格障碍与特定的精神障碍有密切联系。

第二，应激。应激一般只是精神障碍的诱因，只有在很少的情况下（如急性应激障碍）才可能是直接病因。

（二）常见临床类型

1. 单纯型

青少年时期发病，起病缓慢，早期常不易被发现，可出现类似神经衰弱症状：易疲劳、软弱无力、失眠、成绩下降、孤僻、生活懒散和情感淡漠等。有时会误认为患者思想不开朗或有性格问题。

2. 青春型

多发病于青春期，起病较急，主要表现为思维内容离奇、难以理解、情感喜怒无常、行为幼稚、愚蠢、冲动、性欲强和食欲亢进等。

3. 偏执型

多发病于青壮年或中年，起病较缓慢，最初表现为敏感多疑，如感到周围有人议论自己、排斥自己，以后会逐步坚信自己的想法并形成妄想，其行为和情感活动也会受幻觉、妄想的支配。

4. 紧张型

目前很少见，多在青壮年时期发病，起病较快，以木僵状态多见，患者言语运动抑制、不饮不食、肌肉紧张固定于某一姿势、对环境无反应，甚至会出现突然起床，无目的地伤人毁物，然后又突然躺下。

5. 混合型（未分化型）

难以归类为上述4种类型的其他精神分裂症，此型目前最多见，约占60%。

（三）临床诊断

精神分裂症的诊断目前仍主要依赖于临床，至今仍未发现有确诊意义的生物学指标，实验室的检查只能是排除其他器质性病因。精神分裂症的诊断需要病程至少持续存在3个月，有社会功能明显受损或缺乏现实检验能力（自知力丧失——否认自己有精神病）。另外，在精神症状表现上，至少有下述中的两项肯定存在：

1. 联想障碍

明显的思维松弛、逻辑倒错，或病理性象征思维，讲话缺乏中心内容，对事物叙述不中肯，使人不易理解，将无关的几个词拼凑起来，并赋予其特殊意义，如说"他人吐痰是指自己痰迷心窍"等。

2. 妄想

原发性妄想或内容荒谬离奇。例如，认为自己的大脑受无线电波控制，房间里装上窃听器，被人跟踪，周围人都用异样眼光看自己等。

3. 情感障碍

不协调，淡漠或倒错，如自言自语、痴笑、喜怒无常等。

4. 幻听

听到有人评论自己的声音或命令、争论性幻听，感觉自己的思维被大声地讲出来等。

5. 行为障碍

紧张症状群（木僵），或怪异的愚蠢行为。

6. 意志减退

孤独、退缩、生活懒散，不注意个人卫生，数日不理发以及不洗澡等。

7. 被动体检

被控制感，感觉思维被洞悉，思维被插入、撤走或中断等。

（四）治疗

一般主张早期发现，早期治疗，主要是使用抗精神病药。需要注意的是，长期坚持服药治疗，辅助一定的心理社会康复训练，设法脱离致病环境，消除与发病有关的因素，加强心理治疗。

三、儿童心理障碍

儿童心理障碍是指在儿童期因某种生理缺陷、功能障碍和各种环境因素作用而出现的心理活动和行为的异常现象。

（一）儿童心理障碍的判别

由于受生长发育过程的影响，儿童心理未完全成熟、语言发育也未完善，所以其心理障碍的表现不像成人那样典型，因此明确诊断就相对比较困难。儿童的心理障碍的判别，要遵循以下原则：

1. 行为变化

儿童很多行为变化可以通过以前的表现和目前的表现相比较而尽快被发现。例如，以前孩子活泼开朗，学习成绩及同学关系良好，但是近来则寡言少语、成绩明显下降，与同学逐渐疏远，对老师及家长也不礼貌……总之，和以前相比，像是换了个人似的。出现这样的情形，我们就要考虑儿童是否存在心理障碍。

2. 明显差异

有的儿童的表现和以前相比没有太大变化，但是和其他儿童相比（特别是同龄孩子），却有明显的不同。例如，多数孩子在幼儿园里喜欢和大家一起做游戏，很合群，但是他（她）却不愿意和其他小朋友玩，只是独自玩耍，沉浸在自己的世界里。当孩子行为表现和多数孩子不一样，有明显差异时，应当考虑孩子是否存在心理障碍。

3. 行为表现

儿童的行为表现是否被社会文化所接受，或者被多数人理解。有些儿童的行为表现可能不符合社会的规范，例如，在学校不遵守校规、顶撞家长及老师、常和同学打架、偷东西，甚至抢劫、离家出走、频繁撒谎等。这些行为是社会规范所不允许的，如果儿童出现这些行为，应当考虑儿童是否存在心理障碍。

总之，对于儿童是否存在心理障碍，要认真地观察，通过儿童与自身、与同龄人的比较以及行为是否为社会所接受来尽早发现儿童可能存在的心理障碍。

（二）产生的原因

儿童心理障碍产生的原因是极其复杂的，往往是几种因素共同起作用的结果。一般来说，主要有生物、心理和社会这三个方面的因素。

1. 生物因素

一般来说，人的心理活动是在后天的社会环境影响下形成和发展起来的，是不能通过遗传获得的。但是，一个人的体形、气质、脑神经结构的活动特点、能力与性格中的某些成分等是明显地受遗传因素影响的。在某些心理障碍的发病中，遗传因素在其中起着不容忽视的作用。例如，精神障碍、神经症、精神发育迟滞等都与遗传因素有关。遗传因素是儿童心理发展的物质前提，没有遗传因素这个物质前提，就没有儿童心理的发展。

2. 心理因素

人的心理因素有积极心理因素与消极心理因素。一方面，儿童在成长过程中遇到逆境的时候会受到消极心理因素影响，会因为压力或者挫折感太多而对心理健康造成影响。另一方面，长久的顺境也会影响心理的承受和应变能力。

3. 社会文化因素

社会文化因素是个体通过所处的团体而发生作用的，家庭是儿童成长过程中所处的第一个团体。因此，早期教育与家庭环境是影响儿童心理的一个重要因素。父母对儿童的态度和教养方式是一个重要方面。

（三）类型

1. 精神发育迟滞

精神发育迟滞，也称为智力落后或精神发育不全，是小儿常见的一种发育障碍。智力低下主要表现在社会适应能力、学习能力和生活自理能力低下；其言语、注意、记忆、理解、洞察、抽象思维和想象等心理活动能力都明显落后于同龄儿童。智力低下是诊断的根据。

2. 儿童自闭症

自闭症，又称孤独性障碍，是广泛性发育障碍的一种亚型，以男性多见，起病于婴幼儿期，主要表现为不同程度的言语发育障碍、人际交往障碍、兴趣狭窄和行为方式刻板。约有 3/4 的患者伴有明显的精神发育迟滞，部分患儿在一般性智力落后的背景下，某方面具有较好的能力。

3. 儿童多动症

儿童多动症又称注意力缺陷多动症，或脑功能轻微失调综合症，是一种常见的儿童行为异常疾病，这类患儿的智力正常或基本正常，但学习、行为及情绪方面有缺陷，主要表现为注意力不集中、注意短暂、活动过多、情绪易冲动、学习成绩普遍较差、在家庭及学校均难与人相处、日常生活中常常使家长和教师感到无可奈何。

（四）治疗

儿童心理障碍可能因为治疗不及时或没有治疗而持续到青少年期，甚至成年以后。然而只要引起足够重视，正确对待，早期干预，是可以预防和治疗的。从儿童时期就应重视亲子关系，创造一个良好的家庭、学校和社会教育环境。

四、人格障碍

人格障碍是指明显偏离正常且根深蒂固的行为方式，具有适应不良的性质，其人格在内容上、质上或整个人格方面异常。由于这个原因，患者遭受痛苦或使他人遭受痛苦，给个人和社会带来不良影响。人格的异常妨碍了他们的情感和意志活动，破坏了其行为的目的性和统一性，给人与众不同的特异感觉，在待人接物方面的表现尤为突出。

（一）临床表现

人格障碍具有如下共同特征：

①人格障碍开始于童年、青少年或成年早期，并一直持续到成年乃至终生。没有明确的起病时间，不具备疾病发生发展的一般过程。

②可能存在脑功能损害，但一般没有明显的神经系统形态学病理变化。

③人格显著地、持久地偏离了所在的社会文化环境应有的范围，从而形成与众不同的行为模式。个性上有情绪不稳、自制力差、与人合作能力和自我超越能力差等特征。

④人格障碍主要表现为情感和行为的异常，但其意识状态、智力均无明显缺陷，一般没有幻觉和妄想，可与精神病性障碍相鉴别。

⑤人格障碍者对自身人格缺陷常无自知之明，难以从失败中吸取教训，屡犯同样的错误，因而在人际交往、职业和感情生活中常常受挫，以致害人害己。

⑥人格障碍者一般能应付日常工作和生活，能理解自己行为的后果，也能在一定程度上理解社会对其行为的评价，主观上往往感到痛苦。

⑦各种治疗手段效果欠佳，医疗措施难以奏效。

（二）诊断标准

美国《精神障碍诊断和统计手册》（第4版）关于人格障碍的一般诊断标准：

①明显偏离了患者所在的文化所应有的持久的内心体验和行为类型，表现为以下四个方面：第一，认知（即对自我、他人和事件的感知与解释方式）；第二，情感（即情绪反应的范围、强度、脆弱性和适合性）；第三，人际关系；第四，冲动控制。

所谓与文化期望不一致，是用于强调某些行为从一个文化角度看是异常的，而从另一个文化角度看可能是正常的。

②这种持久的类型是不可变的，并且涉及个人和社交场合的很多方面。仅限于个人生活一个领域的不适应行为模式，不可能是由人格障碍所致。人格障碍涉及大多数社会情境中特征性的日常行为方式。

③这种持久的类型导致临床上明显的痛苦烦恼，或在社交、职业和其他重要方面的功能缺损。这里既可以是内心痛苦，也可以是功能损害，某些不适应的人格特质仅涉及轻微损害，但有严重的内心痛苦，而另一些则表现为本人不在乎，但能导致严重的社会功能损害。

④这种类型在长时间内是相当稳定不变的，至少可以追溯到青少年或早期成年时。

⑤这种行为类型不可能归于其他精神障碍的表现或后果。

⑥这种行为类型并非由于某种物质（如某种滥用药物、治疗药品），或躯体情况（如颅脑外伤）所致的直接生理性效应。

（三）治疗

人格障碍治疗的目的之一就是帮助患者建立良好的行为模式，矫正不良习惯。通过与患者深入接触，与他们建立良好的关系，帮助其认识个性缺陷之所在，鼓励他们改变自己的行为模式并对其出现的积极变化予以鼓励和强化。

五、成瘾行为

成瘾行为是一种额外的、超乎寻常的嗜好和习惯性，这种嗜好和习惯性是通过刺激中枢神经造成兴奋或愉快感而形成的。成瘾的概念来自于药物成瘾，是指个体不可自制地反复渴求从事某种活动或滥用某种药物，虽然这样做会给自己或已经给自己带来各种不良后果，但无法控制。一些嗜好对人体无害，甚至有益，如有人酷爱读书，在烦躁、头痛难耐的时候，一旦读书也就不痛了。然而某些有害嗜好，如处方药滥用成瘾、吸毒、吸烟、酗酒、赌博、网瘾及纵火癖等则会导致严重的心理卫生问题和危害社会，属于病态的成瘾。

（一）成瘾行为的分类

成瘾行为是与人类文明共生的一种现象，它的发生至少有 5 000 年的历史，现已发展成为影响人类身心健康的全球性灾难。成瘾行为分为物质成瘾和精神行为成瘾，主要包括处方药滥用成瘾（如止咳药水、曲马多、复方甘草片和复方地芬诺酯）、阿片类药物成瘾（如吗啡、杜冷丁、美沙酮和丁丙诺菲等）、新型毒品成瘾（如 K 粉、摇头丸、冰毒和麻古等）、传统毒品成瘾（如海洛因、黄皮和大麻）、安眠药成瘾（如安定、舒乐安定、三唑仑和阿普唑仑等）、酒瘾、烟瘾、性爱成瘾、电子游戏成瘾和网络成瘾等行为。

（二）成瘾疾病的治疗

目前成瘾疾病的治疗在国内外都是一个难题，以前的治疗往往局限于药物治疗。多年的实践证明，单纯的药物治疗复发率很高。因此，现在倾向于药物治疗和心理治疗及家庭治疗相结合进行综合性治疗。国内成瘾医学专家何日辉提出一种集药物治疗、心理治疗、行为矫正、感恩教育和社会支持"五位一体"的综合性成瘾性心理疾病的治疗模式。

六、睡眠障碍

睡眠量不正常以及睡眠中出现异常行为的表现，也是睡眠和觉醒正常节律性交替紊乱的表现，可由多种因素引起，常与躯体疾病有关，包括睡眠失调和异态睡眠。

（一）临床表现

1. 睡眠量的不正常

可包括两类：一类是睡眠量过度增多，如因各种脑病、内分泌障碍、代谢异常引起的嗜睡状态或昏睡，以及因脑病变所引起的发作性睡眠，表现为经常出现短时间（一般不到15 分钟）不可抗拒性的睡眠发作，往往伴有摔倒、睡眠瘫痪和入睡前幻觉等症状。另一类是睡眠量不足的失眠，整夜睡眠时间少于 5 小时，表现为入睡困难、浅睡、易醒或早醒等。失眠可由外界环境因素（室内光线过强、周围噪音过多、值夜班、坐车船或刚到陌生的地方）、躯体因素（疼痛、瘙痒、剧烈咳嗽、睡前饮浓茶或咖啡、夜尿频繁或腹泻等）

或心理因素（焦虑、恐惧、过度思念或兴奋）引起。一些疾病也常伴有失眠，如神经衰弱、焦虑症和抑郁症等。

2. 睡眠中的发作性异常

指在睡眠中出现一些异常行为，如梦游症、梦呓（说梦话）、夜惊（在睡眠中突然骚动、惊叫、心跳加快、呼吸急促、全身出汗、定向错乱或出现幻觉）、梦魇（做噩梦）、磨牙、不自主笑、肌肉或肢体不自主跳动等。这些发作性异常行为不是出现在整夜睡眠中，而是多发生在一定的睡眠时期。例如，梦游和夜惊多发生在正相睡眠的后期；而梦呓则多见于正相睡眠的中期，甚至是前期；磨牙、不自主笑、肌肉或肢体不自主跳动等多见于正相睡眠的前期；梦魇多在异相睡眠期出现。

（二）预防

睡眠障碍，常常是由长期的思想矛盾或精神负担过重、脑力劳动、劳逸结合长期处理不当、病后体弱等原因引起。患此病后，首先要解除上述原因，重新调整工作和生活，正确认识该病的本质，起病是慢慢发生的，病程较长，常有反复，但预后是良好的。要解除自己"身患重病"的疑虑，参加适当的体力劳动和体育运动有助于睡眠障碍的消除。

本章总结

　　心理正常与心理异常的判断与区别有三大原则、五个诊断标准。对心理异常产生的原因，心理学各流派都有详尽的理论阐述。心理障碍的常见症状一般从认知、思维、情绪、意志、运动、注意、记忆和智能等几个方面来表述。常见的心理障碍应从病因、临床表现、类型和临床诊断等方面来把握。

案例分析

病情诊断：从临床症状看，该案例属于洁癖引发的轻度强迫症。

判断原因：①引发洗手这一行为的直接动因是患者身上气味很重，小李感觉自己也很脏；②从她的行为来看，反复洗手，而且心里面知道这样做的意义不大，没有必要，还要坚持不断地重复一个动作，属于强迫行为中的强迫洁癖表现，符合强迫症的临床症状；③整个行为持续时间长达4个月，符合强迫症的持续时间表现。

强迫症是指一种以强迫症状为主的神经症，其特点是有意识的自我强迫和反强迫并存，二者强烈冲突使患者感到焦虑和痛苦；患者体验到观念或冲动系来源于自我，但违反自己意愿，虽极力抵抗却无法控制；患者也意识到强迫症状的异常性，但无法摆脱。

在心理治疗中可以考虑采取一些行为疗法：厌恶疗法、满灌疗法、松弛疗法和认知疗法（详见第八章"心理咨询与心理治疗"）。

推荐资料 >>

1. 推荐书籍：钱铭怡的《变态心理学》

这是一本能够反映变态心理学作为心理学分支学科的特点、突出变态心理学研究所得到的最新成果的参考书。本书共分 14 章，在介绍变态心理学的历史、关于异常心理现象的理论模型的基础上，重点介绍了各种心理障碍的临床表现和关于病因的生物、心理和社会文化因素的解释及治疗与干预。书中许多章节均列举了国内外的相关案例，有助于读者学习和了解变态心理学的精髓所在。

2. 推荐书籍：马伟娜的《异常心理学》

异常心理学又称变态心理学，是心理学的重要分支学科。它主要研究人的异常心理和行为，包括认知活动、情感活动、意志活动、智力以及人格特征等方面的异常表现与原因，并对这些异常表现进行分类、解释，阐明其发生发展和转归的影响因素及规律，同时将这些科学知识应用于防治实践。

目标检测

一、单项选择题

1. 当一个人遇到一件愉快的事情时手舞足蹈，欢快地向别人诉说内心的体验，此人表现出（　　）。

　　A. 心理活动内在一致性　　　B. 人格相对稳定性　　　C. 主客观世界统一性

　　D. 心理活动不协调性　　　　E. 精神活动内在协调性破坏

2. 患者常侧耳倾听，称室外有人讲他坏话，并常向窗外说"我要和你们辩论"等。该症状最可能是（　　）。

　　A. 关系妄想　　　　　　　　B. 被害妄想　　　　　　　C. 冲动行为

　　D. 言语性幻听　　　　　　　E. 错觉

3. 属于认知障碍的是（　　）。

　　A. 言语性幻听　　　　　　　B. 思维破裂　　　　　　　C. 原发性幻想

　　D. 情感倒错　　　　　　　　E. 意向倒错

4. 属于神经症的有（　　）。

　　A. 恐怖症　　　　　　　　　B. 焦虑症　　　　　　　　C. 抑郁症

　　D. 癔病　　　　　　　　　　E. 疑病症

5. 精神分裂症最常见的形式是（　　）。

　　A. 青春型　　　　　　　　　B. 混合型　　　　　　　　C. 单纯型

　　D. 偏执型　　　　　　　　　E. 紧张型

二、思考题

1. 论述心理异常的判断标准。

2. 何谓神经官能症？有哪几种类型？

（余仙平）

第七章　心理评估

1. 理解心理评估的概念及对象
2. 了解心理评估的方法和手段
3. 应用心理评估法进行心理诊断
4. 熟悉常用心理量表

案例思考

刘女士，45岁，某机关公务员。近两周她发现自己有时腹部不舒服，因此去医院进行检查，可几家医院都表示她的身体没有什么问题。但刘女士并不愿意相信，晚上经常失眠，入睡很困难，要靠安眠药才能勉强睡会儿，并且经常感到身体其他部位如头、胸口等比较疼痛，医生给她开了维生素B等药物，但都没什么效果。护士帮其拿药时，发现刘女士特别烦躁、易怒，还不时抱怨医生水平太差。鉴于其生理检查结果均无问题，护士向其介绍了心理因素影响身体的可能性，推荐其借助心理评估来进一步判断其症状的原因。

思考：
1. 应该如何对刘女士开展心理评估工作呢？
2. 请在学习本章之后，为刘女士制订合适的心理评估方案。

第一节　心理评估概述

一、心理评估的概念与功能

应用多种方法或途径所获得的信息，以心理学的理论和方法对个体某一心理现象作全面、系统和深入的客观描述与预估，这一过程称为心理评估（psychological assessment）。

临床心理评估特指将心理评估的通用理论与方法运用于临床、以临床患者为主要评估对象、可评定及甄别患者心理状态的一系列运用性评估手段与技术。

心理评估在医学、心理学、教育学、医学、人力资源、军事和司法等领域有多种用途，它在护理心理学中，常用来识别患者的病情性质及程度深浅，为确定患者的问题提供量化依据。其具体表现为：独立或辅佐作出心理诊断，辨别心理护理对象；为心理干预或护理措施的制定提供指导，且可作为干预效果的指标；临床心理评估，对患者常见心理问题进行量化和分级，使客观比较成为可能。

二、使用原则

由于个体身心的特殊性，心理活动和状态会随着外界因素（疾病的发展、医治的环境或医护人员的态度等）和自身的应对（抗拒、接受或主动适应等）而变化，因此心理评估应遵循客观性、动态变化性原则。再加上心理评估的方法很多，且无论是访谈还是量表，都有其局限性，所以不能只凭一种方法得出结论，应多方考量，遵循综合性的原则。

三、使用范围

心理评估已经很广泛地应用于心理学、教育学、医学、人力资源、军事和司法等领域。在临床医学方面，心理评估可以为医护人员作出医学诊断提供依据；指导医护人员制定医学疾病的防治措施，预测心理障碍或医学疾病预后；还可作为判断心理咨询或治疗效果的指标。

四、注意事项

由于心理现象的复杂性，评估者和患者的心理存在着个体差异，因此在评估过程中应注意以下事项：

（一）评估者自身的心理素养和技术

心理评估的实施者都须经过专业的心理培训，有着一定的心理学基础知识，较好地掌握了心理评估的知识和操作技巧，具有综合评测各种心理评估或测试结果的能力，有着良好的职业道德，尊重患者的隐私，保护、管理好评估工具。

（二）评估时机和必要性

注意选择适宜的时机进行评估，并根据患者的实际情况，选择评估者熟悉的、有针对性的工具，不可滥用评估工具进行评测。

（三）综合各种评估信息

评估者应考虑到评估工具的局限性，从多渠道、多方面搜集与患者有关的主客观信息，综合比较之后做出全面的评测。

第二节 心理评估方法

心理评估的方法有观察法、访谈法、问卷法和心理测验法。临床工作中，我们需要把几种方法结合起来使用，以得到尽可能准确的信息。

一、观察法

弗洛伊德认为："用眼睛看、耳朵听，相信无人再能保守他的秘密。"观察法是心理评估的重要方法之一，在心理社会评估中，评估者通过自身感官或某种科学仪器，对患者的行为进行有计划、有目的地观察，将获得的信息加以"量化"描述。

（一）观察情境

在不同的情境下，患者的行为可能会有所不同，因此对患者行为的观察可以在自然情况下，也可以在有控制的实验室情境下或是其他特定的情境下进行。因此，在不同情境下得出的观察结果应考虑到情境的影响因素。

（二）观察内容

主要内容为患者的目标行为：仪表、身形、打扮、人际交往风格、言谈举止、注意力、兴趣、爱好、各种情境下的应对行为等。在观察前，应明确地界定每种准备观察的行为并做好记录。

（三）观察时间

在实际观察中，应根据评估目的和实际观察阶段确定观察时间，包括观察期长、次数、间隔时间和持续时间等，以便准确、全面地观察和记录患者在不同时候、不同情境下的行为表现。

（四）资料记录法

常因观察方法不同而采用不同记录方式。一般而言，定式观察有其固定的程序和方式，需要记录观察到的目标行为表现、频率；非定式观察常采用叙述性记录法，除记录观察到的表象外，还要进行推理判断。

（五）观察法的功能

它能提供观察到的患者在自然情境下的行为方式概况；为护理人员进行心理评估提供观察记录；可以验证心理评估的结果；对某些无法进行量化测试的特殊人群进行观察记录。

（六）观察法的特点

1. 有目的性

观察是根据评估的需要，为解决患者问题而进行的主动观察，是评估者自觉的、有选择性的行为。

2. 真实性

在自然观察情境（如就医环境）中应用广泛，观察法对患者不加任何干预和控制，这保证了评估者能够考察到评估对象在日常现实生活中的真实的、一般的心理与行为表现。

3. 不确定性

受不同评估护士的能力水平影响，观察法得到的结果变异较大，不易定性，故而不能简单地直接判断观察结果是否有效。

二、访谈法

访谈法又称为晤谈法或访问法，通过评估者有目的地与患者面对面交谈，了解其心理信息，同时观察其行为反应，以补充和验证所获得的资料，从而进行分析研究。与观察法一样，访谈也是一种调查访问手段。它可以从较大范围内获取有关资料，以供分析研究。

访谈法的效果取决于问题的性质和评估者自身的会谈技巧与素质。

（一）访谈形式

访谈法主要分为结构式访谈和非结构式访谈。结构式访谈有固定的内容、提纲和程序，效率较高，资料易于统计分析，受评估者的主观影响较小；但灵活性不足，提纲之外的重要线索可能会被忽视。而非结构式访谈则不受固定的内容、提纲甚至是顺序的影响，访谈内容是开放式的，所获资料较鲜活；但由于不受约束，故内容松散，所花时间较多，甚至会遗漏一些重要信息，继而影响访谈效率。

（二）访谈过程

1. 访谈前的准备工作

评估者在访谈前要做好充分的准备工作，主要有：充分熟悉访谈提纲的内容，尽可能多地了解患者（如年龄、性别、职业、兴趣爱好等），选择好合适的访谈时间、地点。

2. 自然而然地接近访谈对象

注意对评估者的称呼，合理地自我介绍，沉着自信地说明事项，使用正面肯定语气，根据患者的外在大致确定访谈风格。

3. 注意多种访谈策略

一般来说，开始交谈时使用一些非正式问题，如家庭、工作、学习等，这可以有利于建立友好的交谈气氛；在访谈过程中，认真"倾听"对方所讲述的事实、情感和观念等；使用恰当的易于理解的词语提出合适的问题；善于观察患者的非言语行为和自然流露的情感信息；在适当的时候对患者进行鼓励（如眼神、语句等）并作出反馈。

4. 访谈记录

无论是结构式或是非结构式访谈，都需要做记录。不过事先应与患者做好沟通，讲明结果的保密性。另外，应注意围绕访谈内容去记录，额外的有用信息也应详细记录下来，但要注意勿总结性地记录，不要过于注重语法、句式的正确性，可留待访谈结束后尽快整理。

5. 结束访谈和再次访谈

注意控制访谈时间，结束时表达对患者的感谢，为之后再次访谈奠定基础。

（三）访谈法的特点

（1）有利于深入、广泛地研究患者的心理问题，能灵活地开展资料收集工作，面对面的访谈保证了收集资料的可信度，适用范围广，效率较高。

（2）受评估者的素质影响，访谈记录可能会有误解或错误的地方；有些隐私或敏感问题也不便于在访谈中获取资料；在个体访谈中，对象单一，较费时、费力、费财；所得研究资料"量化"较困难。

三、问卷法

在许多情况下，为了使调查不至于遗漏重要内容，评估者使用统一的、事先严格设计好的调查表或问卷来收集研究对象（在本章中可能是患者或已痊愈的个体，以下称评估对象）的心理特征和行为数据等，所以它的目的性很强。问卷中往往列好等级答案，当面或通过邮寄、个体分送或集体分发等形式发送问卷，供评估对象填写，然后收集问卷对其答案进行分析、等级记录并进行研究。例如，调查住院病人对护理工作是否满意，哪些方面满意，哪些方面不满意以及满意或不满意的等级程度。

问卷调查的质量决定于评估者事先对问题的性质、内容、目的和要求的明确程度，也决定于问卷内容设计的技巧性以及评估对象的合作程度。例如，问卷中的问题是否反映了评估对象的问题的实质、设问的策略是否巧妙恰当、对回答的要求是否一致、结果是否有利于统计处理，以及内容是否会引起患者的顾虑等。

（一）问卷法的实施

实施该方法的一般程序有：设计调查问卷、评估对象的选择、分发问卷、回收问卷、分析问卷和处理分析结果。但由于护理人员的职业所长并非设计问卷，绝大多数时候我们的护理人员只需拿出已设计好的问卷使用即可。

1. 评估对象的选择

选择较多对象来调查时，评估对象的数量通常可以按如下公式计算：选取的评估对象数＝研究对象数/（回收率×有效率）

2. 分发问卷

可通过现场、邮寄、报纸和期刊、网站等方式分发问卷。

3. 回收问卷

资料回收后，先判断问卷作答的可信性，识别并删除无效问卷。无效问卷有：①大量空白的问卷，漏答超过 1/3 就应视作无效问卷；②选择单一选项的问卷，比如全部题目都选 A 或前半部分全选 B，后半部分全选 C；③错行较多的问卷，除去问卷设计或排版有问题之外，也表明了回答者不够认真，所以也照无效问卷处理；④随机填写的答案，这种情况有时很难被发现，但有时可通过相似题或完全相同的题目进行对比后判断出来。

4. 分析问卷和处理分析结果

为了便于计算机录入和处理，一般问卷（除开放式问卷外）都由 A、B、C、D 等英文字母或 1、2、3、4 等阿拉伯数字组成。为减少资料录入的错误，在输入有效问卷数据后应仔细检查。之后，便可以根据问卷进行结果分析了。

（二）问卷法的特点

1. 优点

其内容较客观、统一，便于分析；能节省大量的人力、物力和时间；回答的真实程度较高；样本量大，参考价值高；相互作用不大，干扰小。从以上可以看出，一份经过精细设计的问卷是有效收集数据和统计分析的前提。

2. 缺点

由于设定固定问题和答案，其灵活性不高；回答时没有评估者在场，因此指导性较低；由于问卷法设计的题目是比较简单、表面的问题，其深入性不够。再加上我国大多数公民对研究性调查的认识不多，在接受调查时容易出现敷衍了事、拒绝调查等现象。

四、测验法

测验法与上述访谈法和问卷法一样，也是心理研究实践中一种常用的方法。本章第三节将对其做具体阐述。

测验法就是通过心理测验来研究患者心理活动规律的一种方法，它采用一套标准化题目，按规定程序，通过测量的方法来收集数据资料，其测验结果将参照常模进行数量化的分析。相比问卷法而言，测验法采用了一种更加标准化的问卷形式，同时它不再局限于文字形式，还可采用非文字形式即操作形式来进行研究。

心理测验法的优点是可操作性强、易比较分析。缺点是由于种种原因，测验所得到的结果只能反映某一段时间或某一个特定情境下患者的心理状态，有一定的片面性和局限性。

第三节　心理测验

一、概念

心理测验是一种测验工具。心理测验以心理学理论为测验依据，对个体的心理现象和行为进行量化测量，对于个体心理现象与行为特点进行分析，最终做出推论和数量化分析。

二、性质

（一）间接性

我们没有办法直接测量人的内在心理活动，只有观察和测量人的外显行为，因此，我们通过心理测验的得分或个体对测验项目的反应来间接推论出个体的心理特质。

（二）客观性

心理测验的客观性即为测验的标准化问题。测验工具必须标准化，这是所有测量的共同要求。它包括以下内容：

1. 测验项目

测验题目的选择是通过实证分析后确定的，不是任意选择的。同理，实施测验的指导语、施测环境、评估者的说话态度等都需要经过标准化。

2. 评分标准化

记分的原则经过了标准化，无论是图片投射或是选择题，都是客观的，只不过是客观性有所差异，选择题较文字或图片等题目的客观性要高一些。

3. 相对性

评分所参照的是某一个行为序列，它意味着某一团体或人群的某种行为特点。施测后，将每一个体与这个群体相比较，从其所处位置来判断个体的心理特质，所以每个结果也是相比较而言的。另外，心理测验除了相对性还有绝对性，应与相应标准做比较。

三、分类

为方便分类，我们从不同角度来进行归纳。

（一）按所测心理品质分类

1. 智力测验

这类测验测量人的一般智力水平。例如，斯坦福—比奈（Stanford – Binet）智力量表、比奈—西蒙（Binet – Simon）智力量表以及韦克斯勒（Wechsler）儿童和成人智力量表等。

2. 特殊能力测验

主要测量个体在某些方面的特殊才能。常用在专业选择、就业指导等，在临床上使用较少。

3. 人格测验

这类测验主要用于测量性格、气质、兴趣、品德、态度、情绪、动机和价值观等方面的个性心理特征。一般又分为问卷法（如卡特尔16种人格特质测验、艾森克人格问卷等）和投射法（如罗夏测验）。

（二）按测验对象分类

1. 个别测验

这是临床中最常用的测验方式，是以一位患者为测评对象，一位评估者进行评测的测验。评估者能最直接地对患者的反应做出观察和控制，但是对评估者的专业水平有较高的要求，一般人不易掌握。

2. 团体测验

这是指每次测验时，由一名或多名评估者对较多的患者同时实施测试。其优点在于时间较为经济、对评估者的专业水平要求不高，但缺点是不易控制患者的行为，容易产生误差，临床使用较少。

（三）按测验材料的性质分类

1. 语言或文字测验

测验项目使用文字材料，患者需用言语或文字作出反应，实施起来较方便容易，但该类测验容易受患者文化程度的影响，其有效性将降低，甚至无法使用。

2. 操作测验

与上种测验不同，操作测验使用的是非文字材料，如图形、符号等，患者不需要用语言或文字作答，从而避免了教育背景的影响。但是这种方法较为费时，也不利于团体实施。

3. 口头测验

测验项目使用言语材料。主试口头提问，被试口头作答。

（四）按测验材料的客观化程度分类

1. 客观测验

指测验所呈现的刺激语句、图形等意义明确，只需患者直接理解，无需发挥想象力来猜测或遐想。绝大部分心理测验属于这类测验。

2. 投射测验

在该类测验中，刺激没有明确意义、问题模糊，对患者的反应也没有明确规定。患者需借助一定的想象力对刺激材料加以填补，使之有意义。由于患者不清楚测验的目的，从而心理防御较低，结果可更真实反映其潜意识。

以上几种分类都是相对的，从不同的角度进行分类，同一个测验可以归为不同的类别。

四、心理测验的条件

1. 标准化

从测验统一的指导语、测验方法、计分方法和标准到结果的换算、测验环境等都须标准化，才能保证测验结果的准确可靠。只有通过系统化的标准程序制定的测验项目、评分标准，有固定的施测方法以及具备心理测量学的关键技术指标的心理测验，方可称之为标准化的心理测验。

2. 常模

某种由标准化样本测试结果计算获得、供比较的标准量数。某个体在某心理测验的结果将与这个常模群体的标准比较，才能确定该测验结果的实际意义。为保证常模样本的代表性，取样要考虑影响测验结果的主要因素，如样本的年龄范围、性别、地区、教育程度和职业等。根据人口资料中上述因素的构成比，一般采用随机抽样的方法取得常模样本。

3. 信度

信度是指测验分数的可靠性程度，也是指同一被试在不同时间内用同一测验（或用另一套相等的测验）重复测量，所得结果的一致程度。信度大多是以信度系数为指标，它是一种相关系数。信度的评估方法有：重测信度、复本信度、内部一致性信度和评分者信度。误差越大，测验值越不可信。

4. 效度

效度是指测验结果的有效性。效度检验的方法包括：

（1）内容效度：用于系统评估测验项目对测量内容的反映程度，即测验项目与欲测量内容的相符程度、测验的行为取样代表所测量的心理功能及代表的程度，通常以专家评审的方式进行。

（2）效标关联效度：由于检验所编制测验是否有效预测受试者在特定情境中的行为表现，其关键在于合理选择效标，即测验结果与另一些标准比较。例如，临床量表以临床诊断作为校标。

（3）结构效度：反映编制测验所依据理论的程度。例如，人格测验须依据人格理论。

5. 环境

心理测验环境要干净整洁、安全舒适、安静通风、保密性好。测验时间不宜超过60分钟，一般30～50分钟为宜。

五、测验方法的选择原则

（一）根据评估目的选择

每一个测验都有其特定的用途和适用范围，所以护理工作者（即评估者）应当对每个测验的功能、优缺点等进行了解，根据不同的目的选择不同的测验方法。有时也可结合几种测验一起使用，以便达到针对性效果。

（二）根据患者的特点选择

有些测验因时间久远，常模未及时更新而失效；或受到患者的文化程度影响，有些测验不能得出最准确的测验结果，所以应考虑被评估者的特点来选择符合条件的测验方法。

（三）根据评估者的专长选择

不同的测验目的有不同的测验，但同一测验目的也有许多不同的测验，护理工作者应尽量选择自己熟悉的、了解的及有使用经验的测验方法，尽量减少测验误差。

六、施测步骤

（一）准备工作

施测前的准备工作是保证测试顺利进行的必要环节。

①测验前预先告知患者。

②评估者的心理学知识的储备，应熟悉测验的程序。

③测验材料应准备齐全。

④测验环境的基本要求：第一，测验环境的通风、照明、温度、卫生等应处于谈话或测验的最佳状态；第二，室内的装修应简洁温馨，不宜过分花哨，以分散患者注意力；第三，室内的座椅或沙发布置应注意摆放合理，评估者与患者的位置不宜过分对立或亲密。

（二）施测指导语和时限

1. 指导语

在施测时，必须使用统一的指导语（它是对测验的说明和解释）。它分为对评估者的指导语和对患者的指导语。

第一，对评估者的指导语包括：对测验细节的进一步说明，对测验中途发生意外情况的处理。它印制在测验指导书中，对评估者的言行都做了严格要求。

第二，对患者的指导语一般印在测验的开头，由评估者统一宣读，内容简明、清晰、礼貌。评估者对此部分指导语不能做额外的解释，回答患者疑问时也应当严格遵守指导语。

2. 时限

评估者事先应告诉患者该测验的具体时间，对于有分测验的心理测验，也应根据有关时限的操作语执行。

（三）测验结果的报告

1. 综合分析

①应根据心理测验的特点进行分析，并且考虑到测验存在误差，测得的分数应作为一个范围而不是一个确定的点。

②不能对某一次的测验结果轻易下结论，还应考虑到测验前的特征、测验情境及患者生理状态等情况。

③测验数据要全面，包括常模的资料，测验的信度、效度等。

④不同的测验之间不能直接进行比较。

2. 分数报告时的注意事项

①不要将分数直接告知患者，而应告诉他们测验分数的解释和建议，以免引起不必要的误解。

②避免使用专业术语。尽量用非技术性的措辞来解释测验分数及其所代表的意义，必要时确认对方是否听懂。

③要确保患者明白该测验的目的和意义或是知道即将预测什么。

④明确告知患者测验所使用的比较对象是何种群体，即拿他和什么团体作比较。

⑤告知患者应如何理解和运用这个测验分数。

⑥做好必要的思想工作，防止过低或过高的测验分数影响患者的自我认知，从而影响他的行为。

⑦鼓励患者积极参与分数的解释工作，由于患者对自己各个阶段的熟知，他可能会提出一些问题以确定分数的解释，这时应多鼓励并观察其反应，从而更好地诠释该测验的结果。

第四节　常用心理测验和量表

一、智力测验

（一）斯坦福—比奈智力量表（Stanford – Binet 智力量表）

该量表的最早版本为"比奈—西蒙量表"，是由法国心理学家比奈（A. Binet）和咨询师西蒙（T. Simon）于 1905 年编制而成的。1908 年，比奈修订了比奈—西蒙量表，删掉了不合适的测验项目，增加了一些新的测验项目，总计达到 59 个项目。在此次修订中，他将测验成绩用"智力商数（智商）"表示，并建立了常模，这是心理测验史上的一个创新。

斯坦福—比奈智力量表则是美国斯坦福大学教授推孟（L. Terman）在 1916 年对"比奈—西蒙智力量表"进行修订而成的，它不但对每个测题的实施程序及评分方法作出了详细的说明和规定，而且首次引入了比率智商的概念，以 IQ 作为比较人聪明程度的相对指标，使智力分数能在不同年龄间进行比较，从而进一步发展和完善了比奈以智龄评定智力的方法。1937 年发表了第二个修订本，含有两套等值的测验，即 L 型和 M 型。1960 年在第三次修订中又将两个等值测验合并成一套，称作 L – M 型。该量表将以前的比率智商换成了以均数为 100，标准差为 16 的离差智商。1972 年发表修订后的常模，作者认为新的常模比 1937 年的常模更能反映时代文化发展对智力的影响。1986 年公布第四次修订版，量表共包含 15 个分测验，可以评定 4 个认知领域，即言语推理、抽象/视觉推理、数量推理和短时记忆。

测验以个别方式进行，通常幼儿不超过 30 ~ 40 分钟，成人不多于 90 分钟。测验先从稍低于被试实际年龄组的项目开始，如果在这组内有任一项目未通过则降到更低一级的年龄组继续进行，直至某组全部项目都通过，这一年龄组就作为该被试智龄分数的"基础年龄"；然后再依次实施较大的各年龄组，直至某组的项目全部失败为止，此年龄组则为该被试的"上限年龄"。

（二）中国比奈测验

自从比奈—西蒙量表在全世界广泛传播以来，我国心理学家就试图将该测验本土化。

1924 年，我国心理学家陆志韦对斯坦福—比奈智力量表（1916 年）进行了修订，称作中国比奈—西蒙智力测验，适用于江浙一带。1936 年，陆志韦和吴天敏教授又对中国比奈—西蒙智力测验进行了第二次修订，使其同样适用于北方。1979 年，吴天敏主持了第三次修订，1982 年完成《中国比奈测验》。该测验共有 51 道题（见表 7 - 1），由易到难排列，均印在指导手册上。每项代表四个月智龄，每岁三个项目，采用离差智商的计算方法来求 IQ。中国比奈测验必须通过个别施测，并且要求评测者必须受过专门训练，对量表相当熟悉且有一定经验，能够严格按照测验手册中的指导语进行施测。该测验适用于 2～18 岁被试（在临床中称为患者），农村和城市被试共用一套试题。

为了节约测验时间，吴天敏在《中国比奈测验》的基础上又编制了《中国比奈测验简编》，由 8 个项目组成，一般只需 20 分钟即可完成测试。

表 7 - 1　中国比奈测验

1. 比圆形	18. 找寻数目	35. 方形分析（二）
2. 说出物名	19. 找寻图样	36. 记故事
3. 比长短线	20. 对比	37. 说出共同点
4. 拼长方形	21. 造语句	38. 语句重组（一）
5. 辨别图形	22. 正确答案	39. 倒背数目
6. 数纽扣 13 个	23. 对答问句	40. 说反义词（二）
7. 问手指数	24. 描画图样	41. 拼字
8. 上午和下午	25. 剪纸	42. 评判语句
9. 简单迷津	26. 指出谬误	43. 数立方体
10. 解说图画	27. 数学技巧	44. 几何形分析
11. 找寻失物	28. 方形分析（一）	45. 说明含义
12. 倒数 20 至 1	29. 心算（三）	46. 填数
13. 心算（一）	30. 迷津	47. 语句重组（二）
14. 说反义词（一）	31. 时间计算	48. 校正错误
15. 推断情景	32. 填字	49. 解释成语
16. 指出缺点	33. 盒子计算	50. 区别词义
17. 心算（二）	34. 对比关系	51. 明确对比关系

（三）韦克斯勒智力量表（Wechsler 智力量表）

韦克斯勒智力量表是美国心理学家韦克斯勒（D. Wechsler）在 1939 年到 1981 年的 40 多年间所编制的系列智力量表的总称。它们分别是：1988 年修订的韦克斯勒学龄前期和学龄初期智力量表（简称 WPPSI – R），此量表适用于 3 岁到 7 岁 3 个月的儿童；1991年修订的韦克斯勒儿童智力量表（简称 WISC – Ⅲ），此量表适用于 6 岁到 16 岁的儿童和青少年。1997 年修订的韦克斯勒成人智力量表（简称 WAIS – Ⅲ），此量表适用于 16 岁到74 岁的成人。这三个量表分别在 70 年代末和 80 年代初引入国内，主要由中南大学湘雅医学院龚耀先修订。

1. 测验的分类

量表中设计了 11 个分测验，共分为两类，一类是语言，另一类是操作。其中，理解、算术、背数、类同、填图、词汇等取自比奈测验；常识、数字符号、图片排列等取自陆军测验；拼图、积木图案等取自特纳—帕特森操作测验。具体如下：

（1）知识

韦克斯勒认为，智商越高的人兴趣越广泛，好奇心越强，所以获得的知识就越多。故此测验主要测量人的知识广度、一般的学习及接受能力、对材料的记忆及对日常事物的认识能力。例如，一天中什么时候影子最短？

（2）领悟

此测验主要测量判断能力、运用实际知识解决新问题的能力以及一般知识。该测验对智力的 G 因素负荷较大，与知识测验相比，受文化教育程度影响小，但记分难以掌握。例如，城市里为什么要有交通警察？

（3）算术

此测验主要测量数学计算的推理能力及主动注意的能力。该能力随年龄增长而发展，故能考察智力的发展，同时对预测一个人未来的心智能力很有价值。例如，6 角钱一尺布，3 元 6 角钱可买几尺布？

（4）相似性

此测验设计用来测量逻辑思维能力、抽象思维能力与概括能力，是测量 G 因素的很好的指标。例如，你看斧头和锯子有什么相似的地方？

（5）数字广度

此测验主要测量人的注意力和短时记忆能力。它包括顺背和倒背两个部分。顺背最多由 12 位数字组成，倒背最多由 10 位数字组成，每一部分按从易到难排列。研究表明，数字广度测验对智力较低者测的是短时记忆能力，但对智力较高者实际测量的是注意力，且得分未必会高。

（6）词汇

本测验主要测量人的言语理解能力，与抽象概括能力有关，同时能在一定程度上了解其知识范围和文化背景。研究表明，它是测量智力 G 因素的最佳指标，可靠性很高。但其记分较麻烦，评分标准较难掌握，实施时间也较长。

（7）数字符号

该测验主要测量一般的学习能力、知觉辨别能力及灵活性，以及动机强度等。该测验与工种、性别、性格和个人缺陷有关，不能很好地测量智力的 G 因素，但具有记分快、不受文化程度影响的特点。

（8）图画填充

此测验主要测量人的视觉辨认能力，以及视觉记忆与视觉理解能力。填图测验有趣味性，能测量智力的 G 因素，但它易受个人经验、性别、生长环境的影响。

（9）木块图

该测验主要测量辨认空间关系的能力、视觉结构的分析和综合能力，以及视觉—运动协调能力等。在临床上，该测验对于诊断知觉障碍、注意障碍、老年衰退具有很高的效度（见图 7-1）。

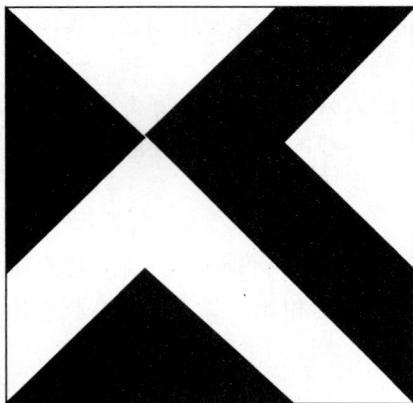

图 7-1　木块图测验图例

（10）图片排列

此测验主要测量分析综合能力、观察因果关系的能力、社会计划性、预期力和幽默感等。它也可以测量智力的 G 因素，可作为跨文化的测验。但此测验易受视觉敏锐性的影响。

（11）图形拼凑

此测验主要测量处理局部与整体关系的能力、概括思维能力、知觉组织能力以及辨别能力。在临床上，此测验可了解被试的知觉类型，他对尝试错误方法所依赖的程度，以及对错误反应的应对方法。此测验与其他分测验相关较低，并对被试的鉴别力不甚高。

2. 操作注意事项

第一，在操作修订韦氏量表时，一定要按本量表的标准程序进行。这些程序在手册中均有规定，所以采用此量表的人员，一定要阅读手册。除非在临床应用时，因某些特殊情况，可适当进行变动。

第二，主试者必须受过进行个别和团体测验的训练，掌握本量表的测量技术——提问技术。包括鼓励回答的技巧、书写回答格式、记分方法、记分标准、原始分（粗分）换算标准分（量表分）的方法、计算智商的方法、对结果作解释等。

第三，测验材料要有组织，以方便测验时取用，才能得心应手，不致紊乱，不影响进行时间。主试者井井有条，被试才能操作自由；主试者忙乱不堪，则会对被试的操作带来不良影响。

第四，测验时间要选择恰当，这是与被试建立良好协调关系所必需的。被试应在精力充沛、身体舒适、没有急事的时候来接受测验。

第五，主试者应努力取得被试的合作，尽量使他们保持对测验的兴趣，以下一些鼓励语言往往是有效的。例如，"好"，"这不花你许多时间吧"。

3. 测验的记分

本测验题一律为二级评分，即答对给 1 分，答错为 0 分。被试在这个测验上的总得分就是他通过的题数，即测验的原始分数。

本测验的量表分数是先将被试的原始分数换算为相应的百分等级，再将百分等级转化为 IQ 分数。例如，一个 16 岁城市儿童测得原始总分为 55 分，先查百分等级常模表得 55 分相应的百分等级为 70，再查智商常模表得百分等级 70 的 IQ 为 108。

（四）瑞文标准推理测验

瑞文标准推理测验（SPM）是由英国心理学家瑞文于 1938 年编制的非言语智力测验。它的主要任务是要求被试根据一个大图形中的符号或图案的规律，将某个适当的图案填入大图形的空缺中（如图 7 - 2）。

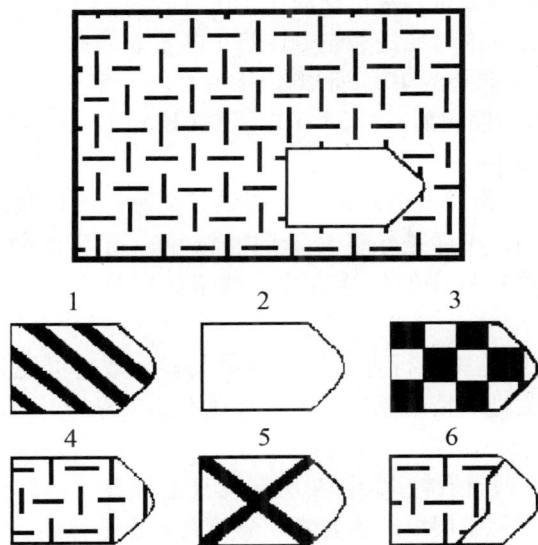

图 7 - 2　瑞文标准推理测验题例

瑞文标准推理测验测量的是智力的 G 因素，尤其是与人的解决问题，清晰知觉、思维，发现和利用自己所需信息以及有效地适应社会生活的能力有关。一般认为，该测验测量的是卡特尔提出的"液体智力"，即智力结构中最一般的因素，一种先天的能力。

它的优点是适用的年龄范围广，测验对象不受文化、种族和语言的限制，因此具有文化公平性。而且它既可个别施测也可团体施测。

国内目前采用的瑞文标准推理测验是由张厚粲教授于 1985 年修订后的中国城市版。

SPM 包括 60 道题，分为 A、B、C、D、E 5 组，每组 12 题。A、B、C、D、E 这 5 组题目难度逐步增加，每组内的题目也由易到难排列，所用解题思路一致，而各组之间有差异。

A：反映知觉辨别能力（共 12 题）　　　B：反映类同比较能力（共 12 题）

C：反映比较推理能力（共 12 题）　　　D：反映系列关系能力（共 12 题）

E：反映抽象推理能力（共 12 题）

这五个方面得分的结构，有助于了解被试一定程度上的智力结构。

二、人格测验

（一）艾森克人格问卷

艾森克人格问卷（简称 EPQ）是英国伦敦大学心理系和精神病研究所艾森克教授编制的，他搜集了大量有关非认知方面的材料，通过因素分析归纳出三个互相成正交的维度，从而提出决定人格的三个基本因素：内外向性（E）、神经质（又称情绪性，N）和精神质（又称倔强、讲求实际，P），人们在这三方面的不同倾向和不同表现程度，便构成了不同的人格特征。艾森克人格问卷从几个个性调查发展而来，相对于其他以因素分析法编制的人格问卷而言，它所涉及的概念较少，施测方便，有较好的信度和效度，是国际上最具影响力的心理量表之一。目前该量表被广泛应用于医学、司法、教育和心理咨询等领域。一般把所测得的答案与评分标准对照进行记分，算出各量表的原始分，再根据常模换算出标准 T 分，平均分为 50，标准差为 10。所以 T 分在 43.3～56.7 之间为中间型；在 38.5～43.3 或 56.7～61.5 之间为倾向型；在 38.5 以下或 61.5 以上为典型型。

各量表的具体含义如下：

内外向（E）：分数高表示人格外向，可能是好交际、渴望刺激和冒险，情感易于冲动。分数低表示人格内向，可能是好静，富于内省，除了亲密的朋友之外，对一般人缄默冷淡，不喜欢刺激，喜欢有秩序的生活方式，情绪比较稳定。如题 1：你是否有广泛的爱好？

神经质（N）：反映的是正常行为，与病症无关。分数高可能是焦虑、担心，常常郁郁不乐、忧心忡忡，有强烈的情绪反应，以致出现不够理智的行为。如题 34：你是否担心将会发生可怕的事情？

精神质（P）：并非暗指精神病，它在所有人身上都存在，只是程度不同。但如果某人表现出明显程度，则容易发展成行为异常。分数高可能是孤独、不关心他人，难以适应外部环境，不近人情，感觉迟钝，对别人不友好，喜欢寻衅搅扰，喜欢干奇特的事情，并且不顾危险。如题 58：你是否认为人们为保障自己的将来而精打细算、勤俭节约所花费的时间太多了？

掩饰性（L）：测定被试的掩饰、假托、自身隐蔽，或者测定其社会性以及朴实、幼稚的水平。L 是效度量表，与其他量表的功能有联系，但它本身代表一种稳定的人格功能。

以上三个维度中，内外向个性维度首先是荣格根据精神动力学理论提出来的。艾森克以实验室和临床依据为基础，研究 E 因素与中枢神经系统的兴奋、抑制的强度之间的相关，N 因素与植物性神经的不稳定性之间的相关。艾森克认为遗传不仅对 E 和 N 因素有强烈影响，而且也与 P 维因素有关。艾森克认为，正常人也具有神经质和精神质，高级神经的活动如果在不利因素影响下向病理方面发展，神经质可以发展成为神经症，精神质可以发展成精神病。因此，神经质和精神质并不是病理的，不过有些精神病和罪犯是在前者的基础上发展起来的。

（二）卡特尔 16 种人格因素测验（简称 16PF）

16PF 是卡特尔经过几十年的系统观察，根据其人格特质理论，用因素分析统计法编制而成的。卡特尔认为人的行为之所以具有一致性和规律性，就是因为每一个人都具有根源特质。为了测量这些根源特质，他首先从各种字典和有关心理学、精神病学的文献中找出约 4 500 个用来描述人类行为的词汇，从中选定 171 项特质名称，让大学生应用这些名称对同学进行行为评定，因素分析后最终得到 16 种人格特质。卡特尔认为这 16 种特质代表着人格组织的基本构成。

该测验是自陈量表，优点是高度结构化，实施简便，计分、解释都比较客观、容易。但也存在缺点：①被试常因情境的改变而作出不同的反应，测验的信度不如智力测验等认知性测验。②由于人格特质难以定义，个体行为总是受到情境与人格的交互作用的影响。③被试对问卷的回答不一定能反映其真实情况。④反应定势和反应风格影响测验结果。反应定势是指被试有意或无意地改变其在测验上的反应，从而塑造出一种内心中希望出现的形象，这种形象并不能代表被试的真实情况。如"社会赞许性"的表现，即被试在测验上有依社会所期望、赞许的行为方式作答的倾向。反应风格则是指当测验的刺激或意义并不明显，或当被试不知如何反应时所使用的某种特别的反应方式。如在一项要求以"是"或"否"回答的问卷上，被试常常会有以"是"作答的默认倾向。

卡特尔 16 种人格因素测验广泛适用于各类人员，对被试的职业、级别、年龄、性别和文化等方面均无特殊限制。与其他同类测验相比较，它能测量更多方面的人格特质，比较可靠，可广泛应用于心理咨询、人才选拔等领域。适用于 16 岁以上者（初三及以上程度）及成年人。它包括 187 个项目，分为 16 个因素，其名称及字母代号见表 7 - 2。

表 7 - 2　16 种人格因素的名称及其字母代号

代号	因素名称	代号	因素名称	代号	因素名称	代号	因素名称
A	乐群性	F	兴奋性	L	怀疑性	Q_1	实验性
B	聪慧性	G	有恒性	M	幻想性	Q_2	独立性
C	稳定性	H	敢为性	N	世故性	Q_3	自律性
E	恃强性	I	敏感性	O	忧虑性	Q_4	紧张性

（三）明尼苏达多相人格调查表（MMPI）

明尼苏达多相人格调查表（简称 MMPI），是 20 世纪 40 年代初由美国哈塞维格（S. R. Hathawag）及麦金莱（J. C. Mckinley）编制的。世界上有许多国家和地区都把它译成本民族的文字。它被广泛应用于人类学及医学的研究。我国对 MMPI 进行了研究和修订，从 20 世纪 70 年代末开始，已形成了一个中国版本和常模。MMPI 的目的是试图对人的人格特点提供客观的评价。测验为 399 题及 566 题两种，选用中国 MMPI 量表协作组的中国常模，主要确定十个与临床有关的指标及五个研究量表指标。MMPI 采用的是自我评估形式的题目，实际上是 550 题，因为加了 16 个重复内容的题目，所以变成 566 题。题目的内容范围很广，包括身体各方面的情况（如神经系统、心血管系统、消化系统和生殖系统等情况），精神状态以及对家庭、婚姻、宗教、政治、法律和社会等的态度。MMPI 实施时要求被试根据自己的真实情况对所有题目作出"是/否"的回答。本测验适用于年满 16 岁、初中以上文化水平及没有什么生理缺陷影响测验结果的人群。

三、评定量表

目前在临床和心理卫生工作中存在着许多评定量表，与心理测验有一定的相似点。它们都得以一定的心理原则为指导，不过量表所用的测验材料不需特殊保密，操作起来比心理测验更简便，应用也更广泛。

（一）症状自评量表（SCL - 90）

该量表是由德罗盖第斯（L. R. Derogatis）于 1975 年编制，是进行心理健康状况鉴别及团体心理卫生普查时实用、简便而有价值的量表。该量表包括 90 个项目，包括感觉、思维、情感、行为、人际关系和生活习惯等内容，可以评定一个特定的时间，通常是评定一周以来的心理健康状况。该量表包括躯体性、强迫症状、人际关系敏感、抑郁、焦虑、敌对、恐怖、偏执、精神病性和其他等 10 个症状因子，每个因子反映某方面心理症状（见表 7 - 3）。

SCL - 90 除了自评外，也可以作为医生或护理人员评定病人症状的一种方法。它具有内容多、反映症状丰富、能准确刻画来访者自觉症状等优点。它分为五级评分（0—4级），0 = 从无（自觉无该项症状问题），1 = 轻度（自觉有该项问题，但发生得并不频繁、严重），2 = 中度（自觉有该项症状，其严重程度为轻到中度），3 = 相当重（自觉常有该项症状，其程度为中到严重），4 = 严重（自觉常有该项症状，频度和程度都十分严重）。

表 7 - 3　SCL - 90 的结构及意义

因子（最高分/项目数）	题号	意义
躯体化（48/12）	如：1 头痛；4 头昏或昏倒；12 胸痛；27、40、42、48、49、52、53、56、58，共 12 项	反映主观的躯体不适感
强迫（40/10）	如：3 头脑中有不必要的想法或字句盘旋；10 担心自己的衣饰整齐及仪态的端正；9、28、38、45、46、51、55、65，共 10 项	反映与强迫观念、行为有关的症状
人际关系敏感（36/9）	如：6 对别人求全责备；21 同异性相处时感觉害羞不自在；34、36、37、41、61、69、73，共 9 项	反映人际交往障碍，如自卑、不自在、社交时焦虑不安等

（续上表）

因子（最高分/项目数）	题号	意义
抑郁（52/13）	如：5 对异性的兴趣减退；14 感到自己的精力下降，活动减慢；15、20、22、26、29、30、31、32、54、71、79，共13项	反映心境不佳、悲观失望、对生活无兴趣，甚至形成自杀观念
焦虑（30/10）	如：2 神经过敏，心里不踏实；17 发抖；23、33、39、57、72、78、80、86，共10项	反映烦躁不安、紧张敏感及躯体征象等
敌对（18/6）	如：11 容易烦恼和激动；24 自己不能控制地大发脾气；63、67、74、81，共6项	从思维、情感及行为三方面来反映病人的敌对表现
恐怖（21/7）	如：13 害怕空旷的场所或街道；25 害怕单独出门；47、50、70、75、82，共7项	反映对空旷场地、高空、人群、社交场合等恐怖的症状
偏执（18/6）	如：18 感到大多数人都不可信任；8、43、68、76、83，共6项	反映投射性思维、猜疑、妄想、被动体验等精神病症状
精神病性（30/10）	如：7 感到别人能控制自己的思想；16 听到别人听不到的声；35、62、77、84、85、87、88、90，共10项	反映幻听、思维播散、被洞悉感等反映精神分裂症状的项目
其他（21/7）	如：19 胃口不好；44 难以入睡；59、60、64、66、89，共7项	主要反映睡眠和饮食情况

总分为 90 项得分之和，因子分则为因子粗分/因子项目数。总分能反映病情严重程度，也能反映病情演变；阳性项目数及阳性项目均分，也可在一定程度上代表其病情的严重性。因子分可反映症状群特点，反映靶症状群的治疗效果。

（二）医学应对问卷（简称为 MCMQ）

心身医学希望了解不同疾病的病人是否存在不同的应对策略，使用不同的应对策略是否影响疾病的进程？菲费尔（Herman Feifel）等编制的医学应对问卷（Medical Coping Modes Questionnaire，MCMQ）是为数不多的针对病人的应对量表，国内初步将其试用于癌症、手术、慢性肝炎和妇科病人，显示有一定的分析意义。该问卷简明、扼要，所包含的三类应对策略——"面对（或斗争）"、"回避"和"屈服（或接受）"符合人们面临危险事件时的基本反应方式，也容易解释。

（三）自评抑郁量表和抑郁状态问卷

自评抑郁量表（简称 SDS）是由威廉·张（William W. K. Zung）于 1965 年编制的，用于衡量抑郁状态的轻重程度及其在治疗中的变化。

内容：SDS 和 DSI 分别由 20 个陈述句和相应问题条目组成。每一条目相当于一个有关症状，按1—4级评分。20个条目反映抑郁状态四组特异性症状：①精神性—情感症状，包含抑郁心境和哭泣两个条目；②躯体性障碍，包含情绪的日间差异、睡眠障碍、食欲减退、性欲减退、体重减轻、便秘、心动过速、易疲劳八个条目；③精神运动性障碍，包含精神运动性迟滞和激越两个条目；④抑郁的心理障碍，包含思维混乱、无望感、易激惹、犹豫不决、自我贬值、空虚感、反复思考自杀和不满足，共八个条目。

评分方法：每一个条目均按1、2、3、4四级评分。请受试者仔细阅读每一条陈述句，或检查者逐一提问，根据最适合受试者情况的时间频度圈出1（从无或偶尔），或2（有时），或3（经常），或4（总是如此）。20个条目中有10项（第2、5、6、11、12、14、16、17、18和20）是用正性词陈述的，为反序计分，其余10项是用负性词陈述的，按上述1—4顺序评分。SDS和DSI评定的抑郁严重度指数按下列公式计算：抑郁严重度指数＝各条目累计分/80（最高总分）。指数范围为0.25~1.0，指数越高，抑郁程度越严重。

评价：SDS和DSI为一短程自评量表和问卷，操作方便，容易掌握，能有效地反映抑郁状态的有关症状及其严重程度和变化，特别适用于综合医院以发现抑郁症病人。SDS的评分不受年龄、性别、经济状况等因素影响。如受试者文化程度较低或智力水平稍差不能进行自评，可采用DIS由检查者进行评定。SDS及DIS在国外已广泛应用。我国于1985年译成中文，首先用于评价抗抑郁药米那匹林治疗抑郁症的疗效和抑郁症的临床研究。

（四）克内兹（Conners）儿童行为问卷

克内兹（Conners）氏量表应用至今约有20年历史，是筛查儿童行为问题（特别是多动症）用得最为广泛的量表。主要有三种问卷：父母问卷、教师问卷及父母—教师问卷。本量表使用范围为3~16岁儿童。根据所选用的不同版本的量表，评定应由经过一定培训的被试儿童父母、教师或评估员担任。

父母问卷原有93个条目（1970年），1978年修订为48条，采用四级评分法（0分、1分、2分、3分）。这48条可归纳为六个因子，即品行行为、学习问题、心神障碍、冲动—多动、焦虑和多动指数，基本上概括了儿童常见的行为问题，其信度、效度已经过广泛的检验，能满足一般需要。

（五）社会功能缺陷筛选量表（简称SDSS）

SDSS来源于WHO制定试用的功能缺陷评定量表（DAS，1978年，该量表于1988年正式出版）。该量表主要用于评定社区精神病人的社会功能缺陷程度，是进行精神医学调查中较为常用的评定工具。但该量表不适合于住院期间的评定，因为它主要评定各种社会角色功能，来进行筛查，或用来评价社区的治疗或康复效果。该量表有10条评定内容。采用3级评分：无异常或仅有不引起抱怨或问题的极轻微缺陷、确有功能缺陷以及有严重的功能缺陷。

（六）护士用住院病人观察量表（简称NOSIE）

该量表是由临床护士依据对住院病人病情纵向观察，对病人的行为障碍、病情的演变及治疗效果进行客观评定，为临床治疗、护理及精神药理学研究提供科学依据。由荷尼戈特德（Honigteld G）等于1965年编制，为80项版本，广泛应用的为30项版本，简称为

NOSIE-30。

注意事项：最好由经过量表评定训练的护士任评定员，并且最好是病人所在病室的护士，根据对病人的连续观察进行评定。量表作者原先规定评定的时间范围为以往3天，但可以根据研究和临床的需要自行规定。原先还规定需有两名评定员独立评分，这也可以根据实际的需要灵活掌握。

结果评定：在NOSIE中，每项为一描述性短语，如肮脏、对周围环境有兴趣、自觉抑郁、沮丧等。本量表为频度量表，按照具体现象或症状的出现频度，采用0—4分5级进行评分。0分为无，1分表示有时是或有时有，2分是较常发生，3分是经常发生，4分则是几乎总是如此。

本量表适用于住院的成年精神病人，特别是慢性精神病人，包括老年期的痴呆病人，是护士用精神科量表中最普遍的一种。

（七）A型行为类型问卷

A型行为又称"A型性格"，是多见于冠心病人并与冠心病发病有关的行为类型。这一类型的行为者的主要特点有：①过分努力地工作，有雄心和强烈的竞争意识；总是处于时间压力下，从来不满足于工作的进度，总是试图在最短的时间内完成尽可能多的工作；②对过去的成就总不满意，不断地为自己确立新的更高的奋斗目标，并为此不懈努力，宁愿牺牲娱乐和家庭生活；③没有耐心，对人常怀有敌意。

A型行为者对环境有不寻常的控制需要，特别易于受到不可控制的生活和工作情境的威胁。然而，人生中充满各种突发性事件，一个人不可能完全控制生活环境。A型行为者特别难以接受这一点，总是试图对环境实施控制。可见这种行为是以一个人的遗传素质为基础，在社会文化环境的影响下逐渐形成的。许多调查性研究证实了A型行为者同冠心病之间的联系。实验室研究发现，在受到威胁时，A型行为者的植物神经系统和内分泌系统有过度激活的倾向，血中肾上腺素和去甲肾上腺素水平升高。这些生理活动虽然不能直接地引起冠心病，但却可间接地造成动脉硬化，从而导致心脏病。A型行为者可以通过一些标准化的会谈检查或自我报告式的心理测验而加以评定或识别，在我国，目前已有由张伯源等编制的"A型性格问卷"。

本章总结

本章阐述了心理评估的概念与功能，分别介绍了心理评估的方法（观察法、访谈法、问卷法和心理测验法），并重点介绍了心理测验法的相关应用。心理评估的理论与方法在临床应用中以临床患者为主要评估对象，它能有助于甄别重度心理危机：快捷、迅速、可操作性强的评估，能及时快速地从群体中甄别出有严重心理危机的个体。它也可以区分心理干预等级：以心理评估标准为基础，能区分患者心理反应的轻中重及对应的心理干预等级，从而减少心理护理的盲目性。它还能提供心理护理实施依据：把握患者的心理状态（轻中重），深入分析其影响因素（如疾病认知、就医环境、社会支持和人格特征等）。但心理测验或量表有一定的局限性，不能将量表结果绝对化，需综合其他方法和观察结果，综合而定。

案例分析

对于刘女士这样的心身疾病的患者，应该首先判断出与生理疾病的差别，然后运用心理治疗的方法对其心理因素进行干预，从而有效控制病情。具体来说，可尝试使用SCL－90症状自评量表排查，看看在躯体性、强迫症状、人际关系敏感、抑郁、焦虑、敌对、恐怖、偏执和精神病性等9个症状因子里有无突出的症状因子得分。

从数据上粗略看出刘女士的心理健康状况，根据具体情况选择相应的量表作进一步判断，或建议刘女士到相关的心理科室进行心理治疗或咨询。

推荐资料 >>>

1. 推荐书籍：郭念锋的《国家职业资格培训教程 心理咨询师（三级）》

该教程在内容上力求体现"以职业活动为导向，以职业能力为核心"的指导思想，突出职业培训特色。书中阐述的"心理测验技能"较清晰、具体地对一些常用量表或测验的使用进行了指导，操作性强。

2. 推荐书籍：汪向东的《心理卫生评定量表手册（增订版）》

本书包括心理卫生综合评定量表、生活质量与主观幸福感测查、应激及相关问题评定、抑郁及相关问题的评定、孤独的评定等15章内容。它是心理咨询、心理测验研究工作者的必备工具书。

>>

目标检测

一、单项选择题

1. 心理评估的方法有观察法、访谈法、心理测验法和（   ）。

    A. 访问法　　　B. 计算法　　　　　C. 咨询法　　　　D. 体验法　　　　E. 问卷法

2. 好的心理测验必须符合（   ）。

    A. 信度高，效度低　　　B. 信度低，效度高　　　　　C. 常模选一类型即可

    D. 信度高　　　E. 信度低，效度低

3. 下列哪项最适用于评定个体整体心理健康状况（   ）。

    A. SCL－90　　　B. MCMQ　　　C. SDS　　　　D. SAS　　　　E. SDSS

4. 心理测验按所测心理品质可分为（   ）。

    A. 智力测验和个别测验　　B. 团体测验和文字测验　　C. 情绪测验和应激测验

    D. 客观测验和投射测验　　E. 特殊能力测验、人格测验

5. 瑞文标准推理测验属于（   ）。

    A. 特殊能力测验　　　　B. 人格测验　　　　　C. 言语测验

    D. 智力测验　　　　　　E. 口头测验

二、思考题

1. 讨论应选择哪几种心理测验来评估患者的心理状态。

2. 在解释心理测验结果时，应注意哪些事项？

（胡　洁）

第八章　心理咨询与心理治疗

学习目标

1. 理解心理咨询及心理治疗的概念及对象
2. 辨别心理咨询与治疗的适用范围
3. 掌握行为主义、认知心理治疗方法
4. 理解催眠、意象对话、沙盘游戏等心理治疗方法

案例思考

　　王先生，45岁，是一大型公司的部门经理。一天，正在会议上发言的王先生突然毫无征兆地晕倒了。王先生立即被送往医院急救，经医生诊断，王先生患有高血压。经过一段时间的治疗后，王先生的病情稳定了。张护士向王先生介绍了高血压患者在生活中的饮食、运动等方面的注意事项，并告诉他，高血压属于心身疾病，也就是心理社会因素对王先生的疾病有着重要的影响。因此，可以通过心理治疗的方法来影响王先生的心理因素，从而达到缓解症状、治疗疾病的目的。

　　思考：

　　1. 为何要对王先生这样的心身疾病患者开展心理治疗工作？

　　2. 本章介绍了各种心理治疗的方法，请在学习之后，为王先生制订合适的心理治疗方案。

第一节　心理咨询与心理治疗概述

一、心理咨询与心理治疗概述

（一）心理咨询概述

　　心理咨询是由心理咨询师运用心理学以及相关知识，遵循心理学原则，通过心理咨询的技术与方法，帮助求助者（求助者又可称为受助者或来访者）解决心理问题的过程。心理咨询一般以个体为对象，要求得到帮助，接受心理咨询的人员，一般被称为来访者、求助者或受助者。心理咨询中的来访者基本上属于心理正常的人。个体心理的不调和、不适应会导致心理的痛苦和不安，而这些问题可通过外界的心理咨询来加以消除。

　　个体如果产生了心理问题，能适当地运用应激应对机制、心理防御机制加以调整，就

可能取得一定的效果，使心理问题得以缓解，否则可能就会产生心理扭曲现象；这种扭曲如果被压抑到潜意识中去，并和欲望结合起来，便会形成一种人格的不适应状况；如果扭曲的人格不能很好地得到调整，便会进一步产生人格障碍。因而心理咨询起着帮助个体调整人格和预防心理障碍的作用。

（二）心理治疗概述

心理治疗是指由经过专门训练的专业人员运用心理学的相关理论和技术，改善、矫正或消除患者的不正确的认知活动、情绪障碍、异常行为和由此引起的各种身体症状的治疗过程。

心理治疗首先要进行环境的调整（环境包括个人的主观环境和客观环境）；其次是进行人格的调整；最后是行为的改善。这些调整都属于心理治疗。心理治疗的目的是帮助患者消除心理障碍，恢复心理健康。

二、心理咨询的分类和范围

（一）心理咨询的分类

1. 发展心理咨询和健康心理咨询

根据心理咨询的内容，心理咨询可以分为发展心理咨询和健康心理咨询。发展心理咨询帮助人们在人生的各个阶段，挖掘潜能、认识自我，使自我发展与环境变化能协调适应。健康心理咨询是对个体因各类应激事件引起焦虑、紧张、恐惧、抑郁等情绪，或者因各种挫折引发的行为问题所进行的心理咨询。

2. 个体心理咨询和团体心理咨询

根据心理咨询的规模，心理咨询可分为个体心理咨询和团体心理咨询。个体心理咨询是心理咨询师着重帮助一位来访者解决个人心理问题的过程，双方是一对一的关系。团体心理咨询是心理咨询师与来访者是一对多或多对多的关系，由多位来访者在同一情境下接受心理咨询师的心理咨询。团体心理咨询是在团体情境中提供心理帮助与指导。它是通过团体内人际交互作用，促使个体在交往中观察、学习、体验，认识自我、探讨自我、接纳自我，调整和改善与他人的交往，学习新的态度与行为模式，以促进个人的、发展良好的、生活适应的助人过程。在罹患同一种疾病的患者中所组织的团体辅导小组也是团体心理咨询的一种形式。例如，癌症患者组成的癌症康复小组在心理咨询师引导下进行的心理援助活动，就是在医护心理领域中常用的一种团体心理咨询。

3. 门诊心理咨询和其他心理咨询

根据心理咨询的途径，心理咨询可分为门诊心理咨询、现场心理咨询、信函心理咨询、网络心理咨询、专栏心理咨询和电话心理咨询。门诊心理咨询是在精神病医院、综合医院和专业心理咨询中心等场所开展的、由心理咨询师与来访者面对面进行的心理咨询，是心理咨询中最为常见、规范和有效的途径。现场心理咨询是指心理咨询师在学校、城乡社区、家庭、医院病房、事故或灾难救援等现场，对来访者提出的各种心理问题给予咨询帮助。现场咨询对那些存在一般心理问题，但本人由于各种原因又不能到门诊咨询的人员较为适合。现场咨询因场所、环境及时间限制，心理咨询效果较难保障。信函心理咨询是以通信的方式所进行的心理咨询。心理咨询师根据来访者来信描述的情况或提出的问题，以通信方式解答疑难，进行指导。但来访者的来信较难全面反映问题，与心理咨询师没有互动交流，心理咨询师不能全面深入地了解情况，较难通过信函解决问题。网络心理咨询是通过互联网的方式使得心理咨询师对来访者进行心理咨询，与信函心理咨询优缺点相似。咨询专栏心理咨询是指针对公众关心的一些较为普遍的心理问题，通过报纸、杂志、电台、电视台、门户网站、微博、微信等传播媒介进行专题讨论和答疑。电话心理咨询是心理咨询师利用电话给来访者进行劝告和安慰的咨询形式，这种形式对于处理心理危机有很好的效果。其优点是快捷、方便、保密性强。但由于缺乏心理咨询师与来访者之间面对面的直接交流，难以进行准确的心理评估，限制了心理咨询师的干预能力。因此，在上述几种心理咨询的途径之中，门诊心理咨询较为符合心理咨询的程序和规范，是心理咨询中最主要、最有效的途径和方法。

（二）心理咨询的范围

1. 发展心理咨询

①优生与优育：生殖与避孕及产后的心理和情绪调适，孕妇心理状态、行为活动及生活环境等对胎儿的影响，有关胎教的内容、婴幼儿的早期教养等。

②儿童心理咨询：儿童的早期智力开发、儿童发展中的心理和行为问题、儿童的情绪、行为问题。

③青春期心理咨询：青春期的身心发育、社会适应不良、性心理困惑、异性交往及情绪问题等。

④青年心理咨询：有关青年的成才教育、择业、择偶及人际关系调适，成就动机、自我实现和现实条件冲突，独立性和依赖性的矛盾，恋爱婚姻心理等。

⑤中年心理咨询：工作及家庭负荷、人际关系、情绪失调、子女教育、家庭结构调整、情感及婚姻问题和更年期综合症等。

⑥老年心理咨询：社会角色的再适应，空巢家庭、家庭关系、衰老和丧偶等的心理调节，疾病、死亡的威胁等。

2. 社会心理咨询

①人际交往心理咨询：人际交往障碍、人际关系的处理问题、社会角色的扮演和社会训练等。

②婚恋心理咨询：择偶心理、恋爱的社会冲突、单相思、失恋、三角恋、夫妻角色调适、婚外恋、离婚、再婚和性生活调适等。

③家庭心理咨询：家庭成员的角色适应、子女教育、夫妻和谐相处等。

④求学与就业心理咨询：学校适应、学习困难、提高学习效率、考试焦虑、职业选择、能力与兴趣分析和职业定向等。

⑤不良行为方式的心理咨询：不良处事方式的调整等。

⑥性心理咨询：性角色培养、性关系调适、性教育和性指导等。

⑦司法犯罪心理咨询：犯罪动机、犯罪心理、被害人心理和证人心理等。

3. 临床心理咨询

各种急、慢性疾病的患者的心理调节、角色适应等。

4. 其他类

其他类的心理咨询包括管理心理咨询、商业心理咨询、工业心理咨询、环境心理咨询、运动心理咨询和军事心理咨询等。

三、心理治疗的分类和范围

(一) 心理治疗的分类

1. 按实施对象范围划分

按实施对象范围划分，可以分为个别心理治疗、团体心理治疗和家庭心理治疗。个别心理治疗是心理治疗师与求助者以一对一形式进行的心理治疗，它是一种普遍应用的心理治疗方式；团体心理治疗是把有同类问题的求助者组织起来进行心理治疗；家庭心理治疗是以家庭作为干预单位，通过会谈、行为作业及其他非语言技术消除心理问题，促进个体和家庭系统功能的一类心理治疗方法。

2. 按理论基础划分

按理论基础划分，可以分为各种不同理论流派基础上产生的心理治疗方法。根据精神分析学派理论基础产生的精神分析疗法、根据行为主义学派理论基础产生的行为主义疗法、根据人本主义学派理论基础产生的患者中心疗法和根据认知学派理论基础产生的认知疗法。

3. 按治疗手段划分

按治疗手段划分，可以分为言语治疗、情景治疗和改变行为的治疗。言语治疗是通过言语改变患者的心理活动；情景治疗是利用某些情景作用于患者以达到治疗目的；改变行为的治疗强调通过改变患者的行为方式进行心理治疗。

4. 按患者意识范围划分

按患者意识范围划分，可以分为觉醒治疗、半觉醒治疗和催眠治疗。三者分别对应患者在清醒状态下、意识范围相对狭窄情况下及催眠状态下进行的心理治疗。

(二) 心理治疗的范围

1. 社会适应不良

心理正常的人在生活中遇到难以适应的环境和各种应激事件，从而导致适应困难，出现自卑、自责、自伤和退缩等严重心理或行为问题以及各种躯体症状，此时可接受心理治疗。

2. 各类行为问题

常见行为问题包括性心理和性行为障碍、人格障碍、成瘾行为、冲动攻击性行为与自杀行为等，可选择使用有关心理治疗技术进行心理治疗。

3. 各类神经症

各种神经症，如焦虑症、强迫症和神经衰弱症等，在接受药物治疗的同时，也应当接受心理治疗。

4. 心理生理障碍和心身疾病

心理生理障碍，如厌食、失眠、偏头痛等，心理因素对这些障碍的发生起到了重要的作用。因此，心身疾病的患者在病情得到控制时，应将心理治疗和身体治疗并重。心理治疗对心身疾病的康复有较好的促进作用。

四、心理咨询与心理治疗的原则和注意事项

（一）心理咨询与心理治疗的原则

1. 中立原则

中立原则主要指的是心理咨询师与心理治疗师在心理援助的过程中，应保持价值观的中立，不要用自己的价值是非观去判断求助者的言行。例如，求助者告诉心理咨询师或心理治疗师，自己有偷窃他人东西的行为时，心理咨询师或心理治疗师不能对求助者的此种行为进行批判。

2. 保密原则

在心理咨询或心理治疗的过程中，求助者透露给心理咨询师或心理治疗师的所有信息，心理咨询师或心理治疗师都应当完全保密。保密原则使得求助者的隐私能得到较好的保护。保密原则是心理咨询与治疗工作中最重要的原则。保密原则也有例外，这种不给予保密的情况主要是涉及求助者有伤害自己或危害他人等情况。

3. 综合原则

求助者希望解决的问题往往比较复杂。任何心理问题或心理障碍的产生往往是生物、心理、社会因素相互作用的结果，而各种心理治疗方法都有各自的优势与劣势，因而在心理咨询与治疗过程中可以采用多种流派的心理治疗方法进行综合治疗。

4. 自愿原则

自愿原则是指求助者每一次的心理咨询或心理治疗都是按照自己的意愿主动进行的，他人不能以任何形式强迫求助者接近或维持心理咨询或心理治疗。这一原则也被称为"来者不拒，去者不追"原则。

5. 感情限定原则

求助者与心理咨询师或心理治疗师之间关系的确立是心理咨询或心理治疗工作顺利开展的关键，但这也是有限度的。如果心理咨询师或心理治疗师与求助者接触过密，不仅容易使求助者过于了解心理咨询师或心理治疗师的内心世界和私生活，阻碍求助者的自我表现，也容易使心理咨询师或心理治疗师该说的不能说，从而失去客观公正地判断事物的能力。

（二）心理咨询与心理治疗的注意事项

1. 心理咨询与治疗应区分适合及不适合的咨询与治疗对象

根据我国2013年修订的《精神卫生法》规定，心理咨询人员不得从事心理治疗或者精神障碍的诊断、治疗。心理咨询人员发现接受咨询的人员可能患有精神障碍的，应当建议其到符合法律规定的医疗机构就诊。专门从事心理治疗的人员不得从事精神障碍的诊断，不得为精神障碍患者开具处方或者提供外科治疗。

一般来说，神经症、人格障碍、行为障碍、心身疾病、性心理异常及处在缓解期的某些精神障碍等属于心理治疗范围。而与心理社会因素有关的各种适应性心理问题，以及心

理教育与发展等更适合开展心理咨询。

心理治疗的禁忌症包括急性精神病发作期、严重的内源性抑郁、轻躁狂、器质性精神障碍、严重的反社会性人格障碍和严重消极自杀等情况。上述情况都不适合心理治疗。另外，求助者与心理咨询师或心理治疗师存在着私人关系也不适宜进行心理咨询或心理治疗，可转介给其他心理咨询师或心理治疗师。

2. 心理咨询与心理治疗需要长期的过程

大多数心理问题的解决并不是一次、两次就能解决的。一般心理问题需要 4 ~ 6 次的心理咨询才有可能解决。而心理治疗根据心理障碍的严重程度需要的时间更长，具体的时间长达几个月，甚至可能超过几年。在整个过程中，还要不断地根据求助者的情况调整心理治疗的目标与方法。

3. 心理咨询与心理治疗的求助者应是主动求助

心理咨询与心理治疗不是他人用来改变求助者的工具。不论在医院环境还是在家庭环境，家人或者其他人强迫患者进行心理咨询与心理治疗，想改变患者的性格或想法，都是不可取的做法。因为求助者主动来心理咨询与心理治疗，是取得治疗效果的关键之一。

那些缺乏心理咨询与心理治疗动机且在他人反复做工作后仍缺乏动机的求助者，是不适宜做心理咨询与心理治疗的。因为在心理咨询与心理治疗过程中，心理咨询与心理治疗效果的取得最主要的还是靠求助者自身的努力。

五、心理咨询与心理治疗的异同

（一）相似点

①两者所依据的理论是一致的，所采用的方法也是相同的。
②两者都强调与求助者建立良好的人际关系。
③两者遵循的原则——自愿、中立、保密等是一致的。
④两者都希望达到使求助者改变和成长的目的。

（二）不同点

心理咨询与心理治疗的主要区别可见下表。

心理咨询与心理治疗的主要区别

	心理咨询	心理治疗
工作对象	在适应和发展方面发生困难的正常人	神经症、心身疾病及心理障碍等患者
处理问题	日常生活中的人际关系问题、职业选择等方面的问题	某些神经症、心理障碍、行为障碍及心身疾病等
所需时间	需要一次至数次，少数可达十几次	需要数次、数十次不等，有的需要数年

（续上表）

	心理咨询	心理治疗
意识深度	涉及意识深度较浅，大多在意识层面进行	某些方法涉及潜意识层面，重点在于重建患者的人格
场所	大多在非医疗环境中开展	一般在医疗环境中进行

第二节　心理咨询程序与技术

一、心理咨询程序

（一）建立咨询关系、收集资料

通过摄入性会谈、观察与记录、心理测验等方法收集来访者的资料。资料的内容主要包括：来访者的一般情况，如姓名、性别、年龄、职业、文化程度、民族、宗教信仰、婚姻状况和经济状况等；来访者面临的主要问题，包括自我心理评估、心理与躯体方面的主要症状、最迫切想要解决的问题；围绕来访者的主要心理问题的背景资料，必要时可进行心理测验及其他检查。

（二）分析诊断、制订咨询方案

根据收集到的资料，与来访者进行分析和讨论，弄清问题的实质，找出造成心理困扰的主要原因，并做出诊断。然后咨询师以简明的语言把自己对问题的了解和判断反馈给来访者。通过与来访者讨论，达成共识，共同建立咨询目标，并制订出一个切合实际、行之有效的咨询方案。

（三）解决问题阶段

这是心理咨询的关键阶段，主要任务是心理咨询师应用心理学的方法和技术帮助来访者缓解情绪、改变心态、减轻或消除症状。在心理咨询的问题解决阶段，来访者并不是一个被动接受咨询的角色，而是在心理咨询师的帮助下，与心理咨询师共同讨论，找出解决问题的办法。来访者需要自己进行分析比较，并确定适合自己的解决问题的方法。

（四）巩固成效、结束咨询

心理咨询师对整个咨询过程作简洁明确的小结，帮助来访者回顾咨询的要点、检查咨询目标的达成情况，使来访者对自己的情况有更清楚的认识，对自己在咨询过程中所受的启发和领悟记忆更加深刻，巩固咨询效果。同时，也可进一步理清咨询师的思路，反思自己的咨询工作。

二、心理咨询技术

（一）建立良好的咨询关系

咨询关系是指心理咨询师与来访者之间的相互关系。任何心理咨询学派的理论与方法，都必须以良好的咨询关系为平台，所以，建立良好的咨询关系是心理咨询的核心内容。

咨询关系的建立受到心理咨询师与来访者的双重影响。就来访者而言，其咨询动机、合作态度、期望程度、自我觉察水平、行为方式以及对心理咨询师的反应等，会在一定程度上左右咨询关系。就心理咨询师而言，其咨询态度对咨询关系的建立和发展具有更为重要的影响。心理咨询师的尊重、热情、真诚、共情和积极关注等态度对咨询关系有重要影响。

1. 尊重

这是指对来访者接纳的态度，心理咨询师要接受对方，能包容对方不同的观点、习惯等。尊重意味着把来访者作为有思想感情、内心体验、生活追求和独特性与自主性的活生生的人去对待。尊重来访者，不仅是心理咨询师职业道德的起码要求，也是助人的基本条件。尊重，应当体现对来访者现状、价值观、人格和权益的接纳、关注和爱护。

尊重来访者，其意义在于可以给来访者创造一个安全、温暖的氛围，使其最大程度地表达自己。恰当地表达尊重，关键在于做到以下几点：尊重意味着完整接纳、一视同仁、以礼待人、信任对方、保护隐私，并以真诚为基础。

2. 热情

热情与尊重相比，与来访者的距离更近。尊重是以礼待人，平等交流，富有理性的色彩，而热情则充满了浓厚的感情色彩。仅有尊重而没有热情，咨询之间会显得有些公事公办；尊重和热情两者结合，才能情理交融，感人至深。热情应体现在咨询的全过程，从来访者进门到离去，心理咨询师都应热情、周到，要让来访者感到自己受到了最友好的接待。

心理咨询师的热情可以体现在以下几个方面：来访者初次来访时应适当询问，表达关切；注意倾听来访者的叙述；咨询时耐心、认真，不厌其烦；咨询结束时，送别来访者使其感受到温暖。

3. 真诚

真诚是指在咨询过程中，心理咨询师以"真正的我"出现，没有防御式伪装，不把自己藏在专业角色后面，不带假面具，不是在扮演角色或例行公事，而是表里一致、真实可信地置身于与来访者的关系之中。心理咨询师的真诚可以成为打开来访者紧闭的心灵大门的钥匙。真诚可以帮助心理咨询师了解来访者的情况，促进来访者的自我探索，也能发展咨询关系。

然而，真诚的表露在操作时有一定难度。应该注意：真诚不等于说实话；真诚不是自我发泄；真诚应实事求是；真诚应适度。真诚是内心的自然流露，不是靠技巧所能获得的，真诚建立在对人有乐观的看法、对人有基本的信任、对来访者充满关切和爱护的基础上，同时也建立在接纳自己、自信谦和的基础上。

4. 共情

共情是指体验别人内心世界的能力。缺乏共情容易使咨询过程出现以下问题：来访者认为心理咨询师不理解、不关心自己，因而会感到失望，减少甚至停止自我表达；心理咨询师没有进入来访者的参照框架而过多地立足于自己，会表现出不耐烦、反感甚至批评，这会使来访者受到伤害。

正确理解和使用共情，应当注意以下几点：心理咨询师应走出自己的参照框架而进入来访者的参照框架；表达共情要因人而异，对于情绪反应强烈、寻求理解愿望强的来访者应给予更多的共情；表达共情要善于使用躯体语言；表达共情要善于把握角色，心理咨询师应体验求助者的内心"如同"体验自己的内心，但不能忘记自己心理咨询师的角色，不能失去客观性；表达共情应考虑到来访者的特点和文化背景。

5. 积极关注

积极关注是对来访者的言语和行为的积极面予以关注，从而使来访者拥有正向的价值观。积极关注涉及对人的基本认识和基本情感。凡是助人的工作，首先必须抱有一种信念，即受助者是可以改变的。他们身上总会有这样那样的长处和优点，每个人都有潜力存在，都存在着一种积极向上的成长动力，通过自己的努力、外界的帮助，每个人都可以比现在更好。这一观点对于心理咨询师来说非常重要。所有有效的咨询框架都被认为可以使来访者发生积极、正向的改变。

积极关注不仅有助于建立咨询关系，促进沟通，而且本身就具有咨询效果。尤其对那些自卑感强或因面临挫折而"一叶障目不见泰山"者，心理咨询师的积极关注往往能帮助他们全面地认识自己和周围，看到自己的长处、光明面和对未来的希望，从而树立信心，消除迷茫。在有效地使用积极关注的过程中，要实事求是，避免盲目乐观，也不要过分消极。

（二）参与性技术

心理咨询师常使用参与性技术，澄清问题，启发和引导来访者自我探索。常用的参与性技术包括倾听、询问、鼓励和重复技术、内容反应、情感反应、具体化、参与性概述、非言语行为的理解与把握。

1. 倾听

倾听是心理咨询的第一步，是建立良好咨询关系的基本要求。倾听既可以表达对来访者的尊重，同时也能使对方在比较宽松和信任的氛围下诉说自己的烦恼。倾听时，心理咨询师要认真、有兴趣、设身处地地听，并适当地表示理解，不要带有偏见，更不要对来访者做价值评判。对来访者讲的任何内容不要表现出惊讶、厌恶、奇怪、激动或气愤等神态，而是予以无条件地尊重和接纳。可以通过言语和非言语来对来访者的倾诉做出反应，比如，"哦"、"嗯"、"是的"、"然后呢"等，以及点头、目光注视、微笑等。

倾听不但要听懂来访者通过言语、表情、动作所表达出来的东西，还要听出来访者在交谈中所省略的和没有表达出来的内容或隐含的意思，甚至是来访者自己都不知道的潜意识。正确的倾听要求心理咨询师以机警和共情的态度深入到来访者的感受中去。

2. 询问

询问包括开放式询问和封闭式询问。开放式询问通常使用"什么"、"如何"、"为什么"、"能不能"、"愿不愿意"等词来发问，让来访者就有关问题、思想、情感给予详细的说明。一般带"什么"的询问往往能获得一些事实、资料。例如，"你为解决这个问题做了些什么呢？"带"如何"的询问往往牵涉到某一件事的过程、次序或情绪性的事物，如，"你是如何看待这件事？"不同的询问用词可能导致不同的结果。

使用开放式询问时，应重视把它建立在良好的咨询关系基础上，离开了这一点，就可能使来访者产生一种被询问、被窥探、被剖析的感觉，从而产生阻抗。同一句话，因咨询关系不同，会产生截然不同的效果。有些询问涉及一些敏感的隐私问题，尤其要注意询问的方式。询问是咨询的需要，而不是为了满足好奇心或窥探隐私的欲望。

封闭式询问通常使用"是不是"、"对不对"、"要不要"、"有没有"等词，而回答也是"是"、"否"式的简单答案。这种询问常用来收集资料并加以条理化，澄清事实，获取重点，缩小讨论范围。若过多地使用封闭式询问，就会使来访者陷入被动回答之中，其自我表达的愿望就会受到压制。因此，在心理咨询中，通常把封闭式询问与开放式询问结合起来，这样效果更好。

3. 鼓励和重复技术

鼓励指直接重复来访者的话，或仅以某些词语如"嗯"、"讲下去"、"还有吗"等，以强化来访者叙述的内容并鼓励其进一步讲下去。鼓励除促进会谈继续外，另一个功能则是通过对来访者所述内容的某一点、某一方面作选择性关注而引导来访者的会谈朝着某一方向作进一步深入。

例如，一位来访者说："我开始服用治疗的药物已经半年了。可我家人有不同意见，我父亲说可以服用这药物，而母亲说，是药三分毒，坚决反对我服药。为此我感到很烦恼。不知应该如何处理？"心理咨询师选择以"你不知怎么办才好"作为重复或许是最好的，因为一方面抓住了来访者现状的核心，理解来访者，另一方面鼓励了来访者对其困扰的问题作更进一步的描述和分析。一般，来访者长篇大论地描述其困惑的最后一个主题，往往有可能是最重要的，可对此做出鼓励。

4. 内容反应

内容反应，也称释义或说明，是指心理咨询师把来访者的主要言谈、思想加以综合整理，再反馈给来访者。心理咨询师选择来访者所叙述的实质性内容，用自己的语言将其表达出来，最好是引用来访者言谈中最有代表性、最敏感的、最重要的词语。释义使得来访者有机会再次剖析自己的困扰，重新组合那些零散的事件和关系，深化会谈的内容。

此外，心理咨询师以简明的方式反馈来访者的思想，有助于来访者更清晰地做出决定。如前面的例子，心理咨询师可以这样释义："你认为服药有助于缓解病情，父亲也认同，但你的母亲不赞成，因为她认为药物具有较强副作用，是这样吗？"释义使来访者所述内容提要更加明朗化。

5. 情感反应

情感反应与上述的释义很接近，但有所区别，释义着重于来访者言谈内容的反馈，而情感反应则着重于来访者的情绪反应。情绪往往是思想的外露，经由对来访者情绪的了解，可进而推测出来访者的思想、态度等。

情感反应最有效的方式是针对来访者现在的而不是过去的情感。情感反应最大的功用就是捕捉来访者瞬间的感受。但有时这种针对此刻的情感反应可能会对来访者冲击太大，反而不如以过去的经验作为情感反应的对象为宜。

6. 具体化

具体化指心理咨询师协助来访者清楚、准确地表述他们的观点、所用的概念、所体验到的情感以及所经历的事件。不少来访者所叙述的思想、情感、事件常常是模糊、混乱、矛盾和不合理的。这些常常是引起来访者困惑的重要原因之一，同时也使问题变得越来越复杂，纠缠不清。

当来访者出现以下情况时，心理咨询师可采取相应的"具体性"对策。一是问题模糊时。当来访者用一些含糊的、笼统的字眼谈到自己的问题时，比如"我觉得我真倒霉！"、"我感到绝望了！"等，就会被自己所界定的这种情绪笼罩，陷入困扰之中。这时心理咨询师可以通过询问，让来访者对问题进行详细的说明，心理咨询师就可以了解来访者所说的"倒霉"、"绝望"是怎么回事。二是过分概括。引起来访者心理困扰的另一个原因是过分概括化，即以偏概全的方式。比如，把对个别事件的意见上升为一般性的结论，把对事的看法发展到对人，把有时演变为经常，把过去扩大到现在和未来，这就需要予以澄清。最后一种情况是概念不清。同样一句话、一个概念、一个词，其含义各人理解会不同，甚至相距甚远。有位来访者叙述自己得了神经衰弱，担心会影响学习、损害健康，会休学，甚至发展为精神病。心理咨询师问他有何症状，来访者回答睡不着。心理咨询师又问他要过多长时间才能睡着，他回答说要半小时左右。此外，来访者就没有其他的症状了。而神经衰弱是他自己诊断的，因为他听说睡不着就是神经衰弱。之后，他去医院辩论，医生也没多问，听他自己说是神经衰弱，就开了点镇静安神的药。于是他就更觉得是神经衰弱了。此时，心理咨询师应当对其解释神经衰弱的含义、症状、诊断标准，以解决他的心理压力。

7. 参与性概述

参与性概述指心理咨询师把来访者的言语和非言语行为综合整理后，以提纲的方式再对来访者表达出来。参与性概述可使来访者再一次回顾自己的所述，并使面谈有一个喘息的机会。

参与性概述可用于一次面谈结束前，可用于一个阶段完成时，也可用于一般情况下。只要认为对来访者所说的某一内容已基本清楚就可作一小结性的概述。

另外，在参与性技术中，对非言语行为把握的重点在于对非言语行为的观察和理解。

（三）影响性技术

影响性技术是指在心理咨询过程中，对来访者实施干预的方法。影响性技术包括面质、解释、指导、情感表达、内容表达、自我开放和影响性概述。

1. 面质

面质又称质疑、对质、对峙、对抗和正视现实等，是指心理咨询师指出来访者存在的矛盾。来访者身上存在的矛盾主要有言行不一致、理想与现实不一致、前后言语不一致、咨询意见不一致。

心理咨询需要面质，但使用时务必谨慎、适当。过分小心、害怕使用面质，对来访者的成长不利。而过分使用，则有可能伤害来访者的感情，影响咨询关系，甚至导致咨询失败。在使用面质技术时，要有事实根据，避免个人发泄及攻击，并要以良好咨询关系为基础，面质要和支持结合起来使用。

2. 解释

解释即运用某一理论来描述来访者的思想、情感和行为的原因、实质等。解释与释义的差别在于，释义是从来访者的参考框架来说明来访者表达的实质性内容，而解释则是在心理咨询师的参考框架上，运用自己的理论和人生经验来为来访者提供一种认识自身问题以及认识自己和周围关系的新思维、新理论、新方法。

在进行解释时，心理咨询师首先应了解情况，把握准确，否则解释势必偏离。同时应明确自己想解释的内容是什么，若对此也模糊不清或前后矛盾，则解释效果较差。再者要把握对什么样的人在什么时间运用什么理论解释最好。影响解释效果的因素并非是单一的，它不仅取决于掌握知识的多少，还在于灵活地、熟练地、创造性地在实践中运用知识的程度。

3. 指导

指导即心理咨询师直接地指示来访者做某件事、说某些话或以某种方式行动。指导是影响力最明显的一种技巧。使用指导性技巧时，心理咨询师应十分明确自己要对来访者指导些什么以及效果怎样，叙述应清楚，要让来访者真正理解指导的内容。同时，不能以权威的身份出现，强迫来访者执行，若来访者不理解、不接受，效果就会差甚至无效，还会引起反感。

4. 情感表达

心理咨询师告知自己的情绪、情感活动状况，让来访者明白，即为情感表达。情感表达与情感反应有所不同。前者是心理咨询师表达自己的喜怒哀乐，而后者是心理咨询师反映来访者叙述中的情感内容。心理咨询师的情感表达既可以针对来访者，如"我觉得你很坦然"；也可以是针对自己的，如"我很抱歉没有听清你刚才说的话"；或者针对其他的事物，如"我喜欢与人交朋友"等。

心理咨询师做出情感反应，其目的是为来访者服务的，而不是为了反应而反应，或者为了自己的表达、宣泄。因此，其所表达的内容、方式应有助于心理咨询的进行。

5. 内容表达

内容表达是指心理咨询师传递信息、提出建议、提供忠告、给予保证、进行褒贬和反馈等。其实咨询过程中各项影响技巧都离不开内容表达，都是通过内容表达起作用。广而言之，指导、解释、影响性概述、自我开放等都是一种内容表达。

内容表达与内容反应不同，前者是心理咨询师表达自己的意见，而后者则是心理咨询师对来访者的叙述的反馈。

6. 自我开放

自我开放又称自我暴露、自我表露，是指心理咨询师提出自己的情感、思想、经验与来访者共同分享。它与情感表达和内容表达十分相似，是二者的一种特殊组合。

自我开放一般有两种形式，一种是心理咨询师把自己对来访者的体验感受告诉来访者。若感受是积极正面的，则为正信息，如"对于你刚才的坦率，我非常高兴"。一般来说，正信息能使来访者受到鼓励，但传达的正信息必须是实际的、适度的、真诚的，不然会适得其反。若感受是消极的、反面的，则为负信息，如："你迟到了20分钟，我觉得有些不愉快。或许你有什么原因，你能告诉我吗？"传达负信息的自我开放时，应注意到它可能会产生的负面作用，也就是说，不能只顾自己表达情绪而忽视了体谅来访者的心情。

第二种形式的自我开放是心理咨询师暴露与来访者所谈内容有关的个人经验。例如，

"你所提到的做身体检查前紧张，我以前也有体验。每到体检前，我就开始烦躁不安"。心理咨询师借助于自我开放来表明自己理解并愿意分担来访者的情绪，促使其更多地自我开放。

7. 影响性概述

心理咨询师将自己所叙述的主题、意见等经过组织整理后，以简明扼要的形式表达出来，即为影响性概述。影响性概述可使来访者有机会重温咨询师所说的话，加深印象，亦可使心理咨询师有机会回顾讨论的内容，加入新的资料，强调某些特殊内容，提出重点，为后续交谈奠定基础。

影响性概述与参与性概述不同，前者概述的是心理咨询师表达的观点，而后者概述的是来访者叙述的内容。影响性概述既可在面谈中使用，也可在结束时使用。

第三节　常用心理治疗方法

一、支持性心理治疗

（一）概述

支持性心理治疗是心理治疗中最基本的方法之一，是指治疗者在心理治疗过程中提供的支持构成了心理治疗的主要内容。其适应范围较广，各种心理疾病、心身疾病和躯体疾病都常以支持治疗作为治疗的基础。

支持性心理治疗的理论基础是心理动力学理论。心理治疗的目标是维护或提升求助者的自尊感，最大限度地提高求助者的适应能力。支持性心理疗法是心理护理中应用最为广泛的方法，在临床上多用于因为担心病情而情绪焦虑、抑郁的患者。下面以此类患者为例来解释说明支持性心理治疗的操作方法。

（二）操作方法

1. 倾听

鼓励患者倾诉对自己的感受、对疾病的认识，存在的情绪危机和心理因素，心理治疗师应耐心倾听患者诉说，对他们的痛苦给予高度的重视和同情。在倾听的过程中不仅可以进一步了解和掌握患者存在的心理问题和心理障碍，患者还可以宣泄负性情绪，释放内心的痛苦，由此感受到心理治疗师的真诚关心和理解，拉近心理距离。在倾听的过程中不要随便打断患者谈话，最好通过非语言方式如目光、表情、动作等身体语言给予鼓励，并表示同情和理解。

2. 解释

就是用通俗的语言实事求是地向患者说明道理，讲清问题的原因、性质、程度及处理方案等，从而帮助他们解除顾虑，缓解或消除紧张、焦虑情绪，使患者树立信心，积极配合治疗。解释之所以能起支持作用，就在于能消除患者因对疾病无知而带来的心理压力。

3. 鼓励

主要在患者情绪低落、悲观失望、缺乏自信心、有较强自卑感时进行，通过鼓励帮助患者振作精神、树立信心，提高与疾病作斗争和应付危机的能力。鼓励需要长期进行，如能结合生活中的实际问题和情景，效果会更好。鼓励一定要针对患者的具体情况，不要鼓励患者去做他实际办不到的事，这样会起反作用。

4. 保证

保证是治疗者客观明确地说出疾病的可能预后，以唤起患者的希望。保证之所以能起支持作用，是因为能消除患者的各种疑虑，使其放弃自己的错误判断，从焦虑紧张、束手无策中走出来。保证不能信口开河、轻易许诺，否则患者会对治疗者失去信任。

5. 指导

指导是指心理治疗师直接指点和示意患者做什么、怎么做，以减轻疾病引起的心理压力。指导之所以能起支持作用，是由于能够帮助患者掌握处理问题的合适办法和必要能力。指导一定要明确、肯定并具有可行性。

6. 改善环境

环境指的是患者的社会环境，主要是人际关系。改善患者的环境就是改善不利于患者心理问题解决的生活环境，加强其人际沟通，帮助患者去除人际关系中的不利因素，如指责、吵架、过多关心某些症状等，帮助患者增添某些新的有利因素，如多聊天、家属关心等。

支持性心理治疗的方法是灵活多样的，模式并非完全固定。

二、精神分析疗法

（一）概述

精神分析疗法是由弗洛伊德创立的。精神分析疗法的理论基础是精神分析理论，包括潜意识理论、人格结构理论、性本能理论和自我防御机制等。精神分析疗法以精神动力学理论为基础，主张通过内省的方式，以自由联想、精神疏泄和分析解释的方法，把压抑在潜意识中的某些幼年时期的精神创伤或痛苦的体验挖掘或暴露出来。从中发现焦虑根源，启发并帮助求助者彻底领悟而重新认识它，从而改变原有的病理模式，重建自己的人格，达到治疗目的。

精神分析疗法能缓解心身疾病的临床症状，也能找到焦虑、抑郁等情绪的症结所在，从而改善情绪。精神分析疗法可以对癔症、强迫症、恐惧症等神经症，以及性变态进行治疗。精神分析疗法对被治疗者有一定的要求，要求被治疗者受过适当的教育，能理解医护人员的解释和说明。有幻觉、妄想和严重行为紊乱的精神患者是不能用精神分析疗法进行治疗的。精神分析疗法持续的时间相对较长。

（二）操作方法

1. 自由联想

自由联想法是弗洛伊德于 1895 年创造的。这种方法是让受助者很舒适地躺着或坐好，把自己想到的一切都讲出来，不论其如何微不足道、荒诞不经、有伤大雅，都要如实报告出来。在自由联想过程中，心理治疗师的任务是鉴别与解析潜意识中被压抑的事件和与受助者有关联的资料。

2. 释梦

弗洛伊德认为梦是通向潜意识的曲折道路。人在梦境中，防御能力比较低，一些被压抑的潜意识就会通过梦境显露出来。通过对梦的分析，可以有助于捕捉到压抑情绪的症结。心理治疗师通过对梦境的分析，找到求助者潜意识与意识之间的冲突，从而解决其心理问题。

精神分析疗法总结出来的梦的主要工作机制有以下几种：

（1）象征

即用一种中性事物来代替一种忌讳的事物，可避免引起梦中自我的痛苦或创伤。例如，用细长、尖锐、蛇虫等象征阴茎；用进食象征性行为。

（2）移置

指在梦中将对某个对象的情感（爱或恨）转移和投向另一个对象方面去。例如，一位神经症男青年梦到一位穿黑色衣服的陌生中年妇女，开始他冲过去拥抱她，继而对她进行了残酷的攻击。经过分析发现，梦中这位中年妇女实际是他的母亲，梦到这些行为是因为在其童年，父亲病死后，她抛弃了他，嫁人离去。

（3）凝缩

指在梦中将内心所爱或恨的几个对象，凝缩成一个形象表现出来。最生动的例子是《红楼梦》中贾宝玉游太虚幻境时梦到与警幻仙子的仙妹成亲，这位美女的形象就是他所爱的三个女性的意象经过凝缩而构成的。

（4）投射

指在梦中将自己某些不好的愿望与意念，投射于他人，而减轻对自我的谴责。例如，一位考生梦见他的同学考试作弊，还让他一起偷看。经过分析，其实是这位考生自己想在考试时作弊。

（5）变形

指在梦中将潜意识的欲望或意念用其他甚至相反的形式表现出来。例如，一富家子弟，在其父亲病重后患了焦虑性神经症，他梦见父亲病愈又能掌握家务了。经过分析，他的潜意识中盼望父亲早死的不孝意念受到超我的严厉压抑，通过"反相形成"而产生了"父亲病愈"的"反"梦。

（6）二次加工

指做梦者在梦醒过程中，往往会无意识地对自己的梦进行修改加工，使它比较有次序或合乎逻辑一些；或者将梦中最有意义的东西反而置于次要或不显著的位置。

三、行为疗法

（一）概述

行为疗法又称行为矫正或学习疗法。行为疗法的理论基础是经典条件反射、操作条件反射和社会学习理论。它是根据行为学习及条件反射理论，消除和纠正异常并建立一种新的条件反射和行为的治疗方法。行为疗法认为一切心理失常现象都是后天习得的行为，所以这种治疗方法的理论基础是学习理论，治疗对象是外显行为，目的是修改不良现象的行为模式，主要方法是控制外部行为模式，进而重建或恢复良好的行为模式。

（二）操作方法

1. 放松训练

放松训练在应对紧张、焦虑等负性情绪当中有着很好的效果。早在古代，人们就发现焦虑可以通过身体放松得以缓解，像中国的气功、印度的瑜伽，都有使身心放松的功效。放松训练既可以单独使用，以克服一般的身心紧张和焦虑，又可以合并到其他技术（如系统脱敏、情绪想象）中使用，以治疗有焦虑症状的障碍。

放松训练在实际操作中有以下几种方法：

（1）想象放松法

要求在安静的环境下，求助者放松地坐着或躺着，闭上眼睛，然后按照带有暗示语的指导进行想象。例如，"我感到温暖沉重，呼吸缓慢而深沉"、"心脏把暖流送到全身，全身感到温暖轻松"。

（2）深呼吸放松法

求助者轻松地坐好或站好，放松肩部，闭上眼睛，然后慢慢地进行深呼吸。要求注意力集中于呼吸动作，深深地吸进，缓缓地呼出，反复呼与吸，直到放松。

（3）渐进性放松法

这是最常用的一种放松方法。让求助者找到一个自己感觉舒服的姿势，如可以选择靠在沙发上或躺在床上。周围环境要求安静，光线要柔和，尽量减少可能给受助者带来影响的无关刺激。指导语应当用肯定、低沉但有力的语气说出。具体的内容可以如下：

"现在，我们来学习如何使自己放松。为了做到这一点，我先让你体验紧张，然后再放松，因为只有知道了紧张的感觉，才能更容易体验出什么是放松的感觉，从而学会如何保持这种感觉。"

"好，现在先体验一下肌肉紧张的感觉。（治疗者用手握住求助者的手腕）请你用力弯曲前臂，与我的拉力形成对抗，请用力回收前臂，这时来体验肌肉紧张的感觉。"（持续约 10 秒）

"好，请你放松，不要用力，尽量放松，体验感受上的差别。"（停顿约 5 秒）

"刚才我们做的就是紧张放松的基本练习。下面逐步进行主要肌肉群紧张和放松的练习。首先从双手开始，然后是双臂、脚、下肢，最后是头部和躯干。请注意在缓缓深吸气时收缩肌肉，而放松肌肉时慢慢呼气。"（稍候一会）

"请你现在这样做……"

第一步："深深地吸进一口气，保持一会，再保持一会。"（约 10 秒）"好，请慢慢地把气呼出来，慢慢地把气呼出来。"（停一会）"现在我们再做一次。请你深深地吸进一口气，保持一会，再保持一会。"（约 10 秒）"好，请慢慢地把气呼出来，慢慢地把气呼出来。"（停一会）

第二步："现在，深吸气的同时伸出你的前臂，握紧拳头，用力握紧，注意你手的紧张感觉。"（约 10 秒）"好，缓慢呼气时放松，完全放松你的双手，体验放松后的感觉。你可能会感觉到沉着、轻松和温暖，这些都是放松的标志。请你注意这些感受。"（停一

会）"现在我们再做一次。"（同上）

第三步："现在，弯曲你的双臂，用力弯曲，绷紧双臂的肌肉，保持一会，感受双臂肌肉的紧张。"（约10秒）"好，放松，完全放松双臂，体会放松后的感受，注意这些感觉。"（停一会）"我们再做一次。"（同上）

第四步："现在，开始练习放松双脚。"（停5秒）"好，绷紧你的双脚，用脚趾抓紧地面，用力抓紧，用力，保持一会儿，再保持一会儿。"（约10秒）"好，放松，完全放松。"（停一会）"我们再做一次。"（同上）

第五步："现在，练习放松小腿的肌肉。"（停5秒）"请你将脚尖用劲向上翘，脚跟向下，紧压地面，绷紧小腿的肌肉，保持一会，再保持一会。"（停一会）"我们再做一次。"（同上）

第六步："现在，请注意大腿肌肉。"（停5秒）"请用脚跟向前向下压紧地面，绷紧大腿肌肉，保持一会，再保持一会。"（约10秒）"好，放松，完全放松。"（停一会）"我们再做一次。"（同上）

第七步："现在，注意头部肌肉。"（停5秒）"请绷紧额头的肌肉，皱紧额头，保持一会，再保持一会。"（约10秒）"好，放松，完全放松。"（停一会）"现在，请紧闭双眼，用力紧闭双眼，保持一会，再保持一会。"（约10秒）"好，放松，完全放松。"（停一会）"现在，请转动你的眼球，从上，到左，到下，到右，加快速度；好，停下来，放松，完全放松。"（停一会）"现在，请咬紧你的牙齿，用力咬紧，保持一会，再保持一会。"（约10秒）"好，放松，完全放松。"（停一会）"现在，请用力把头向后靠紧沙发，用力，压紧，用力，用力保持一会，再保持一会。"（约10秒）"好，放松，完全放松。"（停一会）"我们再做一次。"（同上）

第八步："现在，请注意躯干的肌肉群。"（停5秒）"请你往后扩展双肩，用力往后扩展，用力扩展，保持一会，再保持一会。"（约10秒）"好，放松，完全放松。"（停一会）"我们再做一次。"（同上）

第九步："现在，向上提起你的双肩，尽量使双肩接近你的耳垂，用力上提双肩，保持一会，再保持一会。"（约10秒）"好，放松，完全放松。"（停一会）"我们再做一次。"（同上）

第十步："现在，合紧你的双肩，用力合紧双肩，用力，保持一会，再保持一会。"（约10秒）"好，放松，完全放松。"（停一会）"我们再做一次。"（同上）

第十一步："现在，请抬起你的双腿，弯曲你的腰，用力弯曲腰部，用力，保持一会，再保持一会。"（约10秒）"好，放松，完全放松。"（停一会）"我们再做一次。"（同上）

第十二步："现在，紧张臀部肌肉，上提会阴，用力上提，用力，保持一会，再保持一会。"（约10秒）"好，放松，完全放松。"（停一会）"我们再做一次。"（同上）

休息2分钟，从头再做一遍。

结束语：

"这就是整个放松的过程。现在，你感受身上的肌肉，从下，向上，使每一组肌肉都处于放松状态。首先（慢），你的脚趾、脚、小腿、大腿、臀部、腰部、胸部，你的双手、双臂、脖子、下巴、你的眼睛，最后，你的额头，全部处于放松状态。"（约10秒）请注意，放松这种状态保持 1~2 分钟。

"好，当我从 1 数到 5 时，请你睁开眼睛，会感到平静安详，精神焕发。1—感到平静；2—感到平静安详；3—感到精神焕发；4—感到非常精神焕发；5—请睁开眼睛。"

渐进性放松训练注意事项：顺序要事先确定，一旦执行，不宜任意打乱。放松训练可由治疗者先教求助者做一遍，边示范边带求助者做，第二遍由治疗者发指令，求助者跟随执行，学会后由求助者自行练习，也可由治疗者提供指导训练的录音。通常每天练习 1~2 次，每次 15 分钟。

2. 系统脱敏疗法

系统脱敏疗法的基本原理是让一个之前可引起微弱焦虑的刺激，在求助者面前反复暴露，同时求助者以全身放松予以应对，从而使这一刺激逐渐失去引起焦虑的作用。系统脱敏法是利用交互抑制的原理来达到治疗目的。身体的肌肉放松状态与焦虑情绪状态是一种对抗过程，一种状态的出现必然会对另一种状态起抑制作用。

系统脱敏法的实施程序有以下三个步骤：

第一，确定恐怖或焦虑的等级值。根据引起症状的体验与多导生理记录仪或生物反馈仪的监测数据综合判断，将引起症状的相应情绪由弱到强排序。例如，恐蛇症患者的恐惧情绪是 0~4 级，相应的情绪是安静、看到蛇字、听到谈论蛇、见到真蛇、触及真蛇。

第二，放松训练。让患者学会放松训练，需要多次练习。每次历时半小时，每天 1~2 次，以达到全身肌肉能够迅速进入松弛状态为合格。

第三，要求患者在放松的情况下，由低至高的恐怖或焦虑等级层次进行想象或实际的脱敏训练。根据两种相反的情绪或行为不能同时并存，且可相互抵消的交互抑制论点，学习用放松的心身状态去克服恐惧、焦虑。

以想象脱敏为例，可以先由心理治疗师做口头描述，让求助者进行想象。从等级层次中最低的一个恐惧或焦虑事件开始。事先告诉对方，当他能清楚地想象此事时，便伸出一根手指向心理治疗师示意一下，并让求助者保持这一想象场景 30 秒左右。之后让求助者报告此时的主观恐惧或焦虑的等级分数。如果等级分数下降了，则在下次想象的时候可以比上一次略有延长，直到求助者对这一刺激事件不再感到焦虑或恐惧为止。然后再对下一个等级更高的焦虑或恐惧事件进行同样的脱敏训练，直到达到预先设定的目标。除了在门诊或治疗室完成脱敏外，还要带求助者或者安排相应的人员帮助求助者进入真实环境中去脱敏。

3. 冲击疗法

冲击疗法又称满灌疗法。它与脱敏疗法都是将求助者置于他所惧怕的情境中，但脱敏疗法是采取缓和的、逐步消除恐惧的方法，而冲击疗法是治疗开始即将求助者处于他最害怕的情境中，如果并没有真正可怕的事情发生，那么紧张、焦虑、不安便会明显减轻。例如，将怕水的孩子推入没有危险的浅水当中，由于他已在水中，又发现自己并没受到什么伤害，原来怕水的心理便会逐渐减轻以至消退。

一般来说，求助者只要在其所害怕的情境中待上 2 个小时，症状就会明显减轻，因此要劝说求助者坚持。本方法是对求助者的身体条件有要求的。为防止过度强烈的心身反应对原本有心血管疾病患者的危害，应用此方法前应严格地对求助者的身体做检查，尤其是心血管系统方面的检查。并且这种方法的整个过程要提前告诉求助者，征得求助者本人的同意，并要签订知情协议。在治疗进行时医生应在现场严格观察与适时终止。本法也可多次应用，逐渐延长暴露时间。

4. 厌恶疗法

厌恶疗法是将令求助者厌恶的刺激与对求助者有吸引力的不良刺激相结合形成条件反射，以消退不良刺激对求助者的吸引力，使症状消退。例如，在酒中加入戒酒药，使酗酒者饮用后痛苦地恶心呕吐，抵消了饮酒的快感，促进戒酒。

常用的厌恶刺激有电击法、橡皮筋法、氨水法、阿扑吗啡法和厌恶想象法等。由于此法是给求助者带来不愉快的体验，甚至是痛苦，因而应将此疗法作为其他疗法无效后的选择，而且应用前要征得求助者同意及配合。

5. 生物反馈疗法

生物反馈疗法是人借助于仪器认识自身在一般情况下不能被感知的微弱的生理信息变化，并学会有意识地调节控制的一种治疗。也就是通过学习来改变自己的内脏反应。生物反馈疗法作为一种心理生理的自我调节技术，现已得到广泛的应用，此法对于心身疾病的症状改善有较好效果。

目前利用生物反馈仪，通过认识、塑造、强化和条件反射等过程，人们可以有意识地控制自身的心率、血压、皮肤温度、胃肠蠕动、脑电波、肌肉活动、情绪紧张和汗腺的分泌等，几乎包括所有的身体功能活动，来达到防病治病的目的。生物反馈治疗作用可分为两大类：

一是减低生理活动：主要用于预防和治疗由于应激所引起的病变。例如，治疗心身疾病、情绪障碍、行为障碍等。在生物反馈的同时可结合应用放松训练、呼吸训练、自我暗示、想象技术等。

二是增强生理活动：主要用于神经肌肉的训练与新行为的建立。例如，治疗中风偏瘫、肢体再植、性功能障碍等。治疗时先结合放松训练，使情绪稳定和增强对自身内部信息的敏感性，再配合想象技术、作业疗法、物理治疗以及应激刺激等多种技术。

生物反馈是一种非药物治疗手段，它对医患双方都是个挑战。求助者要改过去被动治疗为主动积极地学习矫治自己的疾病。在治疗中反馈仪是学习的工具，医生是教练的角色。医生不仅要会使用仪器，还要帮助求助者学会自身调节，不仅在诊室中，在紧张的现实生活中也要能保持治疗效果。

6. 角色扮演

角色扮演常用于在个体心理治疗和团体心理治疗中改变求助者的不良行为和对求助者进行社交技能训练。角色扮演是一种对现实生活的重复，又是一种预演。角色扮演可以改变求助者旧有的不良行为，也可以学习新的适应性行为，并进而改变其对某一事物的看法。此种方法具有心理测评、培训成长和心理治疗三种功能。

在医院里，可以将相同疾病的患者组成治疗小组，进行团体心理治疗。角色扮演是团体心理治疗中一种效果较好的方法。角色扮演的步骤主要有以下几步：

①说明情境：求助者自己对其希望解决的、在日常生活中经常发生的某个事件进行介绍和说明。求助者需要对该事件的人物、事情的经过和场景进行描述。

②分配角色：可先由求助者本人扮演有问题需要解决的主角，心理治疗师或助手扮演事件中的另一个配角的角色。然后再由求助者本人扮演配角，其他人员扮演求助者本人。

③提出扮演要求：主角在扮演时要带着自己的问题去扮演，中途不能停顿说明，扮演结束后可以讨论说明；配角要尽快进入真实事件状态，给予真实反应。如果是团体咨询，则其他成员要注意观察，有问题要留待扮演结束之后再提问讨论。

④给予反馈信息：让参加的成员说出自己的感受，并进行讨论。

⑤模仿学习：求助者可以根据他人反馈进行第二遍或更多次数的角色扮演，模仿他人行为，开始建立新的适应性行为。

⑥结束时给予强化：在角色扮演结束时，心理治疗师对求助者在扮演中表现出来的新的适应性行为给予强化，并鼓励其将这种新的行为方式运用到现实生活中去。

四、合理情绪疗法

（一）概述

合理情绪疗法认为：任何人都不可避免地具有或多或少的不合理思维与信念，当人们按照这些非理性思维去思考和行动的时候则会产生情绪的困扰。合理情绪疗法的理论基础是情绪 ABC 理论。在情绪 ABC 理论模式中，A 是指诱发性事件；B 是指个体在遇到诱发事件之后相应而生的信念，即他对这一事件的看法、解释和评价；C 是指在事件发生之后，个体的情绪及行为的结果。情绪 ABC 理论认为：事件 A 本身并不是引起情绪反应或行为后果的原因，而人们对这个事件的看法 B 才是导致结果 C 的原因。例如，护士小李和小张遇见患者老王，主动与老王打招呼，老王没有理她们，径直走了。小李护士就想可能是自己护理工作没做好，老王对自己非常不满意。小张护士则认为是老王正在想别的事情，没注意到自己。小李护士与小张护士两种不同的想法会导致两种不同的情绪和行为反应。前者可能忧心忡忡，开始怀疑自己的业务能力；后者则可能觉得无所谓，照常工作。

合理情绪疗法是以改变求助者的认知为主要治疗目标，即改变求助者的不合理信念，以合理的信念取而代之；改变不合理的思维方式，以合理的思维方式取而代之。从而达到最大限度地减少由不合理的信念给人们情绪带来的不良影响。其治疗过程一般可分为心理诊断、领悟、修通和再教育四个阶段。

（二）操作方法

1. 与不合理信念辩论

采用这一辩论方法的心理治疗师必须积极主动地、不断地向求助者发问，对其不合理的信念进行质疑。提问的方式可分为质疑式和夸张式两种。

质疑式指的是心理治疗师直截了当地向求助者的不合理信念发问，如"是否别人都应该按照你想的那么去做？"、"是否别人都能失败，而你却不能？"等。求助者一般不会简单地放弃自己的信念，面对心理治疗师的质疑，他们会想方设法为自己的信念辩护。因此，心理治疗师需要借助这种不断重复和辩论的过程，让他们认识到：第一，那些不合理信念是不现实的、不合逻辑的；第二，那些信念是站不住脚的；第三，什么是合理的信念，什么是不合理的信念；第四，应该以合理的信念取代那些不合理的信念。

夸张式指的是心理治疗师针对求助者的不合理之处故意提出一些夸张的问题。这种提问方式犹如漫画手法，把对方信念不合逻辑、不现实之处以夸张的方式放大给他们自己看。例如，一个有社交恐怖情绪的求助者说："别人都看着我。"心理治疗师问："是否别人不干自己的事情，都围着你看？"对方回答："没有。"心理治疗师问："要不要在身上贴张纸写上'不要看我'的字样？"答："那人家都要来看我了！"心理治疗师再问："那原来你说别人都看你是否是真的？"答："可能是我头脑中想象的？"在这段对话中，心理治疗师抓住求助者的不合理之处，使对方在这一过程中自己也感到自己的想法不可取，从而让他放弃自己的不合理想法。

2. 与不合理信念辩论的操作过程

具体操作过程如下：

①先以某一典型事件入手，找出诱发性事件 A。

②询问对方对这一事件的感觉和对 A 的反应，即找出 C。

③询问对方为什么会体验到恐惧、愤怒等情况，即由不适当的情绪及行为反应着手，找出其潜在的看法及信念等。

④分清求助者对事件 A 持有的信念哪些合理，哪些不合理，将不合理的信念作为 B 列出来。采用辩论的方法，使求助者对不合理信念进行辨析，认识到不合理信念的不合理之处，从而改变不合理信念。

五、个人中心疗法

（一）概述

个人中心疗法是由美国心理学家卡尔·罗杰斯创立的。该体系强调人与生俱来就有自我实现的趋向，当社会价值观念内化而成的价值观与原有的自我有冲突时便会引起焦虑，而在对付焦虑的过程中人们不得不采取心理防御的方式，从而限制了个人思想和感情的自由表达，削弱了自我实现的能力，使人的心理发育处于不完善的状态。个人中心疗法的根本原则就是人为地创造出一种完全无条件的积极尊重的气氛，使求助者能在这种氛围下修复其被歪曲和受损的自我实现潜力，重新完成自我实现和自我完善。

个人中心疗法的理论基础是其对人的本质与行为的观点。此观点包括积极和乐观的人性观、人有自我实现的倾向和人是生活在主观世界之中的三个方面。积极和乐观的人性观认为人是有价值和尊严的，相信人是理性的和有责任感的，能够掌握自己的命运，能够融洽地与他人保持一定的合作。个人中心疗法认为人有自我实现的倾向，因此在心理咨询或心理治疗当中，可以使求助者向着自我调整、自我成长和逐步摆脱外部力量的控制的方向迈进。个人中心疗法认为求助者对外界世界的看法和感受需要得到心理咨询师的接纳和尊重，因为这是求助者对真实世界进行感知和翻译的结果，求助者作为一个人也有自己的主观目的和选择。

（二）操作方法

1. 个人中心疗法的治疗目标

个人中心疗法认为，不能停留在解决求助者眼前的问题上，这是治标不治本的，而是要关注求助者的成长过程，使得他们能够更好地解决目前的问题，甚至是将来可能面临的问题。

对于治疗本身而言，治疗目标主要是与求助者建立良好的关系，协助其寻找迷失的自我，探索真正的自我，重建新的自我，以帮助其成为一个能够充分发挥自己应有能力的人。

2. 个人中心疗法的治疗过程

治疗过程可分为 12 个步骤：

第一步：求助者前来求助。

第二步：心理治疗师对求助者进行咨询或对治疗情况的说明。

第三步：心理治疗师鼓励求助者自由地表达自己的情感。

第四步：在求助者表达负性情感的过程中，心理治疗师要能够认识、接受并澄清对方的情感。

第五步：求助者表现出成长的迹象。

第六步：在求助者表现出积极情感的同时，心理治疗师首先要注意和认识到这一情感。其次是平和地接受这一情感。

第七步：求助者逐渐开始接受真实的自我。

第八步：心理治疗师协助求助者在做出改变的时候更加明确地澄清自己可能要做的决定和可能采取的措施。

第九步：当求助者做出某种积极和主动的改变与尝试时，疗效就开始产生了。

第十步：在求助者取得初步的领悟和改变之后，心理治疗师需要进一步扩大疗效。

第十一步：达到治疗关系的顶点，求助者获得了全面的成长。

第十二步：心理治疗师和求助者共同接受治疗关系的结束。

另外，个人中心疗法的会谈技巧强调心理治疗师要真诚、无条件的积极关注、共情和同理心。

六、森田疗法

（一）概述

森田疗法是日本精神病学家森田正马所创立的，是一种主要针对神经症的治疗方法。森田疗法的特点是不问过去，注重现在；不问症状，重视行动；生活中治疗，生活中改变；陶冶性格，扬长避短。

森田疗法的治疗原则有三个：第一个原则是顺其自然。森田疗法认为，当症状出现时，越想努力克服症状，就会使自己内心冲突加重，苦恼更甚，症状更严重。因此当症状出现时，应对其采取不在乎的态度，顺其自然。第二个原则是忍受痛苦，为所当为。神经症患者常常采取逃避痛苦的状态，如因有头痛感而不工作。这种逃避现实态度永远不可能适应现实生活。要想改变，就必须做到，无论多么痛苦，都应该能够忍受，并投入到实际生活中去做应该做的事情，这样可以在不知不觉中得到改善。第三个原则是目的本位，行动本位。森田疗法主张患者抛弃以情绪为准则的生活态度，而应该以行为为准则。森田疗法要求患者对于不受意志支配的情绪不必予以理睬，而要重视符合自己心愿的行动，唯有行动和行动的成果才能体现一个人的价值。第四个原则是克服自卑，保持自信。

（二）操作方法

1. 住院式森田疗法

住院式森田疗法是森田疗法的主要形式，一般适用于症状较重，正常生活、工作受到较明显影响的患者。住院式治疗大约需要 40 天，分为 5 个阶段。

（1）治疗准备期

治疗师要向患者讲清治疗的原理及过程。征得患者同意后，要求患者配合。

（2）绝对卧床期

大约需要 4～7 天。患者进入一个封闭的单人病房，除饮食、洗漱、排便之外，就安静地躺着。患者卧床期间将经历从安静、无聊、烦躁不安，到解脱、强烈地想起来做事的心理过程。

（3）轻作业期

大约需要 3～7 天。此阶段仍禁止交际、谈话、外出等，卧床时间限制在 7 至 8 小时。白天可到户外接触新鲜空气和阳光，晚上写日记。主管医生指导并批改患者日记。

（4）普通作业期

大约需要 3～7 天。此时，患者转入开放病房，参加森田小组活动。每天白天参加劳动，如打扫卫生、浇花等，还可进行手工劳作及文体活动，晚上继续写日记并交医生批阅。医生不过问患者症状与情绪。

（5）生活训练期

大约需要 3～7 天。患者开始打破人格上的执着，摆脱一切束缚，对外界变化进行顺应、适应方面的训练，为恢复其现实生活作准备。治疗师每周与患者谈话 1～2 次，并继续批阅其日记，给予评语。

2. 门诊式森田疗法

门诊式森田疗法适用于那些中度症状的患者，最有效的是焦虑性神经症，神经衰弱、中度强迫倾向、对人恐怖症者亦适用。门诊式治疗每周 2 次，每次 1 小时左右，疗程为 2～6 个月，因人而异。在治疗过程中，治疗师要找出患者问题的关键，讲清神经症患者的性格特点及神经质症的形成过程，介绍治疗原则，要求患者以顺其自然的态度，接受症状，带着症状去从事日常的活动。治疗师可以反复使用一些格言，如"日日都是好日"、"顺其自然，为所当为"、"烦恼即解脱"等，要求患者以此作为指导。同时，要求患者阅读森田疗法的自助读物，把每天的生活写成日记，记录自己的行为、活动和思想。医生通过日记了解患者生活，并给予评价，鼓励患者努力向上的生活态度。

3. 生活发现会

生活发现会是以集体形式学习森田疗法理论的自助团体，生活发现会的目的是通过系统学习森田理论，使成员领悟并努力实践，从神经质症状中解脱出来，更加有建设性地工作和生活。新会员在集体学习的过程中向老会员述说自己的苦恼，老会员根据自身战胜神经症的体验给予指导和帮助。新会员以老会员的经验及帮助为行为指导，努力克服神经症，而那些通过学习及团体活动，已经从神经症苦恼中解放出来的老会员在帮助新会员的同时，也进一步加深对自我的洞察，发挥自己的个性，继续完善自己。

七、催眠疗法

（一）概述

催眠疗法是应用催眠术使人进入催眠状态，并以暗示进行治疗的一种方法。催眠是指催眠者应用某种方法，使个体进入一种特殊的意识状态，称为催眠状态。催眠的本质至今未被完全揭示，现代生理学认为催眠是以中枢神经系统的变化为主，其表现是某些中枢的兴奋和另一些中枢的抑制。

催眠疗法的主要适应症是：神经症、精神性头痛、人格障碍、神经性厌食症、性行为异常和心身疾病等。禁忌症有：精神分裂症和其他精神病、脑器质性损伤伴有意识障碍的患者，有严重心血管疾病者，对催眠治疗有严重恐惧心理、经解释仍不能接受的患者。催眠治疗具有疗程短、疗效快的特点，但疗效不太巩固，只能用于暗示性高的患者。

（二）操作方法

催眠疗法的主要操作方法是暗示疗法。暗示是指个体不加批判地接受他人的观念、语言、情感或动作，从而导致自己的知觉、思维、观念、情感和行为等发生改变的心理现象。暗示疗法是治疗者通过给患者积极的暗示使之不加主观意志地接受一种观点、信息或态度，以消除某种症状或加强某种治疗效果的治疗方法。暗示疗法可以在觉醒状态下进行，也可在非觉醒状态下进行。觉醒状态下的暗示疗法又有直接和间接暗示疗法之分。直接暗示就是用暗示性语言进行治疗，间接暗示要借助于某些刺激或仪器的配合，并用语言暗示来强化。非觉醒状态下的暗示疗法是在催眠状态下进行的暗示治疗方法。由于在催眠状态下，患者顺从治疗者的指令，所起的效果比在意识清晰状态下的暗示更为理想。

催眠暗示治疗要在安静的房间里进行，治疗开始前要测试患者暗示性的高低，暗示性高的人效果好，测定方法有鼻嗅法、口渴法、导热法等。然后诱导患者进入催眠状态，催眠诱导技术主要有凝视法、倾听法、运动法、自我催眠法及药物催眠等。当患者进入催眠状态后就可对其进行催眠治疗，方法有直接暗示、引发想象、催眠分析和年龄回归等。治疗结束时治疗者逐步解除催眠状态。

临床上常用的暗示方法有语言暗示、药物暗示、手术暗示、理疗暗示和榜样暗示等。无论采用何种方法，其治疗效果与个体对暗示的易感性有关，同时治疗者的权威性也有重要的影响作用。

八、沙盘游戏疗法

（一）概述

沙盘游戏疗法又称箱庭疗法或心理沙盘疗法，是目前国际上具有重要影响的心理治疗技术之一。该疗法最早是由英国心理学家罗维菲尔德于1923年创立。罗维菲尔德的学生卡尔菲吸收了荣格的自我潜意识理论，将此疗法加以扩展，形成了较为成熟的心理治疗技术。沙盘游戏疗法是让求助者从沙具（玩具）架上任意挑选沙具（玩具），任意摆放在盛有细沙的箱子里，完成后由治疗者分析求助者创作的作品，并进行治疗，达到治愈的目的。沙盘游戏疗法使用的工具包括沙盘、沙具架、沙具、计时器及文字、影音记录工具等。其中沙具包括人物、动物、建筑物、交通工具、自然风景、连接自然风景的物品（如桥、隧道等）、战争武器和现代生活用品等。沙盘游戏治疗室见下图。

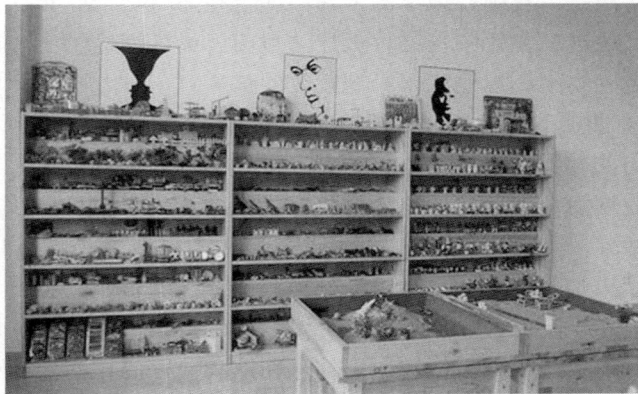

沙盘游戏治疗室

沙盘游戏疗法可以作为正常人心理活动投射的体验。通过摆放在沙盘内的沙具，塑造一个与他（她）内在状态相对应的心理世界，展现出一个人的内心世界。沙盘游戏疗法被广泛地运用在了心理咨询、心理治疗和专业心理分析的各个领域；其主要的功能和作用包括（但不限于）：心理诊断与综合性心理评估；各种心理压力、紧张与焦虑的缓解；各种心身疾病的专业治疗；综合性的心理教育技术以及心理健康的维护与人格发展。

（二）操作方法

沙盘游戏治疗的过程包括几个步骤：

第一步：向求助者介绍沙盘游戏的沙和水的使用，介绍各种沙具的类别和摆放位置，让求助者感到安全、自由，让他明白有充分的条件可以选择任何沙具来做任何形式的创造。

第二步：心理治疗师帮助求助者以一种自发游戏的心态来创造沙盘作品以及自由地表达内在的感受，帮助求助者唤起"童心"。

第三步：求助者开始在沙盘上摆放沙具，此时所奉行的是"非言语的治疗"原则，治疗师尽可能保持一种守护性和陪伴性的观察和记录，并努力让求助者自己和沙盘交流。

第四步：沙盘摆放结束后，治疗师开始陪同求助者对沙盘作品进行探索，努力对沙盘作品进行深入的体验和经历，在适当的地方给予共情，以及在必要的情况下给出建议性、隐喻性或提问性的诠释。

第五步：对沙盘作品进行拍照记录，这样做的目的是为整个沙盘游戏治疗疗程留下记录，以便为今后的心理治疗提供依据。

沙盘游戏疗法为求助者提供了接触内在感觉或心灵的通道。在沙盘游戏疗法中，求助者用沙具意象来呈现发生在内心世界和外在世界的事。通过使内心世界的东西具体化，求助者把其与自己的关系带到外在现实，并且允许无意识内容被揭示。这种无意识内容被具体形象地呈现，可以把求助者被压抑的或未知的东西带入到意识中来，从而达到治疗的目的。

九、意象对话心理疗法

（一）概述

意象对话心理疗法是由我国心理学家朱建军博士在 20 世纪 90 年代创立的一种新的心理咨询与治疗方法。经过二十年的发展，该疗法目前已经广泛应用于心理咨询和治疗以及心理督导，是目前国内本土心理疗法中影响较大的疗法之一。意象对话疗法的理论溯源包括现象学思想（哲学渊源）、精神分析理论与荣格的分析心理学理论（心理学渊源）及易、道和佛教（东方文化渊源）等。

意象对话是指心理治疗师在分析、体会和感受求助者的意象，了解求助者的潜意识心理冲突的基础上，指导求助者对消极意象进行修改和调整或者诱导求助者想象出新的意象。意象对话心理疗法是一种直接用想象中带有象征意义的图画进行交流的治疗方法。心理治疗师不详细解释意象的象征意义，也不必要求患者意识中理解意象的象征意义，而是直接用积极的意象对患者的潜意识施加影响，从而达到治疗的目的。

（二）操作方法

1. 引入

意象对话心理疗法应在安静的心理咨询室进行操作，操作步骤如下：

第一步：向求助者简单介绍一下疗法，以便消除心理上的疑问和戒备，建立一种友好信任的关系。

第二步：让求助者处于舒服自然的身体姿势，通过平和缓慢的指导语来使其放松，一般来说闭上眼睛效果比较好。当确定求助者已经放松下来后，就可以进入想象了。

第三步：心理治疗师可以先设定一个场景或画面，并诱导求助者去想象它。此时产生的意象为起始意象，亦称设定意象。起始意象的象征意义往往比较单纯，也就是说，在当下运用的情景下，这个意象的象征意义基本确定。而且，这个意象的象征意义和心理治疗师希望了解和解决的求助者的心理问题也是相关的。

除了运用起始意象外，还可以运用另外一些开始意象对话的方法，包括从求助者的梦、身体感觉、异常姿势、心理治疗师使用的比喻和求助者使用的比喻，以及求助者表现出的情绪开始。

2. 分析和体会

当求助者进入一个能自发出现意象的状态，意象对话就实质性地开始了。这个时候可以让求助者一边想象一边描述意象的内容，因为意象的象征意义有一定的规律，心理治疗师可以通过分析意象的象征意义来了解所要解决的问题。更重要的是，心理治疗师要用心体会和感受求助者所描述的各种意象所呈现的整体气氛和情绪基调，体会这些意象带给自己的感受、触动以及身体感觉，这样才能与求助者进行感情上的互动和心灵间的沟通。

3. 治疗性的对话

在意象对话时，心理治疗师一般不对求助者解释意象的象征意义。通过分析和体会求助者的意象之后，心理治疗师对求助者的心情、心理症结和防御机制都有了一定的了解。接下来，心理治疗师可以指导求助者调整已经出现的意象或者诱导他们产生新意象。这些意象代表着求助者原始精神机构的认知，代表着求助者在深层人格中对心理治疗师的回应。心理治疗师的干预就是通过意象的交流，通过描述意象来表达自己，以此方式进行对话，对话直接作用于求助者人格的深层及原始精神机构，这是意象对话的核心。

4. 结束

每次意象对话心理疗法结束后，要引导求助者从想象的世界回到现实中，然后询问对问题的感受，并简单回答求助者的疑问，但基本不做详细的分析，因为逻辑的分析会把求助者引到理智化的讨论，反而会减弱在人格深层的冲击力。最后，根据当天了解到的问题和目前的严重程度以及求助者目前的承受能力，布置一些意象作业，让求助者回去练习。

本章总结

心理咨询与治疗的方法是心理护理的主要方法。心理咨询与治疗的各种方法既应用于心身疾病患者，又可帮助其他患者调节情绪，达到康复的目的。心理咨询与治疗的各流派方法均有其适合的适应症及不足之处。心理治疗师应根据患者的不同情况，综合加以应用，发挥各自优势。

案例分析

对于王先生这样的心身疾病的患者，应该如何运用心理治疗的方法对其心理因素进行干预，从而有效控制病情呢？以高血压患者为例，可以采用适合其身体状况的心理治疗方法。高血压患者平时工作生活紧张，压力大，情绪急躁。王先生在进行心理治疗时，可先尝试操作较为简单、效果比较明显的放松训练及生物反馈疗法。放松训练可以使王先生在紧张忙碌的工作生活状态中及时调整情绪。在生物反馈疗法中，王先生通过生物反馈仪监控自己的血压，并在生物反馈仪的帮助下，有意识地降低血压。合理情绪疗法帮助王先生了解到，原来让自己产生愤怒、焦虑等不良情绪的并不是事情本身，而是自己对这件事情的看法。王先生遇到事情时，就会开始分析、辨别自己的不合理信念，从而通过改变自己的看法来调整心情。

过了一段时间之后，王先生觉得对于有些事情，能用合理情绪疗法改变自己的看法从而调节情绪。但有的时候，王先生感觉自己从理性上意识到了自己存在着不合理看法，但是在内心却说服不了自己。这时，王先生可以通过沙盘游戏疗法来将自己压抑在内心的东西带入到意识中来，从而了解自己、接纳自己，使内心更为平和。王先生还可以由心理治疗师采用意象对话心理疗法来了解其情绪的根源，由起始意象开始，然后对意象进行修复，从而达到治疗目的。另外，王先生可以参加医院组织的高血压患者团体心理治疗小组，与其他病友一起通过角色扮演等方法分享交流经验。通过多种心理治疗方法的综合应用，使得多种心理治疗方法优势互补，较好地调节王先生的心理因素，对王先生的高血压起到心理治疗作用。

推荐资料

1. 推荐书籍：岳晓东的《登天的感觉——我在哈佛大学做心理咨询》

　　本书以故事的方式，生动讲述了作者在哈佛大学所做的10个心理咨询个案，以及他对每个个案的深入分析和处理技巧。作者在书中还深入浅出地介绍了心理咨询方面的科学知识，这本书对于入门的心理咨询师全面了解心理咨询有较大的帮助。

　　2. 推荐书籍：张日昇的《箱庭疗法》

　　沙盘游戏疗法又称箱庭疗法。《箱庭疗法》分为三个部分：第一部分是"箱庭疗法的基本原理"，详细阐述了箱庭疗法的名称、发展历史、实施步骤、理论渊源等基本问题；第二部分是"箱庭疗法的基础研究"，总结了以幼儿、小学生、初中生、高中生、大学生等为被试所进行箱庭疗法的基本特征研究成果；第三部分是"箱庭疗法的个案研究"，描述并分析了对重度语言障碍儿童、更年期主妇、重度考试焦虑学生及自闭症男孩等实施箱庭疗法的过程。通过阅读本书，读者能对箱庭疗法有较全面的认识。

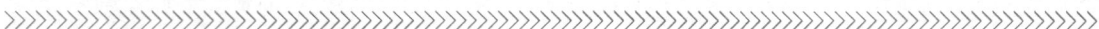

>>>

目标检测

一、单项选择题

　　1. 认为不良情绪是由条件反射造成的，因此需要重新建立新的条件反射来改善不良情绪，这是哪种心理治疗方法？（　　）

　　　　A. 意象对话心理疗法　　　B. 行为疗法　　　　　　C. 精神分析疗法

　　　　D. 合理情绪疗法　　　　　E. 沙盘游戏疗法

　　2. 认为人的心理障碍是意识和潜意识的冲突造成的，通过释梦能够分析人的潜意识，这是哪种心理治疗方法？（　　）

　　　　A. 意象对话心理疗法　　　B. 行为疗法　　　　　　C. 精神分析疗法

　　　　D. 合理情绪疗法　　　　　E. 沙盘游戏疗法

　　3. 认为人的心理问题并不是由事情本身造成的，而是由于人们所持的不合理的信念造成的。这是哪种心理治疗方法？（　　）

　　　　A. 意象对话心理疗法　　　B. 行为疗法　　　　　　C. 精神分析疗法

　　　　D. 合理情绪疗法　　　　　E. 沙盘游戏疗法

　　4. 诱导求助者进行意象想象，并对求助者消极意象进行修改，从而达到心理治疗的目的，这是哪种心理治疗方法？（　　）

　　　　A. 意象对话心理疗法　　　B. 行为疗法　　　　　　C. 精神分析疗法

　　　　D. 合理情绪疗法　　　　　E. 沙盘游戏疗法

　　5. 最容易被儿童患者接受的是哪种心理治疗方法？（　　）

　　　　A. 意象对话心理疗法　　　B. 行为疗法　　　　　　C. 精神分析疗法

　　　　D. 合理情绪疗法　　　　　E. 沙盘游戏疗法

二、思考题

　　1. 讨论并分析各种心理治疗方法的优点与不足之处。

　　2. 以糖尿病患者为例，分析应综合应用哪些心理治疗方法。

（陈　燕）

第九章 患者心理

学习目标

1. 理解患者角色的概念及转化
2. 掌握患者的心理需要及常见的心理变化
3. 认识护患沟通交往中存在的问题
4. 掌握患者心理危机的反应及干预时机

案例思考

患者，50 岁，中学教师，直肠癌。患者是个追求完美的人，注重家庭生活。在确诊直肠癌后，医生向患者及其丈夫谈及手术治疗方案时，患者怎么也接受不了直肠癌根治手术，要在腹部留一个排便口的造口方案。她想象着自己的将来，每时每刻都要面对一个挂在肚皮上的粪袋，不管是在饭桌上还是在睡觉时，不管是在家里还是在课堂上，身上都散发着异味！儿子会不会嫌弃我，乘坐电梯时邻居会不会躲避我？单位同事会怎么看我，学生们会不会觉得我像个怪物？越想越感到害怕，于是坚决不同意手术方案。

思考：

1. 分析该患者不接受直肠癌根治手术的心理。
2. 根据本章学习内容结合案例，试述护患关系沟通交往中应该注意哪些问题？

第一节 患者心理概述

一、患者角色的概念

患者也称病人，这一术语过去通常是指患有病痛的人。在英语中，患者一词同时含有"忍受"的意思，即患者是忍受疾病痛苦的人。然而，在日常生活中，几乎每一个人都有一种以上在医学上称为疾病的现象，如近视、疣、痔等，但决不能把所有的人都称为患者。另一方面，到医院来体检或到产科分娩的正常孕妇，又必然会被称为患者。但他（她）们并非真正患病。此外，还有"诈病者"，因某种原因躲入医院，希望得到庇护。实际上，常有许多身患疾病，但由于某种条件所限而没有来医院就医的病人，他们虽然没有被列入患者统计，却是真正的患者。现代医学中的患者通常是指有就医行为或正处于治疗中的人。严格来讲，作为护理工作者，应该关心并给予帮助的是真正身患疾病的人，包括那些由于种种原因未去就医，但确实需要治疗的人。

患者角色（sick role）以社会角色为基础，是人患病后在社会医疗结构中所占有的位置。当人们被确诊患病后就获得了患者角色，具有了特定的社会地位，将受到社会的关心和照顾，并遵从社会所规定的行为规范、权利和义务。千差万别的社会角色转为患者角色，表现为个体的患者角色的适应性也是千差万别。但基于患者角色特定的社会规范，仍具有共同规律。其基本特征如下：

（一）社会角色退化

患者角色被确认后其原有的社会角色就部分或全部被患者角色所代替，也意味着对原本承担的社会及家庭责任和义务被减少或免除。根据疾病的性质和严重程度，可获得病假休息和住院治疗的权利等，此时，患者角色在个体的全部社会角色中占了主导优势，甚至取代了其他一切社会角色。

（二）求助愿望增强

处于疾病状态的患者，为了减少痛苦，根除病患，都希望得到并主动寻求他人的帮助，虽然有些患者病前的社会地位显赫，但这时也会主动寻医或请人帮助就医。

（三）自制能力下降

每一个人都希望自己是健康的，当一个人患病后即被人们当作弱者予以同情，并加以保护、帮助及千方百计的关注。而患者自己此时此刻也出现认知改变，情绪失衡，意志减弱以及自我调节能力、适应能力、控制能力等不同程度的降低。

（四）康复愿望强烈

基于对健康的渴望，每一个患者都依照自己对疾病的认识，选择最佳的方式，积极接受诊断、治疗、护理，关注自身健康，争取早日康复。护理人员应予以正确疏导，帮助其角色转化。

（五）医患合作加强

患者患病后一般会主动积极配合医务工作者的治疗工作，期望早日康复。

二、患者角色的转化

人们期望患者的言行完全符合患者角色的要求，但在现实中实际角色与期望角色常有一定差距，即从患病前的常态向患者角色转变，或者病愈后向常态转变，都有一个角色适应过程。适应不良往往导致心理变化，而且可能进一步影响健康和生活。患者角色的适应不良表现有以下五种类型：

（一）角色行为缺如

指患者意识不到自己是患者或对自身疾病的严重程度过于忽视的角色行为表现。虽然医生诊断有病，但本人否认自己患病，根本没有或不愿意识到自己是患者。其原因比较复杂，如在某些社会条件下，承认患病就意味着贬低自身价值，有时患病与升学、就业、婚姻等问题纠缠在一起，患者是在某种心理压力下才不愿意承担患者角色。角色行为缺如还表现为虽然承认自身有病，但没有意识到疾病的严重性，因而其言行与疾病严重程度不相符合，以致发生一些不利于治疗和护理的行为，如因勉强从事不能胜任的活动而导致疾病加重。

（二）角色行为冲突

同一个体总是承担着多种社会角色。当患者患病并需要从其他角色转化为患者角色时，患者往往难以适应。常见的有因工作繁忙不能安心治疗，因不能放弃家庭责任而影响治疗等。在某种非患者角色的强度超过就医治病的动机时，患者就出现心理冲突，表现为焦虑不安，甚至痛苦，从而加重病情。患者角色冲突多见于承担较多的社会或家庭责任，而且事业心、责任心较强的人。

（三）角色行为减退

个体已经进入患者角色后，由于各种原因导致患者过早地转入社会常态角色行为的表现。个体进入患者角色后，并不是没有反复，有时因家庭、工作、环境以及社会责任、义务等因素的吸引而脱离患者角色去承担其他角色的责任和义务。这种情况多发生在疾病中期，对疾病的进一步治疗和康复不利。

（四）角色行为强化

由于依赖性加强和自信心减弱，患者对自己的能力表示怀疑，对原来承担的社会角色恐慌不安，安于已经适应的患者角色现状。或者，自觉病情的严重程度超过了实际情况，小病大养。这是病后体力和能力下降，原有条件比医院差或原社会角色重等因素在起作用，也有可能是由于期望继续得到患者角色所获得的利益，以及与家庭不和、人际关系矛盾尖锐等社会因素有关。

（五）角色行为异常

患者受病痛折磨感到悲观、失望，不良心境导致行为异常，如指向医务人员的攻击性言行、病态固执、抑郁、厌世，甚至自杀等。护理人员在护理患者的同时，应关注患者角色的适应情况。一方面要避免我们的言行对于角色转化可能产生的消极影响，另一方面要注意创造条件促使患者恰当地进入患者角色。随着疾病的好转，护理人员又要促使患者从心理上逐渐摆脱这种角色，从而逐步恢复其应当承担的社会义务。

三、求医行为

求医行为是指当人们发现自己处于疾病状态时向医疗机构或医务人员寻求帮助的行为。一旦实施了求医行为，就是向社会承认自己是患者。有些人不愿意接受患者的社会评价，从而丧失健康名誉，并同时丧失某些成功的机会或某种社会地位。而无病求医的人则希望获得某种社会地位、某些利益或者是同情与解脱。由于心理、社会等诸多因素的影响，求医行为有以下三种类型：

（一）主动求医行为

主动求医行为是最常见的求医行为。此外，还有一些特殊的情况，如个别对自身健康特别关注的个体、疑病性神经症个体、有药物依赖的个体等，也可见于患者角色的假冒者。

（二）被动求医行为

被动求医行为是在他人的要求或强迫下寻求医疗机构或人员的帮助。产生被动求医行为的原因有两种，一种是个体有病感，但对疾病的影响和严重程度认识不足，或因社会和经济方面的原因没有采取求医行为；另一种是患者处于昏迷、休克或严重的精神异常中，自主意识丧失而不能采取求医行为。这类就医者往往是真正的患者。

（三）强制求医行为

强制求医者多为疾病本身可能会对社会、家庭造成危害者，如精神疾病患者、吸毒者等。此类患者无意就医甚至讳疾忌医，但疾病对人群健康有严重影响，必须给予强制性治疗。

第二节 患者心理需要及特征

一、患者的心理需要

需要是人们为了生存和发展，对生理和社会的需求在头脑中的反映。马斯洛的需要层次理论提到：人有五个层次的需要，它们从低到高依次排列为生理需要、安全需要、爱与归属的需要、尊重的需要和自我实现的需要。患者是一个身患疾病的人，同时也是个社会的人，作为一个受疾病困扰的特殊群体，具有和正常人相似的基本需要，但由于疾病的影响，还存在一定程度的差别，如自我实现的需要受挫或被压抑，生理需要、安全需要等就变得突出和迫切。疾病的痛苦使患者的需要比健康时更为复杂，因此，了解患者的需要乃是护士的一项基本技能。

（一）生理的需要

患者患病后的食欲发生了不同程度的改变，有些患者食欲下降或无食欲，有些患者食欲增强，需要根据患者不同病情对其进行饮食指导和提供可口的饮食，如心血管病患者要注意的就是低盐低脂饮食，糖尿病患者要注意控制糖分的摄入；睡眠需要安静良好的环境，对失眠患者还要提供医疗和心理的支持；对已婚患者的性需求给予相应正确的指导。患者还需要适应病情的活动场所，适度活动与刺激更有利于机体生理机能的恢复，尤其是康复期患者适度的活动和良性的刺激，可以调节和改善患者的心态，调动患者的积极因素，对促进机体康复起到积极的作用。对长期卧床的患者，保持运动生理机能可以避免或减少肌肉萎缩，故患者还需要运动指导。

（二）安全的需要

疾病让患者感到个体生命受到了威胁，这种威胁一是来源于疾病本身；二是来源于医疗过程，如医疗检查（特别是血液样本检查项目，需要抽取患者血液，有些患者会拒绝或要求减少抽取血样，因为他们认为抽取血液对身体有伤害）、药物的副作用、治疗和护理操作等，并且产生恐惧感，因此，对安全的需要更加强烈。他们期望信赖医生和护士，希望疗效显著，不出意外事故，不发生合并症和后遗症等。患者对安全特别敏感，他们会观察医护人员每一个细小环节，包括衣着形象。整洁的衣着、严谨的工作态度能让患者获得第一印象的安全感，减轻患者的焦虑和不安。医护人员娴熟的技术将进一步增强患者的安全感和信任感，有了足够的安全感，患者才能积极主动地配合医疗过程，促进疾病康复。

（三）尊重的需要

患者和健康的人一样需要获得别人的尊重。由于疾病的原因，患者暂时被免除不同的社会角色。在角色转变过程中患者对别人对自己的尊重情况比较敏感，常有意或无意地透露和显示自己的身份，让别人知道他们的重要性。尊重的需要若不能满足会使人产生自卑、无助感，或者变为不满和愤怒。因此，护理人员应关心、体贴、尊重患者，避免那些会伤害患者自尊的事情，如以床号代替姓名呼唤患者，在公开场合议论患者的隐私，无视患者的存在，治疗护理操作过程中不注意遮挡患者，态度冷漠、不耐心等。护士可根据患者的社会角色称呼其身份或职务，如王教授、张经理、赵主任等；尊重患者的隐私，未经患者同意不能将其疾病相关信息随意告知任何人甚至家属；为患者进行暴露隐私部位的操作如导尿、灌肠时，需使用屏风、隔帘等进行遮挡。

（四）归属的需要

由于患者暂时减弱和丧失了各种社会角色，离开了熟悉的家庭和工作环境，告别了朝夕相处的亲朋好友。加之疾病的折磨，患者往往比任何时候都更需要家庭、社会、医院和医务工作者的支持，会产生强烈的归属需要。对于新住院的患者，通常都有一个尽快适应新环境、需要从感情上被病友们接纳并成为这个群体中受欢迎的一员的愿望。因此，护士除热情接待外，还要向病室全体成员介绍新病友，请大家多互相关照。这样患者会很快从陌生和孤独中解脱出来。护士有责任把病室这个小群体中的人际关系协调好，使大家都能愉快、友好地互相尊重，互相体谅，在温馨、和谐的人际关系中消除孤独、自卑的心理，树立战胜病魔的坚定信心，这将有助于患者以积极的心态接受治疗和护理。

（五）了解信息的需要

患者来到医院这一陌生环境，基本生活环境和方式的改变会使患者产生茫然感和焦虑不安的心理。因此，首先需要了解住院的生活设施、医院的各项规章制度，向患者介绍主管医师和责任护士，以便患者有所属，在需要反映情况时，能及时找到适当的人并得到解决，这对于改善患者的心理状态，提高认知水平和增强治疗效果都十分必要。其次，由于他们对自己的疾病了解有限，内心不免疑虑重重，这时就需要医护人员在医疗道德允许的条件下，向患者提供有关疾病诊疗情况、疾病的进展及预后、医药费用开支以及如何配合治疗等信息。

（六）心理支持的需要

患者受到疾病的折磨时，特别渴望得到他人的同情、关心、理解、安慰、支持和鼓励。在患病期间，患者往往表现出情绪不稳定，易激怒、爱哭、任性、过分担忧病情、行为幼稚、心理承受能力降低的现象，希望所有的人都能对自己体贴入微、关怀备至。家人、同事、朋友及医护人员对其提供足够的心理支持和情感交流，调整其对疾病的认知，激发其战胜疾病的勇气和主观能动性，增强康复的信心，更有利于患者积极配合治疗，取得良好的治疗效果。

二、患者常见的心理变化

患者的心理变化，是指个体针对患者这个角色所产生的一系列心理现象。通常，当个体的躯体发生疾病时，个体对由躯体疾病而引起的各种现象的反应，也常常带有病态倾向。如，一个平素健康、心境平和、从不担忧的人，一旦进入了疾病状态，就会变得精神萎靡、心烦意乱、忧心忡忡等。个体因疾病所发生的心理上的此类明显的情绪变化，就是具有典型意义的患者心理活动。

（一）患者对疾病认识和态度的表现

1. 否认及自我概念的变化与紊乱

否认是个体患病后怀疑或否定自己患有疾病的心理状态。主要表现为否认疾病的存在，对诊断结果难以接受，常以自己良好的主观感受来否认疾病的存在，否认疾病的严重性。虽然接受疾病的诊断，但仍存在不同程度的侥幸心理，对疾病的严重程度半信半疑，因此不遵医嘱。否认虽然是患者应对危害情境的一种自我防卫机制，在一定程度上起自我保护作用，可以避免受到过分刺激，减轻过分的焦虑和恐惧。但不顾事实的否认，往往对疾病起到贻误和消极作用，由于对病情估计不足，以致病情恶化。一旦不得不承认现实，将会引起强烈的心理反应。否认的原因多见于有人对疾病不敏感，有人害怕患病影响家庭生活和个人事业发展，有人缺乏科学知识和科学态度，总希望是误诊。护士应针对患者的具体情况进行仔细解释，耐心引导，使患者树立对疾病的科学态度，恰当地使用这种防御机制。

自我概念是个体对其在社会生活中的认知，对个体的心理与行为起着重要的调控作用。当一个人患病后，常常产生一些认知方面的心理问题。自我概念变化的主要原因有：疾病造成的应激反应会损害患者的自主感和自负感，使患者对自己的控制能力失去信心，产生无助和依赖感；疾病使患者丧失了包括健康在内的许多东西，患者感到抑郁、悲哀，导致自我价值感和自尊心的降低；疾病的应激往往使患者担心不能应对外界的挑战，从而使自信心下降。

自我概念的紊乱是指对本人的认识的消极改变或不适应，包括体像、自尊、角色的消极改变。体像是指个体对自己身体各方面的看法的总和，也就是整体的生理现象。任何身体功能或形态的改变，都会影响个体的自我概念，如截肢的患者，对自己的体像要重新认识，对别人的反应要重新评价。患者必须适应和接受这些改变以符合其体像，对自我概念作重新适应，若不能适应，就会引起对自己消极的认识。自尊是个人对自我价值的主观判断，自尊的消极改变是指对希望达到的目标无信心，产生自卑感，如慢性病患者不能面对现实，过高要求自己，可导致自我概念紊乱。角色的消极改变是指无能力执行其特定角色的功能和活动，如孕妇是未来母亲的角色，若无思想准备，除体像改变外，也会导致自我概念紊乱。

护士对这类患者除应进行积极的生理护理外，还要注意用支持性心理疗法、认知疗法、家庭疗法提高患者的适应能力，提高其认知评价水平，实施心理护理。

2. 过高的期待

美国心理学家维克托·弗鲁姆认为，人总是渴求满足一定的需要并设法达到一定的目标。这个目标尚未实现时，表现为一种期待。一个人一旦患病，对医护人员的态度和医疗技术水平与能力有着强烈的期待，希望医护人员关心他们，认真负责，并有能力治好他们的疾病，积极配合治疗护理。一旦现有的医疗、护理水平与其主观愿望不符时，患者会出现焦虑、抑郁、猜疑、自我评价低和对治疗丧失信心等表现。

（二）患者情绪和情感的表现

1. 焦虑

焦虑是人们面对环境中一些即将来临的危险或重要事件时紧张不安的情绪状态。焦虑是一种很普遍的现象，几乎人人都有过焦虑的体验，适当的焦虑有助于人们提高工作、学习的效率，但过度、无端的焦虑则属于一种病理性的情感。在临床上，焦虑是指一种与环境不相称的痛苦情绪体验，其症状包括：内心体验是害怕、不安和痛苦的，没有确定的客观对象和具体而固定的观念内容的害怕；坐立不安来回走动，或不由自主的震颤、发抖；伴有身体不适感的自主性神经功能障碍。患者的焦虑可分为三类：

（1）期待性焦虑

即感到将发生但又未能确定的重大事件时的不安反应。初入院的患者、未确诊的患者往往容易出现这种焦虑。

（2）分离性焦虑

由于疾病，患者不得不与家人、同事及熟悉的环境分开，住进陌生的医院，这样就会产生分离感，并常伴有情绪反应，尤其是依赖性较强的老年人和儿童更加明显。

（3）阉割性焦虑

这是一种自我完整性的破坏和威胁时所产生的心理反应，特别是需要手术的患者易产生这一类焦虑。

引起焦虑的因素很多，如对病因、疾病、预后过分担忧；对某些带有对机体威胁性的检查和治疗的恐惧；对某些环境的陌生、不习惯，医护过程中感到事事不顺心，造成心烦意乱；医务人员不能及时解释或明确解答疾病情况，信息交流减少或出现障碍。焦虑也可和某些疾病相伴随，如甲状腺功能亢进、月经前期、更年期综合征、嗜铬细胞瘤、中枢神经抑制药停药后反应等。焦虑反应常导致心理活动增强，以致忐忑不安、失眠、食欲不振、头疼、烦躁、敏感自责、情绪易激怒、动辄生气、任性、注意力不集中，还可出现肌肉紧张、出汗、面色苍白、脉搏增快和血压上升。时有反常行为，如吃东西狼吞虎咽、蒙头大睡、唠唠叨叨、敌意和攻击性行为。高度的焦虑不仅加重生理和心理上的痛苦，对康复也会产生不利的影响。完全消除患者的焦虑需要护士做大量工作，尤其是对极端焦虑和长期焦虑的患者要特别注意。护士要以亲切的关怀、同情和耐心进行有效引导，给患者以倾诉和哭泣的机会，以助疏泄积累的紧张和焦虑。支持性心理治疗和放松训练，可防止或消除这些消极心理反应。

2. 恐惧

恐惧是企图摆脱某种不良后果或危险而又无能为力时产生的紧张情绪。恐惧常常导致回避或逃避行为，能使有机体避免接触某些对个体有害的事物，对保存个体有积极意义。恐惧与焦虑的区别在于恐惧是有比较具体的危险和威胁，威胁不存在时，恐惧也就消失。

恐惧是患者常见的心理反应之一，表现为害怕、受惊，有回避、哭泣、颤抖、警惕、易激动等行为。生理方面可出现血压升高、心悸、呼吸加快、尿频、尿急、厌食等症状。在许多情况下，患者都可出现恐惧情绪。在临床上，造成恐惧的原因主要有：医院特殊的氛围，特殊的设置，洁白肃穆的环境；人际关系陌生，患者之间的生疏，缺少亲人的陪伴；临床的处置和特殊的检查，如胃镜、骨髓穿刺、截肢、摘除器官等；受文化、暗示等因素的影响，害怕分娩、手术等；预后不良或危及生命的疾病等。一般是惧怕疼痛，惧怕影响以后生活，惧怕死亡等。

3. 抑郁

抑郁是由现实丧失或预期丧失引起的一种闷闷不乐、忧愁、压抑的消极心情。在抑郁状态下，个体会有悲观、失望、无助、冷漠和绝望等不良心境，并产生消极的自我意识，如自我评价下降，自信心丧失，有自卑感和无用感。在行为方面，个体会出现活动水平下降，言语减少，兴趣减退，回避他人的特点。在生理功能方面，还会出现睡眠障碍、食欲和性欲减退、内脏功能失调及自主神经紊乱的症状。抑郁的消极心境主要表现在三个方面：一是产生无用感和失助感，对任何事情总是想到不好的一面，觉得自己无能无用，成为家庭、社会的累赘；二是考虑到将来感到无望，对未来总是想到最坏的结果，认为自己必将失败；三是反省过去，自责自罪，往往对过去的一些小事过分自责，觉得自己罪孽深重，不可饶恕。

抑郁多见于危重患者或有严重功能丧失的患者（如器官摘除、截肢或预后不良），产生抑郁的原因包括：病情加重；不良的个性特征，如性格内向孤独，易悲观，缺乏自信等；病理生理因素，如分娩或绝经期的激素变化，某些疾病后的感受性增强（如流感、慢性疼痛等）；有些疾病目前尚无好的治疗方法，患者长期受疾病折磨，渐渐丧失信心，回避或拒绝治疗，任病情继续发展；疾病对患者工作生活有较大影响。

4. 孤独

孤独是与分离相联系的一种消极心理反应。患者由于患病后担心别人远离自己，怕受到冷落、轻视，常常希望家人、同事关心自己。患者往往心事重重，情绪低落，焦虑紧张，尤其是住院患者，刚入院时四周都是陌生人，更易产生孤独感，感到度日如年，生活乏味，渴望亲人陪伴。此外由于病房病种形形色色，病情千变万化，更容易加重患者的不安全感，总担心自己的病会恶化，亟盼能早日痊愈，恢复正常生活。

产生孤独心理的原因是：生活空间狭小，人际交流减少，生活单调乏味，周围环境陌生。社交信息的剥夺和对亲人依恋的缺失是产生孤独的主要原因。

护士应关心理解患者孤单寂寞的心情，耐心安慰，尽量满足患者的心理需要，安排亲人探访或陪伴，组织适当的文娱活动活跃病房生活，多与患者沟通。

5. 愤怒

愤怒是个人需要得不到满足，愿望不能实现，追求某一目标的道路上遇到障碍，受到挫折时产生的一种紧张情绪。愤怒往往导致攻击行为，常见的有两种：外怒型（extrapunitive type），攻击的对象是使其受挫的人或事物，如打人、摔东西等。内怒型（intrapunitive type），惩罚对象是自身，如自责、自恨、自伤、自杀等。有时由于各种原因不能对致挫源进行直接攻击，而将攻击对象转移到无关的人或事，称为转移性攻击。攻击行为可使心理活动强度增加，表现为烦躁不安、行为失控、吵闹哭泣、敌意仇恨，还可有血压、血糖升高，脉搏、呼吸加快，血液中儿茶酚胺和游离脂肪酸增高等。

引起愤怒的原因很多，主要有：自然环境不便，如遥远的路途、不便的交通、不良的医院环境条件等；社会与家庭障碍，如家庭关系紧张、经济负担沉重、社会对某些疾病的偏见等；与所患疾病有关的障碍，如无法治愈的疾病、患者期望过高、无法实现治疗的目标；医患、护患间的冲突，这是造成许多患者愤怒的主要原因。

持久抑制愤怒的释放对健康十分不利，因此愤怒的宣泄是必要的。但愤怒的释放虽然可以缓解患者的心理紧张，却也会造成医务人员和患者关系紧张，影响治疗和护理进程，并由此产生新的心理问题。对于愤怒的患者，护士应该冷静对待，通过关心与解释、理解与体谅，平息其愤怒情绪。

（三）患者意志的表现

1. 依赖

依赖是患者进入患者角色后产生的一种心理状态，常常表现为对自己日常行为、生活自理信心不足，事事依赖别人，行为顺从，情感脆弱。

患者进入患者角色后，大都产生被动依赖的心理。这是因为一个人一旦生了病，自然就会受到家人和周围同事的关心照顾，即使往常在家中或单位地位不高的成员，现在也突然成为大家关照的中心。同时，通过自我暗示，患者自己也变得软绵绵的，变得被动、顺从、娇嗔，不如以前那样生机勃勃。只要有亲人在场，本来可以自己干的事也让别人去做，本来可以吃下去的东西几经劝说也吃不下去。一向独立性很强的人也变得没有主见，一向自负好胜的人也变得没有信心。即使做惯了领导工作和处于支配地位的人，现在也对医务人员百依百顺。患者希望得到更多亲友的探望，希望得到更多的关心和温暖。坚强的意志是患者同疾病做斗争的重要因素之一。现代护理学的"健康自控"理论，主张发挥患者在病程转归中的积极主动性。护士一方面要使患者感到医院、医务人员是可以信赖的，另一方面也要帮助患者提高战胜疾病的主观能动性，鼓励他们尽量积极主动地自理。否则，一旦感到失去同情和照顾不周，患者就会变得心情沮丧，病情加重。

2. 退化

退化是患者进入患者角色后产生的一种幼稚化的心理状态和行为模式，其行为表现与年龄和社会身份不相符，突出的表现就是孩子似的行为。主要特征有：

（1）高度的自我为中心

把一切事物和有关的人都看成是为他而存在的。进食要求首先照顾他，要适合其口味，要求别人陪伴他，替他料理生活一切琐事。与这种自我为中心平行的是情绪易激怒，要求增多。

（2）兴趣狭窄

患者对环境和他人兴趣减弱，只对与其有关的事情感兴趣。

（3）一切依靠他人

患者像孩子依赖大人一样依赖别人的照顾，即使是自己能做的事情也要求别人来服侍。情绪不稳定，有时反复无常。思考时部分地丧失逻辑性与现实性，以致产生许多不合理的恐惧和幻想。

（4）过分关注自身变化

患者对自身功能细微的变化特别敏感，总是想着自己的身体状况。

造成退化的原因主要是患者经受巨大的打击，不愿再承担成人的责任，以免承担随之而来的恐惧和不安。退化现象在癔病性格患者中常有表现。

护士必须理解患者的这种心理，而不是嘲笑、训斥患者，要用关心、同情的言语做好解释、引导工作，减轻他们的心理负担，鼓励他们正视疾病。

（四）患者行为的表现

1. 猜疑与怀疑

这是一种缺乏依据的自我消极暗示，常常会影响人对客观事物的正确判断。由于人们主观上都不愿得病，便对诊断产生疑问，甚至泛化涉及整个医疗过程。这类患者就诊常常抱着"试试看"的态度，总是怀疑临床诊断的正确性，对医护人员的处理不感兴趣，不遵医嘱，对疾病的治疗、护理影响极大。由于患病后，患者变得异常敏感，听到别人低声细语，就以为是在说自己的病情严重或无药可治。对别人的好言相劝半信半疑，甚至曲解原意。有的患者凭一知半解的医学知识，乱作猜测。如果严重偏执，甚至出现病理性妄想。还有的患者文化程度低，缺乏科学知识，往往以封建迷信传说来理解自己生理功能的不正常现象。护士在与患者交谈中，或从他人的反映中发现患者的这种心理特征后，要努力予以解决。在患者面前要表现出严谨的科学态度，做到大方、自然，以减少其猜疑，取得患者的信任。对那些对医学知识一知半解的患者更要耐心地讲解，并建议亲友不给患者做不科学的解释。

2. 遵医行为问题

遵医行为是指患者为了预防、治疗疾病而与医嘱保持一致的行为。与此相反的是不遵医行为，即患者对医嘱内容未能理解或未记住，其后果不仅会降低疗效，而且可能损害健康。据世卫组织的调查，以冈比亚、中国和美国为例，高血压患者遵医嘱服药和接受治疗的比例为27%、43%和51%。不遵医嘱主要有以下原因：医患、护患关系不良，患者对医护人员缺乏信任；患者不能很好地理解医嘱，如医嘱太复杂、不懂专业术语等；疗效差，患者对治疗失去信心；由于缺乏相应的知识，患者对其不遵医嘱后果认识不足；由于以往不良的经验或对治疗有偏见；由于患者继发性获益、医疗费用等方面原因而拒绝治疗。

护士在提高患者的遵医行为中起着非常重要的作用，要充分认识到护患关系和沟通的意义，以精湛的技术、和蔼的态度赢得患者信任，要以科学、简明、通俗的言语向患者进行讲解或回答疑问。在执行医嘱时应调动患者的积极性，使其理解医嘱，主动执行医嘱。

三、特殊患者的心理特征

（一）危重症患者的心理特征

危重症患者的心理变化是多方面的，而焦虑和恐惧心理在危重症患者中极为常见，其原因有多种。可由疾病对患者构成的死亡威胁所引起，也可因治疗的创伤和痛苦而诱发，如鼻饲、气管切开、开胸、持续静脉滴注等治疗，还有陌生的环境、强光和单调的声音刺激、缺少亲人陪伴、其他患者死亡以及医护人员严肃的表情和紧张的工作等因素都会加重患者的焦虑、恐惧心理。

1. 初期焦虑

患者入院后的 1～2 天呈不同程度的焦虑状态，多数来自疾病本身、家庭、社会和经济的影响。有的患者因持续剧痛产生濒死感，有的因面临新的人际关系和环境而引起躯体和心理适应障碍，还有些患者不理解检查、治疗的意义和安全系数，心理准备不足，这些因素都会使患者产生不同程度的焦虑。

2. 心理否认反应

否认是患者对于疾病的心理防御反应，多数发生在患者经抢救后病情好转，急性症状初步控制期间。患者表现为否认有病，或认为自己的病很轻，无须住院监护治疗。

3. 中期抑郁

抑郁症状一般在第 5 天以后出现，可见于 30% 的患者，这是心理损失感的反应。患者感到失去了工作、生活自理、性生活和社交等能力，对病因及患病部位不愿被病友和同事所知，对探视、治疗和护理多采取回避态度。

4. 依赖心理

患者出现行为幼稚、退化，希望得到全面的照顾，由于熟悉和习惯了监护病房的环境，并且生命安全有较大的保障，故而不愿意离开监护。

5. 急躁

患者对家庭、工作的担忧导致的烦躁和忧虑不能释放，往往会迁怒于他人，对治疗、护理不配合，或压抑在心底而表现消沉。

6. 消极绝望

常见于身患绝症的患者，患者对诊断治疗无动于衷，有自我损害的表现。

（二）康复患者的心理特征

康复患者由于病残使其权利、地位、生活受到影响，在升学、就业、婚姻、家庭生活和经济等方面遇到重重困难和障碍，同时他们还面临着周围人对他们态度的改变，由此而引发许多心理问题，积极有效地帮助患者顺利度过康复期是每一个护士应尽的职责。

1. 认知错误

由于伤残的突然发生，患者立刻陷入不良刺激，往往会把残疾和随后与其有关的康复治疗也看成是不良刺激而不愿参加治疗，因此采取逃避或消极的方式，甚至由于愤怒和反抗而仓促出院。大多数患者甚至包括家属对某些功能的丧失存在过分夸大和歪曲，将影响到对病残的适应及康复计划的执行。由于社会文化、知识、个性等差异，患者还存在不合理的信念，导致不良的情绪和不适应行为，严重影响患者的生活质量。

2. 情绪不佳

可以肯定地说，每个躯体残疾者都存在着焦虑、抑郁，其程度往往取决于病残者的个性和病残对个体特殊的意义，而不完全是病残性质和程度。当患者将其病残看成是不公正的人祸时，便会产生愤怒情绪，可指向本人、医务人员及他人。当病残与社会因素有关时，还会暴发反社会、破坏性行为，严重时可达到病理心理的程度。当愤怒情绪以敌意和攻击形式出现时，会使治疗和护理变得困难，难以实施康复计划，病患甚至对一般性的护理和自我照料等措施漠然视之。

3. 意志薄弱

躯体性病残往往剥夺成人众多的成熟技能，使人处于依赖状态。患者对许多事情都询问护士或周围的人，要求他们给予关心，并指使他们做这做那，反复不断地诉说其症状，当这种无限制的要求使护士及他人失去耐心时，往往表现出不良情绪，并感到孤独、自怜。也有一些患者表面上似乎有很强的意志，但真正需要训练时却拒绝帮助，或长期持续某一阶段的康复任务中，从而影响康复进展。

4. 人格改变

由于病残对患者影响极大，强化了其人格中某些特点。例如，有的患者敏感多疑，在治疗护理中，常常视别人的好意为动机不纯；有的患者对人对自己要求过分严格，力求完美，甚至不近人情，故常常抱怨医护水平低，护士对他关心不够，常不厌其烦地询问自己的病情预后；有的患者暗示性较高，行为过分夸张，过于悲观，情绪消沉；有的患者则行为和情绪具有明显的冲动性。

第三节 护患关系

一、护患关系的概念和意义

护患关系是护理伦理学和护理心理学中的一个核心问题。这是由于护理工作的对象是患者，以患者为中心，协调好护理人员同患者的关系，对实现护理目标十分重要。护患关系及其相互作用是将医学心理学的研究成果，直接应用于护理实践的一个重要方面。在医学科学不断发展，生物、心理、社会医学模式被人们接受，医学工程被广泛应用的情况下，不要认为护患之间的相互交往不太重要。恰恰相反，促进护患之间的交往，加强护患双方情感交流，对于做好护理工作往往起着非常重要的作用。

（一）护患关系的概念

护患关系是指在特定条件下，护士通过医疗、护理等活动与患者建立起的一种工作性的人际关系。它是护理实践中人际关系的主要方面。在整个护理过程中起着重要作用，有的学者认为这种关系是治疗性的，有的认为是帮助性的。这种关系一方面促进患者向健康方向发展，另一方面也影响护士的行为、态度和护理工作的效果。因此，护患关系是一种专业性互动关系。

（二）建立良好护患关系的意义

实践证明，良好的护患关系是促进患者心身康复的重要条件。护理工作的最终目的是帮助服务对象最大限度地减轻痛苦、恢复健康、促进健康，或帮助临终患者安详地、有尊严地逝去。在实现这一目标的过程中，护患关系将起到至关重要的作用。原因有四点：一是建立良好的护患关系能创造一个有利于患者康复的和谐、安全、支持性的治疗环境；二是良好的护患关系能明显提高护患之间的合作程度，有利于诊断、治疗、护理的进行；三是良好的护患关系能为患者提供有效的心理和社会支持；四是良好的护患关系能使患者尽快恢复或保持良好的心态，最大限度地调动患者的主观能动性。

二、护患沟通交往的形式和水平

（一）护患沟通交往的形式

护患交往的形式一般有两种：语言形式和非语言形式。

1. 语言形式

语言形式即利用语言所进行的交往，是护患交往的重要形式。语言可分为口头语言和书面语言。口头语言可以直接、迅速、清楚地传达信息，是护患间交流思想、感情的主要方式。护士在与患者的交往中，一定要注意自己的语言修养，要及时向患者传递有利于患者康复的信息，避免传递伤害性信息，同时还要准确把握患者表达的语言含义，防止其语言运用不当而影响护患关系。

2. 非语言形式

非语言形式又称为体势语言，包括面部表情、身体姿势、眼神、手势和类语言等。护士要充分重视非语言形式在护患交往中的作用。在注意自己的仪表、动作、手势与表情的同时，还要正确理解患者的体势语言，使其能为建立良好的护患关系起到促进作用。

（二）护患沟通交往的水平

护患交往的水平体现在技术性与非技术性两方面：

1. 技术水平

技术水平反映在执行护理措施时护患交往行为的主动性与自主性方面。在技术水平上，护士是拥有专业知识和技能的人，处于主动地位；患者是缺乏护理专业技能的人，处于被动地位。根据双方自主性行为表现的程度，可以将护患关系分为三种类型，即主动—被动型、指导—合作型和共同参与型。

2. 非技术水平

非技术水平反映在护理过程中护患双方在心理和社会等方面的关系，包括道德关系、利益关系、法律关系和价值关系等，其中最重要的是道德关系。非技术水平的交往主要表现在护理态度、护理质量、护理作风等方面。

在实际的护理活动中，两种水平的交往是相互依赖、相互影响的。技术水平的交往是非技术水平交往的基础，没有技术水平的交往，也就不能产生其他护患关系的内容。而非技术水平交往的成功又会有利于护理工作的落实，促进技术水平上的交往。

三、护患沟通交往中存在的问题与护士素质的要求

（一）护患交往中存在的问题

护患关系的建立与发展，是在护患交往的过程中实现的。有效的交往将产生良好的护患关系，反之亦然。因此，能认识护患交往中存在的问题，控制问题的产生，促进护患关系的建立、巩固和发展是非常必要的。

1. 护患交往时的心理状态

一个人在一段时间内的心理或情绪状态，会影响与他人的交往。心理应激作为一种心理上的紧张状态，是影响护患交往最常见的因素之一。在医疗护理活动中，护患双方都会经常处于心理应激的影响下。

从护士方面来看，大量研究结果表明，护理工作具有较高的应激危险性，护士应激水平通常高于一般人。持续高水平的应激，使一些护士的心理状态发生不良反应，表现为焦躁不安、自卑、沮丧、厌恶工作、失去对患者的同情、丧失对护理工作的热情、护理变得表面化和机械式、出现不能对患者的生活质量提高给予帮助的现象等，从而干扰了她们同患者的交往。

从患者方面看，生病本身就可以引起心理应激，尤其在疾病的早期、危重期和难以治愈的慢性疾病中更为突出。此外，患者对向陌生的医务人员求助，对那些不得不做的检查与治疗，对生疏的环境与规章制度的约束等，都可能产生强烈的情绪反应，如焦虑、恐惧、失望、无助、愤怒和抑郁等。这些情绪反应显然会影响护患间的交往和关系。处于强烈心理应激下的患者也可能做出充满情绪性的冲动反应，从而直接造成护患关系的紧张局面。

2. 护患间的冲突

近年来，医务人员与患者的关系较为紧张，医疗纠纷的数量呈逐年上升的趋势，医疗纠纷的产生大多是由医务人员与患者的冲突引起的。护士与患者之间的冲突也成了医疗纠纷的重要因素之一。一般来说，护患之间冲突的主要原因及表现有以下几方面：

在护士方面，一是受市场经济大潮的冲击，部分护士在实现自身价值的过程中，更看重社会对个人尊重的满足，淡化了个人对社会的责任和贡献。二是由于每天面对大量的护理工作，个别护士在疲惫、忙碌的状态下对患者失去耐心，甚至与患者发生争执等。三是有的护士仍未能改变传统医学模式的影响，把患者看成一个生物的人，不重视与患者的心理、思想、语言、情感的交流；不尊重患者的人格、知情权、同意权和隐私。强迫患者服从安排与实施护理。如果患者没有按照护士的意愿去做，护士往往会公开表示不快、生气甚至恼怒，造成护患间的隔膜，甚至产生矛盾与冲突。

在患者方面，一般来说，患者在接受护理的过程中，他们不仅期望护理人员有高超的

技术，而且也期望护士能真诚关心他们，并以此来衡量他们在现实中所面对的每一个护士。当个别护士的职业行为与有些患者的过高要求期望值距离较大时，他们就会产生不满、抱怨等情绪。有的患者，尤其是在疾病恢复期，因之前已习惯接受护士给予的全方位护理，一旦护士根据患者所应能自理的程度，减少了对患者的生活护理，患者往往会错误地认为护士的护理不到位而对护士产生不满。再就是有的患者认为住院后自己已经交付了住院费用，即使是个人能够做得到的生活护理，也会等着护士帮助完成。如果护士做不到或是不能在患者希望的时间内完成，患者则会表现出不满的情绪，有的患者往往不敢公开地表示不满，而以间接的方式做出反应。例如，不遵从护理或出现攻击行为等。

3. 护患间的交往障碍

在护士方面，有的护士认为自己经过多年的医学知识的学习，所处的地位与患者有着较大的差距，表现为不切实际地高估自己，在患者面前盛气凌人、自以为是，多是以命令式的口气对待患者，引起患者的反感；有的护士存在着患者"求护"的思想定势，"以我为尊"，对患者态度冷淡、漠不关心、厌烦，她们在护理患者的过程中对患者的病痛缺乏应有的同情和责任感，没有做到凡事为患者的利益着想，没有设身处地为患者解除病痛；有的护士虽然护理技术娴熟，但缺乏与患者交流的技巧；有的护士护理技术比较差，如为患者进行静脉穿刺时，未能做到一针见血，使患者不满意。所有这些都会导致护患间的交往障碍。

在患者方面，有的患者由于疾病的折磨而变得情绪不稳，容易激惹，反应敏感，对护理人员过分挑剔或态度冷淡；有的患者存在着自卑心理而不敢与护士交往，但对护士的言行敏感、多疑，容易引起心理隔阂；有的患者是出于对护士的不信任，不愿交往。这些都会成为护患关系中的交往障碍。只要护理人员能够了解到患者并非是有意识地作对，只是特殊情况下的特殊反应，以热待冷，态度和蔼，耐心细致地进行诊治和护理，满足患者的心理需求，这些护患关系中的交往障碍是容易克服的。

4. 护患交往的信息量过少、传达不准确的问题

在护士方面，有的护士对护患交往的重要性认识不足，每天与患者的交流局限在完成医嘱内容，此外对患者所说的话即使是与疾病有关的，也常常不愿听完，甚至显得不耐烦，对于疾病以外的话更是不愿谈、不愿听、不愿问；有的护士则是急于完成本班内大量的护理工作，不愿意花时间与患者交谈，倾听患者的感受等；有的护士则是缺乏获取信息的方法。

在患者方面，由于医学基本知识的缺乏，在护患交往中往往处于被动的地位，尤其是文化水平低的患者，将自己的健康完全托付给了医务人员，不过问与自己所患疾病与治疗的相关问题；有的患者很想知道与自己所患疾病与治疗、护理的相关问题，但不敢过问；有的患者由于心存顾虑，不愿意说出与疾病发生的相关原因，尤其是涉及隐私的问题，导致信息传递的不足；有的患者则是由于所患疾病导致注意力不集中，记忆力下降或是理解能力不足等因素，对护士的交代、解释等信息的接收量不足。

护患之间的信息交流大多数是通过语言实现的，有时护士使用过多的专业术语，患者理解能力或文化程度有限，不能正确或全面理解护士的话语，就会造成信息传递障碍。如果患者用词不明、含糊不清，护士未能理解其义，亦能影响护患之间的沟通效果。这样，

护患双方交换的信息就受到局限。此外，对患者所迫切需要了解的有关自己病情的实况与变化，详细的治疗手段和预后等信息，医务人员常常不能及时地传递给患者，或者只是报喜不报忧，对于不是喜讯就回避或支吾、搪塞。因而患者就会领悟为"没有消息就是坏消息"。这样，势必造成护患之间交往信息量的不足，容易发生误解，并会使患者对护士失去信任，进而影响到护患交往的顺利进行。

（二）护患沟通交往中护士基本素质的要求

护患交往中所存在的问题，极大地影响着护患之间的关系。要解决护患交往中存在的问题，关键在于提高护士的整体素质。

1. 热爱护理工作，热情周到负责

首先，护士要热爱本职工作，对所从事的护理工作必须具有浓厚的兴趣及奉献精神，这样才能对患者有高度的同情心和强烈的责任感；才能在工作中做到视患者如亲人，热情周到地为患者服务；才能做到急患者所急，想患者所想。其次，护士应具备认真负责的工作态度，自觉遵守医护规章制度，严格执行各项操作规程。

2. 良好心理素质，应对多重压力

护士要善于保持稳定的情绪和丰富的情感，要有较强的进取心，积极向上、乐观、开朗、情绪稳定，胸怀宽容豁达，有较强的自控能力。无论发生什么情况，都不要与患者发生正面冲突，要有宽容、理解的心理素质，增进护患之间的情感交流，取得患者主动积极的配合。

3. 提高综合素质，加强业务能力

护士应掌握护理学科的基本知识与基本技能以及与护理相关的人文、社会科学知识，并不断地汲取新知识、新技术。培养敏锐的观察和综合分析判断能力，以便能正确地解决患者的健康问题，这是取得患者充分信任、建立有效的护患交往的保证。

4. 提升共情能力，开展人性化护理

共情是让自己感受他人的心理活动，从而帮助自己理解他人。近年来，人性化护理的工作被广为推行，而人性化护理需要护士的共情能力。人性化护理是一种创造性的、个性化的、整体的、有效的护理模式，要求护理人员在护理过程中时刻要站在患者角度思考问题，假设自己是患者或患者是自己的亲属，充分理解患者的情感，抚慰患者的病痛，设身处地为患者着想，了解和满足患者的健康需求。这种感受患者感受的能力，就是共情能力。同时，护士还应提供给患者一些了解自己的机会，让他们对护理工作的性质、特点有所了解和熟悉。当患者感到护士在与他们推心置腹地沟通和交流时，便能在护患交往中增加主动性和自信心，甚至站在护士的角度考虑一些问题，体谅护士的处境等。

5. 掌握沟通技巧，和谐护患关系

良好的沟通技巧是建立和发展护患关系的基础。护士可以通过语言和非语言的沟通技巧与患者进行有效的沟通。

在语言方面，要达到有效的沟通，护士必须选用患者易懂的语言和文字与患者进行交流，忌用患者难以理解的医学术语或医院常用的省略语。此外，护士语言要文明礼貌，如对新入院的患者问一声"你好"，对护理合作的患者道一声"谢谢"。这样会增进护患之间的感情，使患者感到温暖如家，从而减轻其紧张恐惧的心理。护士同患者交谈时要亲切自然，朴实无华，语言要清楚、明了、通俗易懂，这有助于患者适应新环境，消除陌生感。

在询问患者时，应掌握提问的技巧。在了解病情时，采用开放式提问；在核实或澄清病人的反应时，运用封闭式提问。提出的问题应简明、通俗、易懂，尽量不要一次提出多个问题，也尽量不要使用专业术语。同时，在交流过程中，护士还应掌握恰当的反应技巧，例如：共情、复述、澄清等，这些技巧在第八章心理咨询与治疗中有详细说明。

在非语言方面，护士在护理工作中任何一个随意的举手投足，都在传递着沟通的信息。如护士端庄的仪表、大方的举止也能给人以信任的感觉；护士紧握着危重患者的手时，患者会感受到一种支持、鼓励和关注；护士热情的目光，可以使孤独的患者得到温暖；护士鼓励的目光，可以使沮丧的患者重建自信。

四、护患关系模式

1976年，美国学者萨斯（T. Sxas）和霍华德（M. Hohade）提出了三种医患关系模式，这种模式同样也适用于护患关系。根据其观点，我们可以依据护患双方在共同建立及发展护患关系过程中，双方所发挥的主导作用程度的不同，将护患关系分为以下三种基本模式，见下表。

护患关系三个模式

	主动—被动型	指导—合作型	共同参与型
护士作用	为患者做治疗	告诉患者做什么	帮助患者自护
患者作用	完全接受	有选择地接受	共同合作
临床应用	危重、休克、昏迷、全身麻醉、意识障碍等患者及婴幼儿患者	急性疾病患者和外科手术后恢复期的患者	有一定医学知识的慢性疾病患者
模式原型	父母—婴儿	父母—儿童	成人—成人

（一）主动—被动型

主动—被动型亦称支配服从型模式，是最古老的护患关系模式。该模式受传统生物医学模式的影响，将患者视为简单的生物体，忽视了人的心理、社会属性，将治疗疾病的重点置于药物治疗和手术治疗方面。该模式的特点是"护士为患者做治疗"，模式关系的原型为母亲与婴儿的关系。在该模式中，护士常以"保护者"的形象出现，处于专业知识的优势地位和治疗护理的主动地位，而患者则处于服从护士处置和安排的被动地位。该模式过分强调护士的权威性，忽略了患者的主动性，因而不能取得患者的主动配合，严重影响护理质量。在临床护理工作中，该模式主要适用于不能表达主观意愿、不能与护士进行沟通交流的患者，如昏迷、休克、痴呆、全身麻醉、意识障碍、神志不清以及某些精神病患者。

（二）指导—合作型

指导—合作型是近年来在护理实践中发展起来的一种模式，也是目前护患关系的主要模式。该模式将患者视为具有生物、心理、社会属性的有机整体。该模式的特点是"护士告诉患者应该做什么和怎么做"，模式关系的原型为母亲与儿童的关系。在该模式中，护士常以"指导者"的形象出现，根据患者病情决定护理方案和措施，对患者进行健康教育和指导；患者处于"满足护士需要"的被动配合地位，根据自己对护士的信任程度有选择地接受护士的指导并与其合作。在临床护理工作中，该模式主要适用于急性疾病患者和外科手术后恢复期的患者。

（三）共同参与型

共同参与型是一种双向、平等、新型的护患关系模式。该模式以护患间平等合作为基础，强调护患双方具有平等权利，共同参与决策和治疗护理过程。该模式的特点是"护士积极协助患者进行自我护理"，模式关系的原型为成人与成人的关系。在该模式中，护士常以"同盟者"的形象出现，为患者提供合理的建议和方案，患者主动配合治疗护理，积极参与护理活动，双方共同分担风险，共享护理成果。在临床护理工作中，此模式主要适用于具有一定医学知识的慢性疾病患者。

以上三种护患关系模式在临床护理实践中不是固定不变的，护士应根据患者的具体情况、患病的不同阶段，选择适宜的护患关系模式，以达到满足患者需要、提高护理水平、确保护理服务质量的目的。

第四节　患者心理危机干预

一、患者心理危机的概念及原因

（一）心理危机的概念

心理危机是指由于突然遭受严重灾难、重大生活事件或精神压力，使生活状况发生明显的变化，尤其是出现了用现有的生活条件和经验难以克服的困难，以致当事人陷于痛苦、不安的状态，常伴有绝望、麻木不仁、焦虑，以及自主神经症状和行为障碍。心理危机干预是指对处于心理危机状态的个人及时给予适当的心理援助，使之尽快摆脱困难。

（二）患者心理危机的原因

第一，生活中出现严重灾难、重大生活事件使生活状况发生变化，用现有的生活条件和经验难以克服。

第二，当事人心理素质偏差，尤其是挫折容忍力和情绪调控力不足。

第三，缺乏良好的社会支持系统，如家庭、邻居、朋友、同学和同事等。

二、患者心理危机的反应

每个人对严重事件都会有所反应，但不同的人对同一性质事件的反应强度及持续时间不同。

（一）急性疾病时的心理反应

1. 焦虑

当事人感到紧张、忧虑、不安。严重者感到大难临头，并伴发自主神经症状，如眩晕、心悸、多汗、震颤、恶心和大小便频繁等，并伴有交感神经系统亢进的体征，如血压升高、心率加快、面色潮红或发白、多汗、皮肤发冷、面部及其他部位肌肉紧张等。

2. 恐惧

当事人对自身疾病，轻者感到担心和疑虑，重者惊恐不安。

3. 抑郁

心理压力可导致情绪低落、悲观绝望，对外界事物不感兴趣，言语减少，不愿与人交往，不思饮食，严重者出现自杀念头或行为。

（二）慢性疾病时的心理反应

1. 抑郁

多数心情抑郁沮丧，尤其是性格内向的患者容易产生这类心理反应。可产生悲观厌世的想法，甚至出现自杀念头或行为。

2. 性格改变

如总是责怪别人、责怪医生未精心治疗，埋怨家庭未尽心照料等，故意挑剔和常因小事勃然大怒。他们对躯体方面的微小变化颇为敏感，常提出过高的治疗或照顾要求，因此导致医患关系及家庭内人际关系紧张或恶化。

危机的一般应对过程可分为三阶段：第一阶段（立即反应）当事者表现麻木、否认或不相信；第二阶段（完全反应）感到激动、焦虑、痛苦和愤怒，也可有罪恶感、退缩或抑郁；第三阶段（消除阶段）接受事实并为将来做好计划。

三、患者心理危机干预

干预原则为积极地实施支持性心理治疗结合药物治疗，以最大程度减轻其痛苦，灾难发生后 24～48 小时之间是理想的帮助时间。选用药物时应考虑疾病的性质、所引起的问题，以及患者的抑郁、焦虑症状。以癌症为例，如疼痛可用吗啡，抑郁用抗抑郁药，焦虑用抗焦虑药处理。

> **本章总结**
>
> 在患病时，人的内心感受和需要都会发生微妙的变化。本章详述了患者的心理需要及心理变化，并介绍了特殊患者的心理特征，具体比较分析了护患关系的三种模式，阐述了如何应对患者心理危机干预。

案例分析

要了解该患者不接受直肠癌根治手术的心理，首先我们要明确患者的心理需要，一般来说患者的心理需要有：生理、安全、尊重、归属、了解信息和心理支持的需要。该患者是中年知识女性，职业教师，确诊为直肠癌给患者带来焦虑和恐惧，将要实施的手术也让患者产生阉割性焦虑。患者是个追求完美的人，直肠癌根治手术后，腹部留下一个排便的造瘘口，并在肚皮上挂着粪袋，体像发生改变，导致悲观抑郁、缺失心理。身上的粪袋及其散发出的异味，让患者敏感多疑，别人的躲避让她产生孤独感。患者注重家庭生活，对恢复原来的生活缺乏信心，担心影响社交活动、家庭和婚姻质量等。因此，强烈抗拒直肠癌根治手术，无法接受。

对于这位患者护患关系沟通交往中我们应该注意哪些问题呢？首先确定护患交往的水平，可采用"共同参与型"。增强人性化的服务意识；凡事为患者利益着想，设身处地为患者解除病痛，消除护患间的交往障碍和冲突；注意交往时的心理状态及语言、非语言的交流技巧；患者对自身体像变化特别敏感，引导患者适应和接受这些改变，并对自我概念作重新适应，避免出现自我概念的紊乱。

如果患者出现心理危机，应于 24 ~ 48 小时之内给予干预，最大程度减轻其痛苦。

推荐资料 》》

推荐电影：《枕边的男人》

从护理心理学的角度看电影《枕边的男人》，女主角（苏菲·玛索）因车祸导致高位截瘫，除了头哪里都不能动，哪里都没有知觉。她每天唯一的运动是吃饭和看书，连上厕所对她来说都不算运动，因为她的排便排尿是靠人工按摩，通过外力压迫完成的，她的膀胱肌也是没有知觉的。

貌似粗鲁的男护理员每次给她端上了鱼肉她都要大发雷霆，她用尽全身力气咆哮"一根细小的鱼刺就可以要我的命，你让我吃鱼！"而这个胡子拉碴的糙汉子说："放心！绝对没有鱼刺，我小心剔过了。吃了这盘鱼，我要让你学会一种东西，叫做信任。"就这样，他赢得了她的信任。他用自己的方式护理康复之中的苏菲·玛索。

影片有希望、绝望、期待、恐惧和得到爱的幸福感，也讲述了一段美好的爱情故事。

》》

目标检测

一、单项选择题

1. 一般情况下，护患关系发生障碍时，主要责任人是（　　）。
    A. 医生　　　　　　　　　B. 护士　　　　　　　　　C. 患者
    D. 患者家属　　　　　　　E. 护士和患者

2. 护患关系的实质是（　　）。
    A. 满足患者需要　　　　　B. 促进患者的配合　　　　C. 规范患者的遵医行为
    D. 强化患者自我护理能力　E. 帮助患者熟悉医院规章制度

3. 患者抑郁、厌世甚致自杀，属于（　　）。

A. 角色行为强化   B. 角色行为异常   C. 角色行为冲突

D. 角色行为减退   E. 角色行为不变

4. 在进行沟通时，影响沟通并使双方产生不信任感的行为是（   ）。

A. 双眼注视对方   B. 全神贯注倾听

C. 倾听中特别注意对方的弦外音

D. 言语简单明确   E. 及时评论对方所谈内容

5. 下列不属于非语言沟通技巧的是（   ）。

A. 倾听   B. 提问   C. 沉默

D. 触摸   E. 眼神交流

二、思考题

1. 以青年急性阑尾炎患者为例，对患者心理进行综合分析。

2. 试述引起护患关系紧张的原因及相应对策。

（杨永坚）

第十章 心理护理

1. 掌握不同年龄患者心理护理的内容
2. 熟悉疾病不同阶段的心理护理方法
3. 掌握常见疾病患者的心理护理方法

案例思考

我叫小李，是一名手术室护士，下面讲述的是手术室里经常发生的事情。何女士是准备接受手术的患者，一直表现勇敢和镇定的她突然开始哭泣。在抽噎间歇，她为自己的哭泣向我们道歉，我紧紧地握住她的手，给她一叠纸巾，轻声鼓励她想哭就哭出来。尽管在理智上，她认可了这次手术，但实际上她还未来得及接受。"我没做错什么……"她说，"这不公平……"然后，何女士说出了真正的忧虑在于她的丈夫和孩子。接下来，何女士几乎讲了她的整个人生。我一直认真倾听着，尽管手术室有严格的时间安排，但我非常清楚，要等她真正平静下来，才能顺利地开展手术。过了一会儿，何女士看着我，说她好多了，手术可以开始了。

因此，对护士来说，了解患者并使患者接受你，建立患者对我们的信赖关系，才能让患者平静地接受手术。

思考：
1. 术前患者的心理反应有哪些？术前心理护理的意义是什么？
2. 患者与手术室护士之间的良好护患关系，对稳定患者的情绪有什么作用？

第一节 心理护理概述

一、心理护理概述

心理护理（mental nursing）是指在护理工作中，护理人员在良好的人际关系基础上，运用心理学理论和技能，积极影响和改变护理对象不良的心理状态和行为，促进疾病康复或维护健康的手段和方法。

心理护理方法可分为一般性心理护理方法和特殊性心理护理方法。一般性心理护理方法主要应用的是支持性心理治疗，而特殊性心理护理方法应用的则是除了支持性心理治疗以外的其他方法，包括精神分析疗法、行为疗法、合理情绪疗法、个人中心疗法、催眠疗法、沙盘游戏疗法和意象对话心理疗法等。

二、心理护理的基本要素

心理护理的基本要素，指影响心理护理的科学性、有效性的关键因素，主要包括护理人员、患者、心理学理论与技术及患者的心理问题四个要素。这四个要素之间的关系可见图 10 - 1。

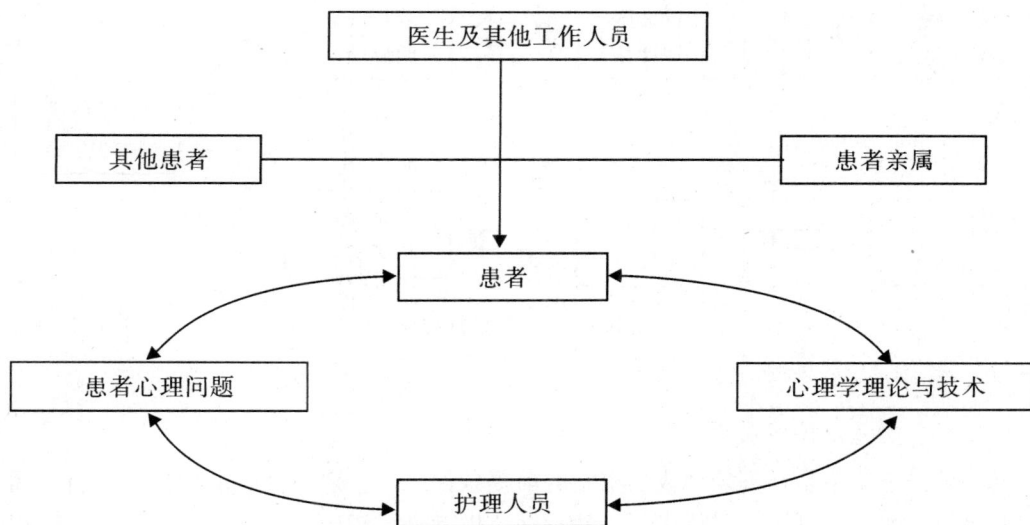

图 10 - 1　心理护理基本要素简图

三、心理护理的目标

护理人员在心理护理的过程中，通过各种心理护理方法，促进患者的康复或病情的好转。心理护理可以达到以下目标：

（一）提供良好的心理环境

为患者提供适宜的物质环境，创造一个有利于患者康复的心理氛围，是做好心理护理的前提条件。

（二）满足患者的合理需要

了解和分析患者的不同需要，采取措施满足患者的合理需要，是心理护理要达到的首要目标。

（三）消除不良的情绪反应

及时发现患者的消极情绪，及早采取多种措施消除不良情绪对患者的不利影响，是做好心理护理工作的关键所在。

（四）提高患者适应能力

调动患者的主观能动性，战胜疾病并提高患者的整体适应能力，是心理护理的最终目标。

四、心理护理程序

心理护理程序共分为七个步骤，见图 10 – 2 心理护理程序。

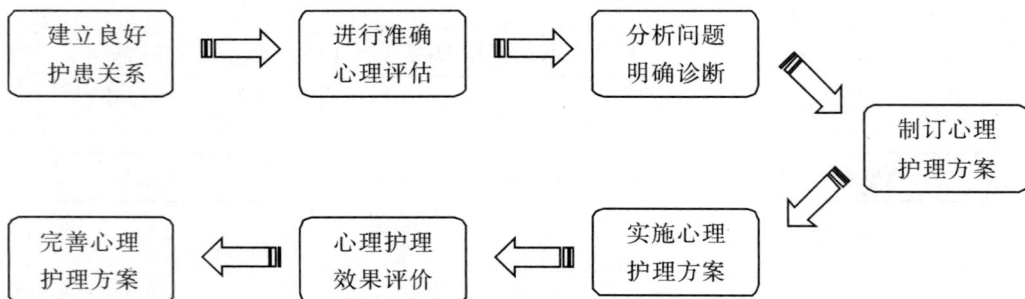

建立良好护患关系 ⇒ 进行准确心理评估 ⇒ 分析问题明确诊断 ⇘ 制订心理护理方案 ⇙ 实施心理护理方案 ⇐ 心理护理效果评价 ⇐ 完善心理护理方案

图 10 – 2　心理护理程序

（一）建立良好护患关系

良好的护患关系是心理护理成功实施的前提条件之一。建立良好的护患关系首先需要护理人员带着爱心，真诚地对待患者。然后在与患者进行沟通时，注意沟通技巧，可以参考采用本书第八章中心理咨询中使用的技术，比如尊重、积极关注和共情等。其中，共情是赢得患者信任的非常有效的方法。

（二）进行准确心理评估

心理评估是进行心理诊断及制订心理护理方案的重要依据。实施有效的心理护理必须掌握患者的个性特征，掌握患者的心理状态和行为习惯产生的原因和发展规律，这一过程即被称为心理评估。心理评估可以采用观察法、访谈法、问卷法、心理测验法综合了解患者的个性特征及其心理状态。另外，在此阶段还要注意了解患者对心理护理工作的要求及愿望。患者的配合与支持是心理护理成功的关键。

（三）分析问题明确诊断

经过有效的心理评估后就要分析患者存在的心理问题，进行诊断，确认心理问题的性质、产生的原因。由于疾病就是一种压力源，轻者可使患者感到挫折，重者可导致严重的心理应激反应，使患者的情绪发生波动。由于所患疾病的病种、病情轻重程度的不同，个体对疾病的抵抗能力，以及个性、文化背景、价值观念不同，患者所产生的心理问题也就千差万别。对患者的特有心理问题进行分析诊断的同时，也要注意患者共同的心理活动表现，如焦虑、抑郁、孤独感和否认等。

（四）制订心理护理方案

首先，要明确心理护理的目标。心理护理目标的确定既要考虑以往同类疾病患者心理护理目标，也要考虑患者的情绪状态、个性特征、心理需求等个体差异的不同。确定好目标之后，再根据目标选择合适的心理护理方法。选择心理护理方法时应考虑与患者的心理问题相匹配，即该护理方法已被证明对类似心理问题有效，并且患者具有配合心理护理的能力和条件。

（五）实施心理护理方案

在实施心理护理方案过程之中，护士应以患者为中心，多与患者进行沟通交流，鼓励患者吐露自己的真实想法，使心理护理更有针对性。在实施心理护理过程中，护士应将每一项结果及反应记录下来，在实施过程中不断修改计划，对方案进行评价，对不合理方案及时修正。

（六）心理护理效果评价

实施心理护理方案之后，还应对心理护理效果进行分析和评价，确定是否达到预期的心理目标。如果在进行一段时间心理护理后，患者情况未出现明显改善时，首先应分析心理护理方法是否与患者心理问题相匹配；实施心理护理过程中的严谨性和规范性及相关因素的控制；患者是否遵从和配合了护理指令，即考虑患者的依从性。如排除了上述因素，确定采用某一护理方法无效时可以选择另一种方法，如癌症患者疼痛发作，患者采取渐进性放松训练无效时，可配合医生实施肌电生物反馈法。

（七）完善心理护理方案

取得心理护理效果后，继续巩固治疗是心理护理程序的重要环节。此阶段应根据患者的情况调整完善心理护理方案，培养患者形成自我心理调适和自我心理护理能力，如自行对紧张焦虑的调节转移和宣泄，对压力的适应等。巩固阶段的心理护理方案必须事先与医生、患者共同制订，耐心解释其必要性，要求患者严格实施。

第二节　不同年龄段患者的心理护理

一、婴幼儿患者的心理护理

儿童患者的年龄分布范围比较广，从出生到14岁都属儿童患者。不同年龄阶段的儿童具有不同的生理、心理特点。患病对儿童的心理发展是一种威胁，轻者产生一定的心理反应，重者可阻碍儿童正常的心身发展，出现发展危机。因此，护士要针对患儿不同的心理状态采取相应的心理护理措施，对提高疗效、促进患儿心身康复有积极作用。

婴幼儿期指个体0~6岁的时期，其中0~3岁为婴儿期，3~6岁为幼儿期。由于正处于生长发育阶段，心理变化较大，患病和住院都可造成婴幼儿的心理创伤，不但会影响其日后的人格发展，同时也会给医护人员的工作带来一定的困难。因此，护理人员应掌握婴幼儿患者的心理反应，采取相应的心理护理措施，使患儿尽快适应住院环境，促使其身心早日康复。

（一）婴幼儿患者的心理特点

由于生病需进行治疗，干扰了婴幼儿的日常活动，从而产生了一定的心理反应。一般而言，6个月至4周岁的婴幼儿对住院诊治的心理反应最为强烈，1岁半时反应达到最高峰，以后则缓慢减弱。另外，住院患儿比门诊患儿的心理反应强烈，故应尽可能避免住院治疗，多采用门诊治疗形式。婴幼儿患者常常表现如下几种典型的心理反应：

1. 分离性焦虑

从6个月起，婴幼儿开始建立起一种"母子联结"的关系。在这种以母爱为中心的关系上，婴幼儿保持着对周围环境的安全感和信任感。患儿由于生病住院而被迫与母亲分离，心理反应主要表现出一种分离性焦虑，如哭闹、拒食、用眼睛寻找母亲、害怕与父母分离、避开和拒绝陌生人、把住院理解为被父母抛弃等。住院时间较长，还可能表现为抑郁、呆板、不活泼、表情淡漠和闷闷不乐等。

2. 恐惧

恐惧是最常见的心理反应，可发生在每个年龄阶段的患儿身上。婴儿期如有母亲陪同，其恐惧的原因有对医院环境、医院气味的不适应，也有对打针的害怕。幼儿期的患儿除因疾病如高热、头痛、骨折等直接带来的痛苦外，与亲人分离，对医院环境不熟悉，各种检查、治疗如打针、灌肠等造成的疼痛不适，都会引起患儿的紧张恐惧。表现为怕陌生人、怕黑暗、怕孤独、怕穿白衣服的工作人员，拼命啼哭或想哭而不敢哭等，进而可表现出愤怒和逃避等行为，尤其是以前患过病、打过针的患儿，更是哭闹不安。

3. 忧虑自卑

忧虑自卑心理在重病，或因疾病、用药使身体形象发生改变的患儿身上出现。此种情况在先天性心脏病和血液病的患儿身上表现突出，主要见于3岁以上的幼儿。患儿对疾病的严重性有所认识，表现为沉默寡言、唉声叹气，有的则认为病已治不好，拒绝治疗，严重者出现拒绝别人探视或自杀的念头。例如，肾病综合症患儿可因肾上腺糖皮质激素的应用引起多毛、水牛背、满月脸等身体改变而出现自卑心理。

4. 孤独依赖

人是脆弱的，尤其在生病以后更会感到孤独，产生依赖心理，这种心理表现在患儿身上更为显著。部分患儿在家中是家庭成员重点关心爱护的对象，生病后，躺在床上无人陪伴，没有动画片看，没有小朋友玩，因而感到寂寞、孤独，依赖心理马上突显出来，自己力所能及的事也需要别人帮助，希望得到别人更多的关心和照顾等。

5. 违拗反抗

幼儿期在心理发育上出现第一个反抗期，有的患儿抗拒住院治疗；有的患儿甚至趁人不备跑回家。

（二）婴幼儿患者的心理护理

1. 环境布置符合患儿心理特点

儿科病房或门诊治疗室的设计以淡粉、淡黄、淡绿色为基调布置墙壁，配以卡通人物，要有些既吸引儿童又安全的玩具，可以缓解患儿因陌生与不安带来的恐惧。护理人员每日通风换气，保持病房的安静、整洁、淡雅，使患儿能尽快适应环境，愉快地接受诊治。有条件的医院还可设立母子病房，以消除患儿离开家人的孤独与不安感。

2. 护士着装多样化

护士工作服应颜色多样化，只有负责治疗的护士才穿着白色工作服，戴操作帽，其他护士可穿着带小花的彩色工作服，以缓和紧张的气氛，与患儿保持良好沟通，减轻患儿恐惧不安的心理。

3. 工作耐心细致

对待患儿要有超乎一般的耐心和知难而进的毅力，护士为患儿进行任何诊疗护理前，都要耐心、热情、详细地做解释，说明对疾病的利害关系，征得他们的同意。同时，护理人员在第一次操作时一定要轻柔，以娴熟的技术给患儿带来安全感。否则，易使患儿产生恐惧心理，形成条件反射。

4. 实施有针对性的心理护理

（1）分离性焦虑的心理护理

护士应评估患儿产生焦虑的原因及程度，根据患儿的年龄特点，采取合适的心理护理措施进行护理。针对无陪伴患儿的分离性焦虑，尽量固定护士对患儿进行全面的、连续的护理，加强关心爱护，使患儿得到亲人（尤其是母爱）般的关怀，鼓励家长把患儿喜爱的玩具和物品带到医院，以解除寂寞，减轻分离性焦虑，使之尽快适应住院生活；对婴幼儿多给以抚摸，哭闹时顺着头发由头顶摸到前额。如病情允许可搂抱患儿以满足其皮肤饥饿，消除离开亲人的孤独与不安感。同时创造条件让患儿参加适宜的游戏、绘画、看电视和听故事等活动，以分散其注意力。

（2）对恐惧患儿的心理护理

护士应多与患儿接触、沟通，分析其产生恐惧的原因，尽可能满足患儿住院前的爱好及生活习惯，耐心讲解医院内的生活安排等情况，并帮助患儿与其他患儿建立良好的伙伴关系，使患儿对陌生环境有所了解，尽快适应医院住院环境，消除其不安全感。以表扬、鼓励等方式，调动患儿战胜疾病的勇气。幼儿期患儿对周围事物有好奇心和新鲜感，喜欢模仿，护士可以利用模仿心理，把胆小的患儿与勇敢的患儿安排在一起，会使一些胆小的孩子变得坚强起来。

（3）对依赖性较强患儿的心理护理

护理人员应尽可能及时满足患儿的各种心理需求，使患儿得到家庭般的温暖，同时鼓励患儿进行力所能及的自理活动，如进食、穿衣、如厕等。护士应经常巡视病房，通过与患儿交谈和一起游戏，使患儿感到亲切，配合治疗，顺利康复；介绍同病房的小朋友认识，大家一起唱歌，看图画，讲故事，活跃情绪，创造一种家的氛围，使患儿很快适应环境，配合治疗，战胜疾病。

（4）对自卑患儿的心理护理

护理人员要根据情况向患儿做好解释工作，告诉其身体形象的改变是暂时的，同时尽量提供机会让患儿表现自我，对患儿的良好表现（如配合治疗、自我照顾、对医护人员有礼貌等）给予及时的表扬和鼓励，以帮助他们树立自信心，消除自卑感。对于畸形患儿，护士应同家长一起开导患儿，给孩子讲励志的故事，帮助患儿克服困难，找些有趣的图画书看，做些小手工，使其渐渐适应。也可采取沙盘游戏的心理治疗方法进行心理护理。

（5）对违拗抗拒患儿的心理护理

患儿即使不逃跑，对医护人员也不理不睬，或者故意喊叫、哭闹，摔东西，拒绝接受各种诊疗；或者对前来探视的父母十分怨恨，面无表情，沉默不语，以表示反抗。医护人员不可斥责或强行实施治疗，应多予以关心照顾，护士应协同父母，耐心了解患儿产生抗拒心理的原因，根据原因采取有效的措施，必要时由专人陪伴。

二、青少年患者的心理护理

（一）青少年患者的心理特点

青少年开始懂得关注自己的疾病及预后，重视自身的健康问题，会根据已有的疾病知识做各种推测，担心未来，心理上产生较大的压力，致使因疾病产生的心理活动逐渐变得复杂起来。

1. 焦虑恐惧

青少年正处于学习和事业发展的关键时刻，当突然发病且需要住院治疗时，由于一下子改变了原来的生活规律，又没有心理准备而导致难以承受，表现出焦虑、恐惧。患病初期，往往不能很好地适应患者角色，对疾病持怀疑态度；一旦承认自己有病时，则又担心会影响自己的前途，担心他人歧视，忧心忡忡，紧张不安；在治疗过程中，每天需接受打针、吃药、检查等治疗措施，容易产生恐惧心理；青少年患者常幻想能很快好转，如不能达到如期的愿望，再加上担心医疗费用开支较大，就会再次陷入焦虑和恐惧之中。

2. 寂寞孤独

青少年活泼好动，希望拥有广阔的生活领域，需要刺激和新奇感。住院后由于医院环境人际陌生，各种管理规定的约束，生活单调、消息闭塞，青少年患者往往感到不习惯、受拘束，甚至有度日如年的感觉。加之患者病情稳定后亲友渐渐离去，忙于各自的工作，疏于探视，医护人员忙于其他重病患者的治疗护理而与其交谈减少，也会使患者产生孤独、寂寞感。

3. 悲观失望

青少年富于理想和抱负，患病影响了他们的学习和工作，对心理上造成很大的打击。特别是青少年的致残，易令其产生悲观的念头，有的会拒绝治疗甚至有轻生行为。

（二）青少年患者的心理护理

1. 消除焦虑和恐惧

护理人员应结合青少年患者的性别、文化水平、社会阅历等的不同，向其介绍疾病的相关知识，使他们能正确地看待疾病，保持情绪稳定，克服急躁、焦虑等情绪。护理人员在治疗时应做到动作轻、快、准，尽量减轻患者痛苦。

2. 消除孤独和寂寞感

针对青少年患者的心理特点，护理人员应尽量鼓励患者间进行沟通发展友谊，同时也鼓励患者家长、亲友、同学等多来医院探望或采取其他形式与患者保持联系，以保证信息畅通，有利于患者从孤独中解脱出来。另外，可以为青少年患者安排一些适宜的娱乐活动，如下棋、看报、看电视和户外散步等，以此来转移患者对疾病的注意力。还可以将青少年患者组建为治疗小组，开展团体心理辅导活动。

3. 保护患者自尊心

青少年重视自我评价，护理人员在与他们交往时，应做到和蔼文雅、有分寸，以保护他们的自尊心。对伤残的青少年患者，待其情绪稳定，有一定的应激能力后，在适当的时间内通过一定的方式，逐步让患者面对伤残所带来的各种后果，向患者提供身残志坚的实例作为榜样。鼓励患者建立信心，学会适应现在的生活。

三、中年患者的心理护理

（一）中年患者的心理反应

中年期是人生的鼎盛时期，观察力、记忆力、思维力均较强，各种心理素质十分稳定，中年人的智力已发展到最佳水平，知识积累达到相当高的程度。中年人的社会角色明确，是社会的中坚、家庭的主导。中年人对事业、家庭、子女培养等方面都有较高的抱负。因此，往往在某一段时间内会有心身负荷过重，超过承受能力而产生疾病的倾向。

1. 精神压力大

中年人一般有较强的责任感，同时家庭负担也最重，所以患病后精神压力较大。轻者焦虑、抑郁，重者悲观、激愤。他们为自己的工作、事业的损失而忧虑，为今后能否坚持工作而担心。

2. 疑心重

中年人在体力和精力上都达到了顶点，开始向老年期过渡，体力的减弱使人感到"未老先衰"，一旦患病，心理会发生急剧的变化，深感衰老已经来临。有时常常怀疑自己得了不治之症，对医生的治疗和仪器检查疑虑重重。

3. 行为退化

中年患者可表现行为退化，以自我为中心，兴趣转移，情感脆弱，好发脾气。有的自主神经功能紊乱，出现更年期综合征，希望医护人员多照顾自己。

4. 理智感强

中年人的道德感、理智感和美感都比较成熟，对现实有自己的见解，自我评价明确，自我意识发展有较高的水平，对挫折的耐受力和疾病的承受力较强，能较好地配合治疗和护理。

（二）中年患者的心理护理

1. 人本主义心理疗法调动自身能动作用

医护人员应相信中年患者更有潜力，可以充分调动自身能动作用。中年人对现实有自己的见解，自我意识发展到较高水平，对躯体疼痛与精神挫折的容忍力一般都较强，可以较好地配合治疗和护理。在责任制护理中，他们应该是护理计划的制定者与参与者，也是实施者与完成者。

2. 支持性心理疗法减轻悲观失望

对预后不良或患了绝症的中年人，因生活已无希望，价值感丧失，会使他们陷于悲观失望的境地，对他们表示深切同情并给予开导是护士特别突出的任务。临床上可见到不少中年患者，病前也很善于开导别人，但自己遭受疾病挫折后，反而不够理智，别人的开导往往对他们不起作用。

3. 行为疗法矫治行为习惯

中年人往往有较稳定的行为模式和不利于治疗的生活习惯，如爱熬夜、吸烟、喝酒、不良的饮食嗜好等。对这些行为习惯可借助适当的心理治疗加以矫正或训练。

4. 合理情绪疗法调节情绪

对更年期患者，护士应指导患者正确对待病情，为患者创造良好的治疗和护理环境，教会患者调控自己的情绪，保持有规律的生活，以平稳度过更年期。

5. 调整心理社会因素

医护人员应积极主动向患者的家属、工作单位建议，妥善安排患者所牵挂的人和事，尽量减少患者在治疗养病期间的后顾之忧。此外，引导患者消除心理矛盾，解除猜疑，一旦产生某些症状，应消除对它们的恐惧和疑虑，树立治好疾病的信心。对于生理、心理功能减退的事实，应该采取客观的态度，鼓励他们充分发挥主观能动性，配合医护人员尽快医治疾病。

四、老年患者的心理护理

一般把年龄大于60岁者称为老年人。老年是毕生发展过程中一个特殊的阶段，具有独特的心理和生理特点。随着医疗条件的改善，人均预期寿命的延长，老年人口和老年患者总数迅速地增加，使老年患者心理护理工作面临新的挑战。

（一）老年患者的心理特点

尽管衰老是一种自然规律，但老年人一般都希望自己健康长寿，也不愿别人说自己衰老。因此，一旦生病，意味着对健康产生了重大威胁，故而易产生比较强烈的心理反应。

1. 否认心理

有些老年人由于害怕别人讲自己年老体病，或者害怕遭到家人的嫌弃而拒绝承认有病，不愿就医，故尽管患病，仍勉强操劳，以示自己无病。

2. 自尊心强

老年人希望被重视，受到尊重，希望能得到周围人的恭敬、顺从。在患病情况下，这种愿望会更加强烈，如果得到满足，则心情愉快，反之则表现为失落、不耐烦、容易激怒。

3. 刻板固执

老年人一般自我中心意识较强，固执、坚持己见，不愿听从别人安排，尤其不重视年轻医护人员的意见。有时又争强好胜，做一些力不能及的事情，如独自上厕所大小便，走路不要扶，坚持原有饮食习惯等，这样可能引起一些意外事故，如跌倒致骨折、中风等。

4. 恐惧心理

当病情较重时，经常意识到死亡的来临，故而出现怕死、恐惧、易激惹等情绪反应。有时则害怕发生严重并发症，担心无人照顾，出现焦虑不安的情绪。

5. 退化心理

有的老年人生病后言语行动比较幼稚，情绪波动大，稍不顺心就与护士、病友发生冲突，容易哭泣，自控力极差。有的老年人则小病大养，不愿出院，依赖家人和医护人员，自己能做的小事情也要别人帮助。

6. 自卑、无价值感

老年人由于社会角色的改变，长期孤独寂寞、家庭地位的下降，容易产生悲观情绪，一旦生病，感到自己在世的日子不会太长，许多想做的事情又力所不及，更加悲观、无价值感，有些老年患者甚至因此而自杀。

（二）老年患者的心理护理

对老年患者实施心理护理，除了一般患者的心理护理要求外，还要考虑到老年患者的生理、心理和疾病类型等方面的特点，采取个性化、有针对性的护理措施。

1. 尊敬关心

对老年患者称呼时用尊称，言行要有礼貌，举止要庄重，谈话要有耐心，老年患者喜欢谈往事，切忌生硬地打断，而且听他们讲话时要专心，回答询问要慢，声音要大些。老年人住院治疗，打乱了其原已习惯的生活方式，生活很不方便，但又不肯经常求助别人。因此，护理人员对老年患者的住院生活更要细心照顾，充分考虑老年人的特点和习惯，例如把物品放在容易取到的地方，饮食上尽量满足老年人的口味，安排好老年人的休息和睡眠。

2. 创造舒适的疗养环境

为老年患者创造安全、舒适的疗养环境，病室设备和布置要考虑老年人的需要，如科室备有轮椅，走廊和厕所浴室、马桶旁设有扶手，保持地面干燥、洗手间设置呼叫仪等。此外，护士应鼓励老年患者丰富自己的生活内容，指导患者在病情允许的情况下适当进行文娱、体育活动，如室外散步、打太极拳，进行放松训练等，有利于缓解忧郁烦闷的情绪。

3. 恰当的心理干预

老年患者大多为慢性疾病，积累了丰富的自我保健经验和应对疾病的独特方式，护士应肯定其积极的一面，对不良方式尽量以协商、提醒的方式指出。对因长期慢性病产生厌烦、急躁情绪的老年患者，护理人员应做好健康宣教工作，告诉他们慢性病的治疗特点，强调"三分靠药，七分靠养"的理念。定期组织患者参加健康教育讲座、康复小组团体心理治疗等，护士讲解一些疾病相关知识和自我保健知识，鼓励患者相互交流，同时可邀请一些恢复较好的患者现身说法，采用角色扮演法提高老年人战胜疾病的信心和护嘱的依从性。护士要理解老年患者的各种心理行为表现，并且要热情关心患者，耐心引导帮助患者建立战胜疾病的信心。

4. 尽可能多的社会支持

调动老人的各种社会关系，在精神上和物质上给予关怀。要有意识地告诉患者家人多来探视，带些老年人喜欢吃的食品；要鼓励患者亲友、老同事等经常看望。也可安排一些老年人与患者交谈。但是，护士要提醒探视者切莫谈论过于刺激的话题，以免老人因过于激动而发生意外。

5. 激发自护能力

随着年龄的增长，身体各器官的生理功能都发生了退变，导致机体整体调节能力减退，抗病能力下降，特别是心理状态的改变给老年患者的自我实践活动造成了一定的障碍。因此，护士在做好心理护理和健康教育的基础上，注意培养老年患者的自护能力，激发其主观能动性来战胜疾病，增进健康。

第三节　不同疾病阶段患者的心理护理

处于不同疾病阶段，患者的心理反应表现也有其规律性。护士可根据这些特点，预见性地开展心理护理。但是，患者的病情复杂多变，个性千差万别，心理反应必然会出现差异，护士应敏锐灵活地掌握患者的心理动态变化。

一、疾病初期患者的心理护理

患病初期，无论轻症或重症患者，无论患急性病或慢性病，必然会产生心理反应，但反应程度不一，表现复杂多样。护士应尽快了解和确定患者心理特点，有针对性地做好心理护理。

（一）心理特点

1. 心理反应

（1）否认与侥幸

一向健康的人对自己成为患者多感到突然。特别是被诊断为难治的严重疾病，震惊之后患者首先出现的心理反应就是否认，不相信自己患病，不接受医生的诊断；有的尽管身体已有不适仍坚持上班，想以此证明自己健康状况良好。之后患者常存侥幸心理，总希望医生的诊断是错误的，要求重新检查，迟迟不愿进入患者角色；或对疾病的严重程度半信半疑，尤其对疾病不敏感的人，侥幸心理更为严重。

（2）抱怨与负罪感

当确认自己患病，有的患者会抱怨家人关心不够，没有照顾好自己；抱怨没有量力而行导致身体健康受损。有的患者感受到疾病的痛苦与折磨，会产生"倒霉"心理，或视为上天的处罚，内心有负罪感。患者常以消极与生气的方式对待疾病，不愿诉说疾病的痛苦与症状，或向医护人员、家人寻事争吵以发泄内心痛苦。

（3）恐惧与忧心忡忡

急危重症的患者对突然发生的变故缺乏心理准备，可导致强烈而复杂的心理反应，如急性心肌梗死患者可因持续剧痛而产生濒死的极度恐惧，迫切希望得到最佳和最及时的救治，转危为安；身患难治疾病或不治之症，疾病可能影响身体功能与形象或面临大手术的患者，极易产生恐惧反应，表现为焦虑不安、紧张、忧心忡忡，夜不能寐，日不思饮；遭遇意外创伤的患者在疾病初期常表现为"情绪休克"。

（4）轻视或满足

有的患者因工作繁重、经济压力或知识不足等而轻视疾病；有的患者因患一般疾病，病程不长，预后较好，能暂时脱离紧张的工作岗位，或受到别人的照顾，成为亲朋好友关注的对象。虽然有病，其心理却得到一定的满足，会表现为情绪轻松，愿意谈自己的病情及预后。

（5）陌生与孤独感

初次住院的患者对病区环境不熟悉，对医生和护士不了解，对医院的饮食习惯、作息制度等不适应而易产生陌生和孤独感。

2. 主导心理需要

主要体现为尊重和安全的需要。患者盼望得到热情接待，希望医务人员一视同仁；期望有经验的医师看病，能及时做出诊断和制订治疗方案，渴望早日康复。

（二）心理护理

心理护理的重点是给予较多的心理支持，协助患者正确认识和对待病情，减少患者的紧张情绪，使之初步适应医院的环境，较好地配合治疗与护理。

1. 有效沟通

护士应礼貌、热情地接待患者，安排整洁、安静、舒适的病室环境；主动与患者沟通，了解患者的感觉，给患者以安慰等，向患者介绍科室的环境及有关医院的制度，向患者介绍主治医师的情况，通过良好的言语与行为同患者建立相互信任的人际关系。

2. 满足各种需要

在不违反治疗原则的情况下，尽量满足患者的生活需要，适当照顾患者的原有生活习惯和爱好；对病情严重、生活不能自理的患者，协助他们保持整洁与卫生；对患者不愿提及的生理缺陷或其他隐私，应严守秘密，维护其自尊，帮助患者接触病友，消除或减轻其陌生感和孤独感。

3. 心理支持和疏导

鼓励患者表达感受。倾听其诉说，帮助患者宣泄恐惧、忧虑等不良情绪；鼓励恢复期的病友现身说法，解除同类患者的顾虑。动员患者的社会支持系统。鼓励家属和亲朋来访，使患者感受到被关心与重视，获得心理支持。

4. 认知干预

帮助轻视和否认患病、心存侥幸、抱怨和负罪感的患者理清思路，摆出问题，指导患者提高认知和应对能力，帮助患者尽快进入角色，解除负罪感，正视疾病，积极配合治疗和护理。

二、疾病发展期（稳定期）患者的心理护理

经过一段时间的诊断、治疗和护理，多数患者的病情明确，且日趋稳定和好转，患者的心理反应较之前和缓。慢性疾病患者可因病程较长、病情反复发作，导致其情绪不稳。在此期加强心理护理有利于增强治疗效果，缩短病程。

（一）心理特点

1. 心理反应

（1）接受与适应

此期患者已接受自己有病，并逐渐适应医院的生活。患者变得顺从，与医护人员关系变得和谐、依赖，迫切要求多用药，用好药，早日解除病痛。患者把注意力集中于身体体征的变化，想了解自己的体温、脉搏、血压等情况，想了解病情和治疗方案，急切想知道各项检查的结果。

（2）担心和焦虑

有些患者的情绪随着病情发展而变化，有时高兴，有时失望；急躁、紧张、焦虑等消极情绪时常出现。有些患者仍对疾病心存忧虑，担心急性病变成慢性病；术后的患者常担心刀口裂开或出血等意外，害怕活动会造成伤口愈合困难而不愿下床活动；病情反复急性发作、迁延不愈又无特效药治疗的慢性疾病患者，常陷入无奈、焦虑状态。

（3）沮丧与厌倦

主要见于患慢性疾病的患者。有的患者因疾病需长期治疗，且因经久不愈，甚至终身存在慢性病痛而陷入沮丧、失望等心境。有的患者认为给家人与亲朋造成沉重的经济和照顾负担，失去生活信念，悲观绝望，甚至产生厌世情绪。

2. 主导心理需要

主要表现为身体安全、病情信息和友爱的需要。患者希望获得病情变化的信息，希望早日恢复健康，希望与医生、护士及病友建立良好的关系。

（二）心理护理

1. 保持良好的护患关系

这是心理护理的重点。加强与患者的沟通，调节患者的不良情绪。疾病发展期继续协助患者的生活护理，关心患者的起居，鼓励患者适当活动，使患者感到温暖，维护已建立的良好护患关系。

2. 注意信息反馈

疾病发展期应及时将病情好转的信息反馈给患者，消除患者的顾虑，增强其战胜疾病的信心；沟通过程中注意应用积极暗示性语言，鼓励患者为早日康复作出努力。提醒患者的亲友在探视时话题不宜集中在病情。可利用间歇或专门时间开设健康教育讲座，宣传相关疾病的知识，说明疾病的演变过程，减轻患者的心理压力。

三、疾病恢复期患者的心理护理

恢复期指患者经过治疗和护理，身体逐步康复，生活逐步恢复正常的过程。在此期间，患者的心理由于病情病种、文化层次、个性特征和经济状况等因素，表现多种多样，有些心理状态可致恢复期延长。护士应采取有效措施，加强指导，协助患者身心早日康复。

（一）心理特点

1. 心理反应

（1）兴奋与欣慰

有些患者因病痛减轻或消除，自认为病愈而产生兴奋情绪，甚至不听从医护人员的劝说，过多活动；多数患者为身体的逐步康复，即将离开治疗和休养的环境，回到正常的生活中而感到欣慰。

（2）焦虑与忧伤

有的患者害怕疾病恢复不彻底而形成慢性迁延性疾病；特别是疾病或外伤遗留残疾者，无一例外地忧虑日后的学习、婚姻、生活及工作能力、社会适应等问题，他们担心难以胜任原来的工作，担心出院后能否得到家庭、工作单位的接纳和照顾，因而产生焦虑情绪。

（3）悲观与绝望

主要见于意外创伤造成永久性严重残疾的患者，他们无法承受残疾对未来人生所造成的重大挫折，对如何度过漫长且艰难的人生感到悲观绝望，自暴自弃，严重时可产生轻生念头。有的患者放弃必需的功能锻炼，康复过程延长，结果可导致"小残大废"，使局部的残疾成为背负终生的沉重包袱。

（4）依赖与退缩

久病后患者依赖性增强，始终认为自己不能多活动，不能工作，不愿脱离患者角色，安逸于被别人照顾的生活。有些患者有退缩表现，如术后因怕痛而放弃功能锻炼，或怀疑身体尚未痊愈，害怕疾病反复，希望延长住院时间。急危重症患者可能对重症监护病房产生依赖。

2. 主导心理需要

主要表现为对外部世界信息的需要。随着身体的康复，心理活动逐渐转向外部世界，关心社会大事，迫切希望了解工作单位和家庭亲友的信息。部分患者的自我实现需要上升。

（二）心理护理

此期的护理重点是提供支持和咨询，帮助患者恢复自主生活，提高适应能力，恢复社会角色功能，使患者从心理、身体和社会三方面获得全面康复。

1. 通过健康教育提供信息与知识

说明疾病的转归，介绍出院后自我护理、保健常识，学会康复方法，使患者正确领会出院后如何服药、巩固疗效、加强功能锻炼，以减轻因出院而产生的焦虑。

2. 心理支持与疏导

鼓励患者参与制订康复计划，克服依赖性，尽快适应病前生活。对不能恢复病前状况的患者，给予精神上的安慰和疏导，帮助他们面对现实，从焦虑和忧伤中解脱出来，建立乐观的生活态度。

3. 自护行为塑造

运用强化理论，通过赞扬的方式强化患者的自护行为；以奖励的方式消退依赖行为，给以正性行为强化，指导患者在力所能及的范围内承担生活的责任，做力所能及的工作，提高适应生活及社会的能力。

4. 协助认知治疗

对遗留残障、悲观绝望的抑郁患者，特别是烧伤毁容或肢体残缺的年轻未婚者，协助医生实施认知疗法，帮助患者建立正确的认知方式，正确面对目前的健康状态；用模范事例鼓励他们建立信心，克服消极情绪，从绝望中走出，适应新的生活方式；最大限度地发挥自己的潜能，避免局部残疾导致心理的残疾甚至残废。同时应主动与患者接触，加强监护，严密防止自杀行为。

第四节 常见疾病患者的心理护理

一、急性病患者的心理护理

(一)急性病患者的心理反应

急性病患者心理活动较为复杂。不同原因导致的急性病，其心理特点也各不相同。

1. 意外事件

意外事件，例如车祸、严重工伤事故、房屋倒塌、火灾、水灾和地震等，这些意外打击来势凶猛，损伤严重，患者又缺乏心理准备，一时难以适应，表现为恐惧不安，非常紧张；有的患者大脑皮质产生超限抑制，发生"情绪休克"，表现为表情淡漠、呼之不应；还有的患者表现为心理应激障碍，意识范围狭窄，如判断力减弱、理智丧失、行为退化、童心萌发、情感幼稚、大声哭叫、易激惹、易发脾气、依赖性增强等。此类患者有强烈的求生欲望，需要尽快得到医护人员的救治，期待起死回生。

2. 疾病突发

疾病突发，例如心血管病、脑血管病、休克、大出血、高热和剧烈的疼痛等。这类患者平素自认为是健康者，或有轻微的症状但满不在乎。由于急骤发病而表现出极度紧张，甚至有濒死感，迫切希望医护人员采取抢救措施，保证其生命安全，顺利度过危险期。

3. 慢性病恶化

慢性病恶化，例如癌症晚期、肝硬化合并肝衰竭、慢性肾衰竭和心肺衰竭等。这类患者长期经受病痛的折磨，机体处于衰竭状态，致使患者产生特殊甚至变态心理，如敏感多疑、易激惹、对康复丧失信心，悲观绝望，拒绝治疗，对医护人员冷漠无情等。也有的患者渴望延长生命，减轻痛苦，幻想有朝一日能够康复，对医护人员产生"救世主"之感。

4. 自杀未遂

此类患者都有明显的心理社会因素，因心理受到强烈的刺激而处于激情状态，自制力减弱，不能约束自己以至于出现自杀行为。大多数患者人格不健全，在生活中缺乏现实的目标，缺乏容忍力，经不起打击和挫折，不能用积极的心理防卫机制去适应变化。自杀者经抢救后，大多数患者感到后悔莫及，能积极配合治疗；但也有少数自杀者因被救活而感到痛苦，表情淡漠，拒绝治疗，继续寻找时机以求实现死的愿望。

（二）急性病患者的心理护理

1. 稳定患者情绪

急性病患者往往求医心切，情绪反应强烈，因此稳定患者情绪十分重要。护士要以高度的责任心、同情心，立即迎接患者，自然诚恳地询问病情，沉着冷静、有条不紊、技术娴熟地进行抢救和护理，以护士特有的专业成熟性与权威感稳定患者情绪，给患者以恰当的安慰和心理指导，使患者紧张、恐惧、焦虑等情绪得到缓解。护士切不可在患者面前手忙脚乱、惊慌失措、大呼小叫。

2. 加强保护性措施

对特殊或严重的疾病，不应在患者面前随意谈论病情，应单独向家属交代，做好保护性医疗工作。对抢救无效死亡者应先做好家属工作，使家人有充分的心理准备并做好善后处理。

3. 做好心理疏导

应充分理解急性病患者的心理特点，给予宽慰及耐心的心理指导。特别是对拒绝治疗、愤怒、多疑的患者更应多加关注，使用认知疗法、心理疏导法，改善心理状态，调动患者的主观能动性，积极配合救治。

4. 创造良好的社会环境

创造舒适、安全、优美的治疗环境和人际氛围，指导患者从事社会支持系统的工作，以提高患者战胜疾病的信心。及时反映患者心理问题和合理要求并设法解决，也是促进患者康复不可缺少的心理护理的内容。

5. 增强患者的安全感

此类患者大都求医心切，一旦进入医院，顿有绝路逢生之感。因此，护士应在医院环境、接诊态度、护患关系、操作技术和工作作风等方面给予患者以最大的安全感。

二、传染病患者的心理护理

（一）传染病患者的心理反应

传染病患者作为传染源可通过直接或间接的途径将病原体传播给他人。患传染病后，患者不仅要忍受疾病的痛苦，更难以忍受的是自己成了威胁他人的传染源。主要心理反应有：

1. 自卑孤独

传染病患者开始大都产生一种自卑孤独心理，一旦进入患者角色，立即在心理和行为上都与周围的人划上一条鸿沟，自我价值感突然降低，感到自己成了人们望而却步的人，成了惹人讨厌的人，因而感到自卑。

2. 回避心理

许多传染病患者不敢理直气壮地说出自己所患的疾病，例如把肺结核故意说是"肺炎"，把"肝炎"说成是"胆道感染"等，都是害怕别人鄙视和厌恶自己的表现。

3. 愤懑情绪

不少患者产生愤懑情绪，悔恨自己疏忽大意，埋怨别人传染给自己，甚至怨天尤人，认为自己倒霉。有这种愤懑情绪的人，有时还迁怒于其他的人和事，易激惹、爱发脾气。

（二）传染病患者的心理护理

1. 科学认识传染病

护士应理解传染病患者的心理反应及其情绪变化规律，向患者及其亲朋好友解释所患传染病致病源的性质、传播途径和预防措施。指导患者以科学的态度认识传染病的危害性及隔离的意义，自觉遵守隔离制度，逐渐适应暂时被隔离的生活，积极配合治疗，争取早日康复。

2. 创造良好探视条件

因为传染病患者只能在规定的探视时间和亲友会面，护士应尽量创造良好的探视条件，如网络探视，适当增加探视次数，不要随意中断患者与探视者的交谈等，尽可能满足患者的需要，消除有碍于疾病好转和康复的消极情绪和不必要的顾虑。

3. 树立信心战胜疾病

根治某些传染病较为困难，病程较长，并有难以治愈的后遗症。因此，这类患者容易悲观、失望、敏感、多疑，他们变得格外关注自己，往往主观地揣度别人对自己和疾病的看法，十分焦急地收集有关的信息。护士应根据这些特征劝慰患者积极配合治疗，密切护患关系，使被隔离患者感到护士是自己精神上可靠的支柱，以增强战胜疾病的信心。

4. 预防心理创伤

护士还必须注意在患者面前不能有丝毫害怕被传染的言语、表情和行为，防止患者因被隔离而产生过度焦虑，造成不良的心理创伤。

三、急危重症患者的心理护理

（一）急危重症患者的心理反应

1. 焦虑恐惧

多发生在初入院的 1~2 天。急危重症患者病势凶险，救治困难，随时都处于死亡威胁之下，他们担心疾病转归；加之病房的各种抢救仪器和设备、医护人员严肃的面孔及紧张的抢救过程等，可能加重患者紧张、焦虑和恐惧的情绪。例如，急性心肌梗死的患者可因持续剧痛而产生濒死的极度恐惧、惊慌失措。急诊入院患者因突然离开熟悉的环境和亲人，所接触的人和环境都是陌生的，易产生分离性焦虑；伤残患者，因自我完整性受损，担心影响将来的工作和家庭生活，易产生阉割性焦虑。

2. 否认

患者进入监护室第 2 天会出现否认心理，在第 3~4 天达到高峰。主要表现：一种是否认自己有病；另一种虽承认生病的事实，但否认入住监护室的必要性。调查显示，约50% 的急危重症会出现否认心理。短期的否认对患者有一定的保护作用，可遏制极度恐惧对患者的伤害。但如果长期存在否认心理则不利于患者适应疾病过程和康复，不利于患者树立战胜疾病的信心。

3. 孤独抑郁

据调查，约30% 的患者在入住监护室的第 5 天后会出现孤独抑郁情绪，且常与现实的丧失有关。其主要原因有 5 个：

①与外界隔离。

②因入住者病情较重或病友较陌生、极少有交流的机会。

③家属探视时间短。

④医护人员忙于抢救工作而与其交谈机会少。

⑤患者丧失工作能力、生活无力自理、丧失经济来源等。主要表现为消极压抑、悲观失望、自我评价降低、孤僻寡言，常感到孤立无助，严重时可出现自杀倾向。

4. 愤怒

如意外受伤者，因感觉委屈而愤怒；不治之症的患者因自认不该患某类疾病，或自感救治无望，抱怨命运不好，也易产生愤怒情绪；此外，持续疼痛也易转为愤怒。主要表现为烦躁、敌意仇恨、行为失控、吵闹哭泣、寝食难安，同时伴有心率加快，血压、血糖升高等。

5. 依赖

有些患者经精心治疗和护理，病情明显好转，允许其离开监护病房时，他们却因熟悉并习惯、认同监护病房环境对其生命安全有较大保障，而产生心理依赖，不愿离开监护病房。

（二）急危重症患者的心理护理

1. 针对负面情绪

负性情绪可增加患者病情复发、恶化的可能性，稳定患者的情绪是心理护理的首要工作任务。热情招待，礼貌地询问患者或家属病情，沉着、冷静、有条不紊地进行抢救和护理工作，以恰当言行稳定患者的情绪，增加患者的安全感和对护士的信任感；避免在患者面前谈论病情，如当面与患者说"病情太重"之类的话；针对患者的愤怒，护士应充分理解其过激行为，不训斥患者，使其感受医院的温暖、安全；告诉家属在患者面前保持镇定的重要性，要求其尽量不在患者面前流露出悲伤情绪，以免增加患者的心理负担；鼓励患者合理宣泄，向护士或亲友倾诉烦恼，以缓解心理压力，稳定情绪。

2. 针对依赖

患者习惯了监护室的环境，会对护士、亲友和同事的特别照顾产生依赖。

依赖一方面有助于患者的遵医行为，有利其早日康复；但过度依赖则不利于调动患者的主观能动性，有碍疾病好转。对此，护士要帮助患者形成明确、有积极意义、可实现的目标，使其从实现目标中获得自信和成就感，逐步摆脱依赖。

3. 针对否认

对患者短期的否认护士可不予纠正；但如果患者持续存在否认，则应引起注意。危机并不因患者的否认而消失，并且可能蔓延和加深。护士应鼓励患者接受患病事实，结合认知疗法，帮助患者纠正认知偏差，采取积极的应对策略。

4. 提供咨询

对因病情重、反复而对治疗失去信心的患者，要针对其原因提供心理咨询；必要时，可使其在了解病情的基础上积极配合治疗和护理；在进行特殊治疗和检查前，向患者及家属介绍治疗的作用和意义、可能的并发症和副作用，以缓解患者的紧张情绪和心理压力。

5. 优化环境

要尽量创造舒适、优美、安全的治疗环境，减少或消除环境的不良刺激，促进患者心身舒畅，早日康复。

四、临终患者的心理护理

（一）临终患者的心理反应

得知自己将不久于人世，对大多数人而言都是一个巨大的打击。每个人都有求生的欲望，因此，面对死亡是一种巨大的心理应激，患者会有种种的心理反应。虽然不同的人面对死亡的方式会受到个体自身因素以及环境因素的多方面影响，但有研究者经过多年的临床观察认为，大多数人在面对死亡时，都会经历几个类似的阶段：否认期、愤怒期、妥协期、抑郁期和接受期。在不同的阶段，患者有不同的心理需要。护理人员在面对临终患者时，要根据患者所处的不同阶段，给予相应的心理护理，协助患者走向人生的终点。

1. 否认期

一个人突然得知自己患了某种严重疾病时，典型的反应是震惊和否认，最常见的否认表现是患者会说："不可能，我怎么可能得这种病，一定是医生弄错了！"否认是几乎所有患者得知自己患有不治之症时的第一反应。这种心理防御机制的应用是有一定的保护作用的。我们每个人可以承受的心理压力是有限的。如果突然受到的心理打击超出我们的耐受能力，我们就需要采取措施保护自己。否认正是起到了这种缓冲的作用。此时，护理人员不宜强求患者面对现实，而是要协助患者逐渐适应和接受即将死亡的现实。

2. 愤怒期

当患者终于开始接受患病的现实时，最常见的反应是愤怒。"为什么是我？老天不公平！"患者抱怨命运的不公平，同时可能无意识地迁怒于他人，对家人和医护人员提出诸多要求，而且显得格外挑剔和"难伺候"。家属常常感到无所适从，不知应当怎样应对和安慰患者。愤怒是患者面对残酷命运，感到绝望、无助、自怜又无能为力时的表现。患者的怒气并非是针对家属和医务人员的。护理人员应当理解患者的内心痛苦，尽可能满足患者的各种要求。不能因为患者"事多"而表现出厌烦情绪，否则患者会感到更加绝望和孤独。

3. 妥协期

患者经过了愤怒期，知道抱怨是没有用的。此后，患者的心情逐渐平静，开始理智地考虑一些现实的问题。他们对生命还怀有希望，开始希望通过采取某些措施来达到延长生存时间的目的。他们常常与医务人员商讨"如果我现在……，能不能多活……（时间）"。在这一阶段，他们对治疗态度积极，非常合作和顺从。应当充分利用这段时间，调动患者的主观能动性，采取各种措施，提高患者的生存质量，延长患者的生存时间。

4. 抑郁期

患者认识到无论采取什么手段，都已经于事无补了，死亡将不可避免。患者这时真正绝望了。于是患者放弃了各种努力，精神开始衰退，日渐虚弱，情绪抑郁，对外界的事物完全丧失了兴趣，甚至不愿同最亲近的人接触。家人难以通过鼓励、劝导和支持来帮助患者改善情绪。患者开始现实地对待死亡，着手安排后事。这时应当告诉家属不必试图使患者高兴起来。试图使患者高兴是家属的希望而不是患者的愿望。患者已经认识到生命即将结束，感到悲哀是很正常的。患者也有权利表达自己的悲哀。要让患者有机会表达出自己的情绪。当患者谈及死亡等内容时，家属和医护人员应当耐心倾听，给予及时而准确的回应，使患者感到被接纳。如果家属和医护人员不能理解和体会患者的心理要求，有意无意地回避谈论死亡问题，就会使患者感到自己的情感不被他人所接受，感到孤独和疏远，从而关闭了情感交流的通道。这样做不利于患者顺利度过抑郁期。

5. 接受期

如果患者得到亲人、朋友和医护人员的情感支持，顺利渡过了抑郁期，就可能进入接受期。并不是每个临终患者都能够进入接受期。做到这一点需要患者和周围的支持者的共同努力，来之不易。在这一阶段，患者对死亡采取了接受的态度，能够平静地思考即将到来的死亡，对死亡已经作好了心理准备，以平和的心态迎接死亡的到来。这时，患者可以平静地回忆和评价自己的一生，与他人探讨人生的价值和意义。患者的谈话可能显现出从未有过的崇高。患者非常希望自己最亲近的人能够陪伴在身边，陪自己走过人生的最后阶段。因此应当告知患者家属尽量陪伴患者，尽可能满足患者的心理需要。在这个阶段，护理人员除了满足患者的基本生理需要外，还应当保持与患者的交往，协助患者达成各种愿望，使患者在安详的气氛中走完人生的旅途。

（二）心理护理

对临终患者护理已经成为护理领域的一个研究方向。许多研究者对临终患者的护理进行过研究，提出了临终护理应当达到的目标。一般认为，对临终患者进行护理时应当努力达到以下护理目标：

①使患者尽可能享受最后的时光，与亲人相伴，感受家庭的温暖和幸福。

②帮助患者尽可能完成未竟的工作或愿望，使患者临终前感到人生无憾，并获得最后的乐趣和满足。

③尽可能减少患者的痛苦和烦恼。

④尊重患者的愿望，让患者有尊严地离开人世。

五、疼痛患者的心理护理

疼痛是许多疾病的常见临床症状，也是人们求医的常见原因。一方面，疼痛与机体组织的损伤相联系，是躯体器官的物理、化学损伤或病变的结果；另一方面，疼痛又与某种心理状态相联系，常伴有不舒服、不愉快的情绪反应。总之，疼痛是一种非常复杂的心理、生理状态。

（一）疼痛的心理学特点

疼痛的心理学特点主要表现在：

1. 高度个体化的主观体验

患者的疼痛症状是否出现及疼痛强度与其心理状态紧密相连，而且总与不愉快的情绪相伴随，如抑郁常引起慢性和持续性疼痛。

2. 具有明显的个体差异且不易适应

相同性质的疼痛刺激作用于不同个体，所伴发的心理反应可有很大差异。

第一，人格特征。如人格类型外向者较内向者的疼痛阈值高，对疼痛的耐受性更强，心理反应相对较弱。

第二，早期经验。如果父母在儿童受轻伤时泰然处之，则儿童长大后疼痛阈值提高，对疼痛的耐受性增大。

第三，年龄及性别。一般儿童的疼痛感受性较高，特别是受到更多关注的儿童；成年人的疼痛感受性处于稳定水平；老年人的疼痛感受性也较高。此外，女性的疼痛敏感性高于男性。

3. 不同性质的疼痛刺激所伴随的心理反应存在很大差异

急性危重患者疼痛的心理反应主要表现为恐惧、紧张；慢性疼痛的心理反应主要表现为抑郁。

4. 疼痛对患者的心理具有双重意义

一方面，疼痛是一种心理防御性症状，用以表达个体隐蔽、无意识中进行的心理矛盾冲突，或不能实现的愿望；另一方面，疼痛引起的消极而不愉快的情绪反应又是不良刺激，可造成机体自主神经系统与内分泌系统功能的改变，对疾病的预后产生不良影响。

（二）疼痛患者的心理护理

疼痛，尤其是慢性疼痛，原因比较复杂，影响因素较多。所以，除对机体的组织给予有效的治疗措施外，采用心理治疗和心理护理也具有良好的效果。

1. 减轻患者的心理压力

与患者建立相互信赖的友好关系，使患者感受到护士的关爱，可帮助其克服疼痛；耐心倾听、鼓励患者表达其疼痛感受，以同情、安慰和鼓励的态度理解患者疼痛时的行为反应。以获得患者充分信任为基础，向患者解释疼痛的原因及规律性，减轻患者的焦虑、恐惧和抑郁情绪。

2. 分散注意力

分散患者对疼痛的注意力，可使其疼痛处于抑制状态，减轻其疼痛的感受强度。如组织患者参加听音乐等其感兴趣的活动；优美的旋律对缓解疼痛、减轻焦虑和抑郁均有良效；又如给患者打针时与其边交谈边注射或轻柔地局部按摩，也可分散患者的注意力，对减轻注射及疾病所致的疼痛具有良好效果。

3. 暗示

消极暗示可引发或增加疼痛；积极暗示却可消除疼痛。因此，采用积极暗示可使患者放松、消除紧张，提高其疼痛阈值，对减轻疼痛或止痛有良好效果。如使用安慰剂、催眠疗法或合理利用某些医生的权威均可有效缓解患者的疼痛。

4. 指导想象

让患者集中注意力想象自己身处一个意境或风景，再配以优美音乐，可起到松弛或减轻疼痛的作用。做诱导性想象前，若让患者先行有节律的深呼吸，通过自我意识集中注意力，放松全身各部分肌肉，对减轻疼痛强度、增加耐痛力具有良好效果。

5. 行为自我控制训练

医护人员应帮助患者矫正不恰当的疼痛行为表现，如鼓励患者对待疼痛的积极行为表现，而忽略患者有关疼痛的消极行为表现。这一方法可以告知患者家属，与患者家属共同进行。

第五节 不同治疗方法患者的心理护理

一、药物治疗患者的心理护理

药物治疗是住院患者的最常见治疗方法，药物通过药理作用对机体的生理机能发挥作用，以达到治疗的目的，这是药物的生理效应。但患者在接受药物治疗时的心理状态对治疗效果也有极其重要的影响。所以，了解药物治疗的心理问题，有助于理解心理因素在药物防治疾病中的作用，有利于指导临床合理用药。

（一）药物的心理效应

药物的心理效应指患者对医生的威信、对药物的信任感和接受药物治疗时的体验、评价，治疗时对外界的暗示等多种心理作用。

有人曾做过以下试验：将一种淀粉分别装在红、白色胶囊中，分别送给两组健康人服用，并当面告诉被试，红色胶囊装着兴奋性药物，白色胶囊装着抑制性药物。结果发现，服用红色胶囊者情绪活跃、脉搏加快、血压升高、动作反应加快，服用白色胶囊者则情绪抑郁、无精打采、脉搏迟缓、血压降低和反应变慢。

美国一位生理心理学家曾将吐根碱（致吐剂）通过胃管注入呕吐患者的胃中，并告诉患者这是止吐药物，结果在短时间内患者的恶心呕吐感消失。经过一段时间后，患者又出现呕吐，重新注入吐根碱，恶心感又很快消失。在这个实例中，心理效应（镇吐和安慰）的作用超过了药物的生理效应（催吐）。

这些实验说明药物不但有生理效应，而且通过一定的诱导会产生心理效应。因此，现代医学认为，药物不仅通过其药理作用产生生理效应，也通过非药理作用产生心理效应，两种效应相互作用。积极的心理效应可增强药物的生理效应，消极的心理效应则可削弱药物的生理效应。

（二）影响药物心理效应的因素

1. 文化因素

患者的求医行为、选择药物的习惯和偏见、舆论和宣传、患者的文化层次、社会地位和经济状况等因素均可影响药物的心理效应。如，有人相信中医而有人只相信西医，也有人在中医无效时才去寻求西医治疗。

2. 人格特征

一般认为，人格特点可影响药物的心理效应。不同性格或特定精神状态，均可显著影响个体的药物感受性。如，热情、活跃、健谈者易对安慰剂产生明显的心理效应；对治疗充满信心、心情愉快的患者，可能凭借自我暗示的心理作用，使药物的生理作用增强。具有癔症人格特征患者，由于受暗示性强，极易接受药物的心理效应。此外，不同年龄段患者的药物心理效应也有差别，儿童易出现心理效应；老年患者则较少出现心理效应。

3. 药物种类

药物有心理效应，并非指每种药物对每个患者都起作用，且其作用程度也不同。就药物性质而言，镇痛、镇静、助消化等消除病症为主的药物易产生心理效应；而抗生素、抗寄生虫、解毒剂等消除病因为主的药物则以产生生理效应为主。

4. 药物附属特性

药物的名称、剂型、包装、生产厂家也会影响患者对药物的信任，从而增强或减弱药物的临床疗效。如，多数患者愿意相信实力强、声誉好、名牌药厂生产的药物，喜欢白色、玻璃瓶或压膜包装、甜味的药物等。

5. 患者的用药心理

患者和医生都喜欢使用作用强、见效快、安全的药物。一般经济条件好的患者喜欢用新药、进口药、名贵药、联合用药的心理也十分普遍，而经济状况较差的患者则希望用价廉而有效的药物。

6. 用药的方法和途径

一般情况下，服药次数少、采用注射途径的药物可产生较高心理效应。不容忽视的是，医生对患者的态度、责任心、权威性、行为举止以及药物的毒副作用等均能影响药物的心理效应。

（三）药物治疗患者的心理护理

1. 一般药物治疗患者的心理护理

（1）做好用药前指导。

为加强药物心理效应对生理效应的作用，医护人员用药前，可根据患者的年龄、文化程度、人格特点、疾病情况，观察了解患者的心理特点，选择给药时机。并配合恰当的言语暗示，使患者相信药物的作用。若患者有抗药心理，应做好解释工作，切不可勉强。

（2）运用积极的暗示。

护士应在给药前用语言及行为给予患者积极的心理暗示，克服和避免可能给患者的消极暗示，调节患者的情绪，使患者充满信心，积极愉快地配合治疗。

（3）建立良好的护患关系。

护士要态度和蔼，语言亲切，经常与患者沟通，争取得到患者的信任，以免患者对药物产生怀疑而出现消极的心理效应。

2. 化疗患者的心理护理

化疗是目前治疗癌症复发的一种主要手段，对化疗药物敏感者具有明显疗效，对延长患者的存活期具有积极作用。但化疗药物的毒副作用又使患者遭受癌症折磨的同时，也要忍受化疗的痛苦，心理上承受巨大压力，容易陷入紧张、悲观情绪。心理护理除按照癌症患者及一般药物治疗患者的措施实施外，还应注意以下几点：

（1）化疗前

耐心向患者介绍化疗的必要性、化疗方案及其优越性、化疗药物可引起的毒副作用，使患者有所准备，充分放松，以良好心境配合治疗；尽可能根据病种，把患者安排在同一病房，增加患者间的情感交流；嘱咐患者尽量自理生活，以淡化患者角色意识，增加其参与社会生活的情趣和意识。

（2）化疗中

及时向患者讲解化疗的有关信息，如治疗效果。使之主动配合治疗，增强治疗信心。对患者提出的问题，给予明确、有效、积极的答复，以消除其顾虑。

（3）化疗后

由于患者难以适应化疗所致的乏力、恶心、脱发等痛苦，易产生负面情绪，甚至放弃治疗的念头。护士应主动与患者沟通，鼓励并安慰患者；成为其主要支持者，还可积极倡导患者的亲友、同事、领导经常安慰、关心患者，生活上给予其帮助与照顾，使患者感受来自各方面的关爱，体验其存在价值，激发其生活的信心；利用同类患者的积极现身说法，鼓励患者树立战胜病痛的信心。

二、手术治疗患者的心理护理

（一）手术治疗患者的心理特征

手术是外科患者的主要治疗手段，无论是切除病变组织，还是矫形修补，对躯体都是一种创伤性治疗，对接受手术的患者也是一种较严重的心理刺激。由此引起的消极心理反应十分明显，并会影响手术的实施和效果，因此应有针对性地做好心理护理工作。

1. 手术前患者的心理反应

（1）焦虑、恐惧和睡眠障碍

手术前患者的心理反应最常见的有焦虑、恐惧和睡眠障碍。焦虑、恐惧主要表现为对手术担心、紧张不安、害怕和乏力疲倦等，似有大祸临头之感。身体上亦表现有相应的一些症状，如心悸、手发抖、害怕、坐立不安和出汗等。睡眠障碍的患者表现为入睡困难、早醒、噩梦等。患者入院 24 小时内焦虑程度最高。患者在手术前出现轻度的焦虑是可以理解的，焦虑太严重则往往会干扰治疗和手术前的准备。

具有中等程度焦虑的患者，术后心理反应与预后效果较好。而严重焦虑或很少焦虑的患者则较差，恶劣的情绪状态还易于引起并发症。不同患者对手术产生的焦虑反应也不一样。例如，少年儿童害怕手术引起的疼痛；老年人则多为手术的风险而担忧；青壮年对手术的安全性、疗效、并发症、手术后康复问题而感到不安；妇女常担心术后的内分泌功能紊乱而影响夫妻生活等。

（2）依赖心理

患者渴望技术高明的医生为自己做手术，挽救自己的生命，期待护士尽心竭力地照顾自己，往往对医生、护士产生依赖心理。

（3）自责心理

多数患者因担心自己的疾病会给亲属、子女增加经济或其他方面的负担等而产生自责心理。

2. 手术后患者的心理反应

（1）烦躁抑郁

患者手术后由于伤口疼痛、身体虚弱，不敢咳嗽、深呼吸或移动身体，因而会出现情绪烦躁、心境不佳的现象。当疼痛减轻、烦躁逐渐平息后，又会出现忧郁反应，对周围事物不感兴趣。

（2）角色行为强化

有些患者因为手术刺激，强化了"患者角色"，可出现心理退化现象，表现为疼痛反应极为强烈，疼痛时间延长，对各种不良刺激的耐受性降低等。

（3）担忧心理

手术效果如何，是术后患者主要担忧的问题。有些患者把术后的不适感作为判断手术是否成功的臆想标准。如，刚从麻醉中醒来得知手术顺利时会产生感激心理；如果对术后一些正常感觉和反应没有正确的认识，误认为手术失败，即会产生沮丧心理，埋怨、憎恨医生，甚至因此而导致心理异常。

（4）投射心理

急性外伤手术后，患者可能对周围一切以及自己的伤势反应淡漠，表现无欲状；但数小时或数日之后，患者却表现出紧张、恐惧、悲痛、悔恨和躯体不适感；在恢复过程中，患者的心理压力与日俱增，他们自责或责怪他人，怨恨、愤怒、伤感情绪缠绕着他们，当想到自己已成了残疾人，今后无法学习和工作，生活不能自理，而要长期连累亲人时，患者往往痛苦不堪，甚至产生绝望心理。

（5）缺失心理

一些特殊手术的患者，术后心理问题比较多。例如，中年男子前列腺手术后，可能引起性功能障碍和性心理障碍；子宫切除术后的女性患者可能产生阉割心理；女性乳房根治术后常引起抑郁情绪；截肢后常有幻肢症或幻肢痛；颈部手术后可能出现失音和语言障碍。这些患者除上述心理异常表现外，还有今后如何适应生活、处理家庭关系以及工作等问题，而对独立生活能力、性功能等方面易有丧失感。

（二）手术治疗患者的心理护理

1. 术前的心理护理

术前患者心理的个体差异比较大，所以心理护理应根据患者术前的个性特征、心理反应、应对方式、病情和手术性质等灵活实施。

（1）提供手术相关的信息

护理人员在术前应与患者进行沟通交流，了解患者的心理状态。采用支持性心理治疗，通过倾听、解释、鼓励、保证和指导的方法为患者提供心理支持，使得患者了解手术的必要性和安全性，从而缓解患者的焦虑情绪。

（2）帮助患者进行放松训练

患者术前的心理问题主要是情绪焦虑，而放松训练对缓解焦虑情绪比较有效。护理人员可以指导患者进行放松训练，也可以通过手机播放录音、录像等方式让患者进行放松训练。

2. 术后的心理护理

手术结束之后，患者由于躯体组织受到不同程度的损伤，手术刀口疼痛和躯体活动受限等原因，非常容易产生焦虑不安的心情。

（1）及时告知手术效果

当患者回到病房或是从手术麻醉中刚刚醒过来时，护理人员应立即告诉他手术的效果。患者得知效果后，情绪更易稳定，有利于病情康复。

（2）帮助患者尽快适应术后生活

帮助患者适应术后生活，首先要帮助患者缓解疼痛。缓解疼痛的心理护理方法可以参考本章相关内容。其次要帮助患者调节抑郁等不良情绪。术后患者平静后易出现抑郁反应，护理人员应根据患者的性格、气质特点、病情变化情况等进行分析，采取相应对策，帮助患者适应术后生活。

三、透析治疗患者的心理护理

（一）透析治疗患者的心理特点

1. 矛盾

透析治疗的患者总是面临健康与疾病的矛盾、生存与死亡的矛盾，如果不透析，对患者就意味着死亡；而有透析机器的支持，就可像正常人一样生活。

2. 焦虑与抑郁

焦虑与抑郁被认为是透析患者最常见的心理反应和一项独立致死因素，影响透析患者的免疫、营养和遵医行为，尤需引起临床重视。

患者因对透析的效果、安全性、价格和家庭承担能力等问题顾虑重重，产生焦虑、抑郁情绪。其抑郁主要有 5 组特征：抑郁心境、悲观、失望；自我评价下降、自责、无用感；严重者自罪，萌生自杀念头；睡眠障碍、食欲下降、性欲下降；社交退缩，活动减少。

3. 孤独

透析室特殊的治疗环境，没亲友陪护，可使患者感到孤独压抑，有问题不敢问，对任何事情都异常敏感、紧张、多疑。

4. 敌对情绪

透析治疗所实行的各种限制，如严格限制饮水量，可造成患者不满，且过度违拗会破坏治疗计划，导致严重后果。少数患者会对治疗方案和周围人抱怀疑态度，甚至敌对情绪。

（二）透析治疗患者的心理护理

1. 透析前

根据患者的性格、年龄、精神状态，与患者建立良好的护患关系，耐心倾听其倾诉，了解其产生不良情绪的原因，做好解释安慰，使患者及时宣泄负性情绪。此外，与患者共同商讨积极有效的对策，使其对透析中可能出现的并发症有心理准备。

2. 透析时

护士应主动介绍有关知识。在透析过程中，若患者出现呕吐、寒战等症状，护士可告知其反应是暂时现象，给予及时处理的同时详细说明其发生原因，增强其对透析治疗的理性认识，消除紧张心理。

3. 透析后

护士应主动告诉患者可能出现的并发症，使患者能及时应对和处理其并发症，还应指导患者分散注意力，保持良好心境。

另外，无论是哪种治疗，护士都应主动联系患者的家人朋友，形成给患者以心理支持的合力。许多研究都证明社会支持对缓解心理压力的作用，当人们有他人可以依靠时，就能更好地应对和处理严重疾病及各种挫折造成的压力。但还应注意掌握好社会支持的"度"，以防亲友的过度支持及过高期望，增加患者的心理负担和痛苦。

第六节　临床常见心身疾病患者的心理护理

一、心身疾病心理护理概述

新的护理观念要求护理工作要从单一的功能制护理发展成为心身及对社会因素的整体护理。护士在对心身疾病患者进行躯体护理的同时，如果能够有效地进行心理护理，通过护士与患者的交往，以行为来影响、改变患者的心理状态，使患者在最佳的心理状态下主动地接受治疗，可以提高心身疾病的治愈率。

（一）心身疾病心理护理的原则

1. 心理护理与躯体护理的整体性

躯体疾病和心身疾病可以相互作用、相互转化。特别是身心疾病与情绪因素、社会因素有着密切的关系，情绪已成为躯体疾病的主要原因，而躯体疾病又加重了情绪反应，如此形成恶性循环。因此，护理时应从患者的身心整体考虑，既要对患者进行躯体护理，以减轻新的情绪反应；又要对患者进行心理护理，以减轻情绪对躯体的作用，达到心身的整体协调。还要注意顺应患者的个性，稳定情绪，减少应激，重新塑造个性，从根本上预防心身疾病的发生。

2. 心理护理的个性化

同一类患者都有某些相似的心理反应和躯体反应，但是由于每个人的先天素质、后天环境、接受教育程度和主观能动性不同，所以心理活动也千差万别；文化水平的差异使患者对疾病的态度也不同；不同性格的人对疾病的承受能力、反应方式也不一样。护士在把握一般心理活动规律以后，对个体差异实施有针对性的心理护理。

3. 重视家属或亲友对患者心理的作用

医护人员应根据患者的心理需要，注意观察其对周围环境的认识和适应、住院的反应、对病友的态度、对家属亲友的态度以及与发病有关的社会合理因素等。详细观察和了解患者的情况，有的放矢地帮助患者适应环境，配合治疗和护理，从而有利于身体的早日康复。

（二）心理护理的目标

1. 满足患者的需要

人类有生理的、安全的、心理的、社会的和精神的 5 个方面的需求。这些需求是相互联系的，健康的需求可分解成这 5 种需求。从某种角度来看，康复的过程就是有关需求满足的过程。低层次需求的不满足会限制高层次的需求，高层次需求的不满足又可影响低层次需求的满足。心身病症患者的高低层次需求常处于矛盾之中。心理护理的基本任务在于察觉患者与疾病有关的需求内容和程度，以及需求不满足与疾病发生发展的内在联系，以协助患者获得这些需要或正确对待失望和困难。如果患者的需要得不到满足，就会有以下行为异常的表现：焦虑、疼痛、感觉剥夺、应激、无能为力、丧失、绝望、敌意、愤怒、孤独、躯体形象改变以及对环境适应不良等。因此，满足患者的需要便成为心理护理的一个重要内容。

2. 调整患者的社会角色

（1）发病初期，促使患者适应患者角色

一向健康的人，他们对自己居然也成为患者感到突然，从心理上很难接受这一残酷的事实，甚至采取否认的态度。对此，护理人员心理护理的重点是给患者较多的心理支持，帮助他们承认自己有病，端正其对待疾病的态度。这时，护士诚恳真挚的语言，和蔼的态度，对患者都是莫大的安慰。同时，护士应尽力满足患者的生理需要，给予其精心照料，以减少患者的心理紧张。

（2）防止角色行为异常的发生

在疾病的发展过程中，有的患者病情不见好转，有的病情恶化，更严重的是患者得知身患绝症后产生恐惧、焦虑和绝望心理，甚至产生轻生念头，一旦发现，应该运用心理护理的手段加以干预。

（3）帮助患者角色健康的转化

一旦患者适应了患者的角色，而且逐渐强化，就会妨碍患者心理上的康复。这时即使患者无任何体征，各项客观检查指标均在正常范围内，患者仍然自觉有许多症状，总觉得自己是患者，小心翼翼，不敢活动。这时护士应明确告知患者其已康复，鼓励其恢复日常活动。有的患者病情稍好转，即过早活动，致使病情加重，此时护士应向患者耐心解释过早活动的危害性，以减少疾病复发，争取早日康复。

3. 调节患者的情绪

（1）发展积极情绪

创造能表达情绪的环境。例如，听音乐，漫步静思，与挚友畅谈，给亲朋好友写信等。发展积极的自我感觉，从情境中去体验积极的感受。积极的感受包括幸福感、愉悦感、对生活充满热情和渴望等。学会有效地解决问题的方法。凡是能成功地解决新发现的问题，就会感到快乐。

（2）防止或应付消极情绪

学会面对危险情境不畏惧、不焦虑、不回避，积极应对，合理解决。遇到无法应付的焦虑情境时，应暂时做战略性的撤离，当增强应对能力后再去应对。在做好充分准备后，要立即应对危险情境，不要让消极情绪长期存在下去。疏泄和平定情绪，找合适的场所和替身充分发泄出不满情绪，有助于平定情绪和解除敌意。

4. 缓解患者的心理社会应激

（1）提高适应环境的能力

要塑造良好的个性，以便适应社会的发展，对预计发生的事件，应做好充分的心理准备，防止被突如其来的打击击败。

（2）要有自知和自信

只有自知，才能扬长避短，树立自信心，充分发挥自己的绝对优势，达到预定目标。

（3）创造良好的环境

建立良好的人际关系和获得社会支持，都有利于缓解心理应激，抵消生活事件的消极作用。

5. 增强患者的适应和应对能力

适应是指机体在遇到环境变化时，会产生相应的行为，以便个体在变化的环境中再生活下去。适应反应是以弗洛伊德的心理防御机制为基础，而心理防御是由一定动机所驱使，目的在于回避精神上的不快和痛苦。"应对过程"一词是用来说明人类对环境改变的行为。而适应、应对行为分两类：一是增加对机体危害的行为。心理护理应对这些有害健康的适应、应对机制进行心理干预；二是降低对机体危害的行为和采取自我保存的行为来对付困境。如预先了解所要发生的问题的性质而主动去寻求帮助等。心理护理要帮助患者合理地使用其适应、应对行为，使之有利于向机体康复的方向转化。

6. 处理患者的心身反应

疼痛是常见的心身反应。处理疼痛除了使用止痛药和镇静药外，最有效的办法是心理暗示止痛和采用抚摸、与患者交谈、欣赏音乐和看电视等转移注意力的方法。疼痛常常使患者有所失，进而发展成为行为退缩。处理的最核心问题莫过于提高认知能力。心理护理的目标在于协助患者接受身体的改变，鼓励患者参与治疗，学会自己照顾自己，争取社会支持和亲属的配合。

二、原发性高血压患者的心理护理

（一）心理特点

1. 焦虑

紧张因高血压病程漫长，变化复杂；有些患者对其康复的期望值往往过高；也有些患者根据其一知半解的知识，就对自己的身体状况持有疑虑，惶惶不可终日，担心高血压治不好会引起脑出血、半身不遂等并发症，最终导致焦虑、紧张情绪的发生。

2. 猜疑

高血压患者因久治不愈或反复发作，且目前高血压病大多采用单纯药物治疗的方法，效果并不十分满意，服药后，有些患者血压居高不下，也有些患者血压出现明显波动，因为"久病成医"，患者了解自己所患疾病的不良预后等，所以内心缺乏安全感，常顾虑重重，敏感多疑。他们特别注意周围人的言行，而且对别人的观点往往持怀疑态度，总认为医生、护士或家属对其隐瞒真实病情。

3. 恐惧

近年来，越来越多的人对高血压及其后遗症有一定了解，高血压患者常因担心血压过高引起后遗症而生活不能自理、失去工作能力甚至致残等后果而产生恐惧感。

4. 偏执

多见于知识分子或具有一定医学知识的高血压患者，他们虽然对高血压知识缺乏深入了解，却固执己见，希望医护人员按照其所认同的报纸杂志推介的办法，或生搬硬套书本上的治疗方法，对现行治疗方案总有不信任、不安全感。

（二）心理护理

1. 缓解心理应激源

社会环境、生活事件及心理状态等各种应激源均可诱发或加重高血压，而血压升高又加重患者心理负担、情绪不稳定、终日忧心忡忡，结果使血压更加增高，病情进一步加重，从而形成恶性循环。心理护理的目的就是针对社会环境、生活事件及患者的消极心理状态等心理应激源采取有针对性的措施，打破"应激源→血压升高→负性情绪→血压更高"的恶性循环。

（1）评定患者心理状态

综合运用观察法和调查法，评估患者的心理状态，并了解近期内生活事件对患者的影响。护士一方面可通过直接观察患者的情绪和行为作出判断；另一方面可运用临床量表和行为问卷，评定患者的实际心理状态。

（2）缓解心理压力

在了解患者心理状态及其生活事件的基础上，运用沟通技巧，有效缓解患者的心理压力，稳定患者的情绪，消除焦虑、恐惧、抑郁等不良反应对患者的负面影响。

（3）恰当评价自身

帮助患者理清思路，恰当地评价自己的能力、所处社会环境及遭遇的生活事件，调节期望值与自身的能力相当，减少社会环境及生活事件的负性影响。

2. 指导患者实施自我心理护理

由于高血压病程漫长、变化复杂，一次治疗不能完全解决问题，因此，教会患者进行自我心理护理，做好自我心理调适，对提高社会适应能力非常重要。

（1）建立合理认知

从心理学角度看，患者的负性情绪并不是直接由高血压引起，而是通过患者对高血压病的认知评价诱发的。合理的认知评价可以使患者保持情绪稳定；不合理的认知评价可诱发负性情绪。所以，护士应向患者提供高血压病的一般医学知识、病因、药物的用法及副作用，使其对高血压病产生正确的认知，认识到高血压病并不可怕，不必惊慌失措，并做好充分的与疾病做斗争的心理准备。

（2）控制情绪

告诉患者乐观大度的性格及平衡的心态对控制血压的重要性；教会患者情绪控制的方法，如在情绪失控前深呼吸，或者转移注意力，把注意力从消极情绪上转移到其他事情上去等，避免情绪波动对疾病的影响。

（3）合理安排生活，指导患者合理安排工作和休息

指导患者合理安排工作和休息，保证充足的睡眠；鼓励患者适当参加活动，以利调整身心，稳定血压。

3. 疏导负面情绪

心理疏导可帮助患者正确认识疾病，采用积极应对策略，减轻疾病的身心损害，保持

心理处于最适宜状态。高血压患者往往自认为给家庭和社会造成负担，在承受极大心理压力下，患者会改变行为模式和应对方式以努力适应环境。若患者自觉无力应对时，则会产生紧张、烦恼和愤怒情绪，护士以言语为工具，通过与高血压患者的信息交流与反馈，疏导其充分表达内心的隐情，实现从消极到积极的情绪反应、从逃避到面对现实的心理转化过程。具体措施如下：

（1）帮助患者面对客观现实

护士以平等的态度与患者真诚交流，教育其不应回避压力及压力源，应寻求合理的解决方式，学会积极的应对策略。有研究表明，应对作为影响应激反应结果的重要中间变量，具有增加或降低应激水平的作用，不同应对方式可导致不同应激反应水平。高血压患者采用积极应对方式控制血压比采用消极应对方式更好。

（2）帮助患者了解自己

高血压患者存在自我能力评估的两种倾向：一种是估计过高，多见于年轻的人群，他们平素觉得自己身体健康，认为高血压不算病，没必要紧张，常出现不遵医嘱服药等现象，反而使病情加重；另一种是评估过低，多见于病程长的患者，他们往往对治疗失去信心，不愿按时服药，很不利于血压的有效控制。此时，护士应提示患者客观了解并依据其实际状况评价自身能力，以采取适当、符合自身状况的治疗行为。

（3）鼓励患者宣泄压力

为防止过高的压力导致患者的情绪、行为发生改变，甚至人格解体和精神崩溃，护士应及时鼓励高血压患者以宣泄减轻其精神压力。例如，可通过向亲友诉说、写日记等方式宣泄心中的烦恼、压力。

三、冠心病患者的心理护理

（一）心理特点

1. 恐惧

恐惧是冠心病患者最主要、最普遍的心理状态，也是促使病情恶化的原因。患者主要表现为神情紧张、惊惶失措、语调低沉、不敢活动以及害怕死亡即刻降临。有的患者外表看似十分平静、少言寡语，但实际上其内心的恐惧却非常强烈。

2. 焦虑

冠心病病情痊愈过程较长，容易反复，再加上患者对自己的病情及预后普遍不了解，注意力总是集中于身体的不适。所以，患者对疾病顾虑重重，担心疾病能否完全治愈、是否会引起心血管以外的疾病、是否遗留后遗症等。

3. 抑郁

抑郁情绪往往发生于患者住院后第三天，因为患者担心生病会导致个人独立性的丧失、收入减少、地位改变、性功能障碍或躯体活动受到影响等，因此常表现出抑郁情绪。主要表现为：情绪低落、悲哀、失眠、食欲减退和反应迟钝等。

4. 依赖药物

患者对药物依赖心理较重，认为只要坚持服药，疾病就会有所好转。但依赖药物的心理有时可提高药物疗效，甚至使某些并无特效的药物起到安慰剂的效用。

（二）心理护理

1. 纠正不合理认知

由于我国冠心病的发病率和死亡率呈逐年上升趋势，人们往往"谈冠心病而色变"，认为冠心病也等于不治之症，严重影响康复信心。因此，改善其不合理的认知，对于患者保持良好的情绪非常重要。

具体心理护理方法是帮助患者了解心脏的结构、冠心病的形成原因及常见的诱发因素，使患者对疾病形成正确的认识。帮助患者了解冠心病用药的一般知识，以便合理运用药物的心理效应，最大限度地发挥药物的生理效应，克服不利于疾病康复的依赖心理。

2. 实施行为矫正

尽管冠心病患者的 A 型行为特征一般会获得社会赏识，但他们患冠心病后，意识到竞争和敌意等行为可加重心悸、胸闷、乏力等病症，便可产生改变原有行为的动机，也可使其行为矫正训练收到效果。

（1）评估患者是否属于 A 型人格

虽然 A 型人格特征的个体易患冠心病，但并非所有冠心病患者都具有 A 型行为特征。

（2）分析患者行为的心理根源

帮助患者实施行为矫正训练前，护士先与患者一起研究制订训练计划，明确训练目标，确定其需要矫正之处，如对自己期望值过高、太过强烈的竞争意识和敌意；并分析患者产生此类行为的心理根源。

（3）制订具体的矫正目标

目标设置应循序渐进，使患者经过努力能够达到，使患者看到希望，积极配合治疗；另外，目标必须具体，要针对患者的实际情况。

（4）设置评价标准

标准要符合患者的实际情况和要求，使患者感到满意是完成目标的关键。

（5）具体矫正措施

首先，督促患者每天记录其主观的紧张或紧迫感；其次，进行放松训练。放松训练是一种启发患者通过沉思冥想、放松心身的行为训练方式，通过训练使患者达到主观的安静状态，使交感神经兴奋性降低，逐渐产生安详和幸福的感觉，此状态有利于改善患者的负性情绪；最后，教会患者降低紧张感的训练方法，如通过自我控制技术学会自控行为。自我控制技术分两个阶段：一是自我监督阶段，要求患者记录其紧张感在什么情况下发生以及与什么因素有关等。通过一段时间的记录，使患者逐渐认识到紧迫感对冠心病的危害性。二是自我强化阶段，通过自我奖励或惩罚，强化其适应行为，减弱其易诱发冠心病的危险因素。

此外，护士应明白行为矫正训练效果取决于患者本人，护士只能提出建议，真正的实施还必须通过患者；要求患者亲友参加，为患者提供社会支持，也有利于督促患者行为的改变。

3. 稳定情绪

研究人员发现，紧张对于心脏病患者来说，突发的危险会大大增加。所以，培养患者保持积极的情绪状态至关重要。美国研究者对 1 600 名个体进行研究发现，在大发雷霆后 2 小时内，心脏病发作的危险会增加一倍；另有研究发现，在亲人死亡后的 24 小时内，因为忧伤，引起心脏病发作的危险增加 14 倍。也有证据表明，恐惧和紧张与心脏病发作有关系。海湾战争中，"飞毛腿"导弹发起攻击时，虽然没有人因导弹造成死亡，但因心脏病发作而死亡的人数却明显增加。

（1）评估患者的情绪状态

护士可通过密切接触或应用量表评估患者的情绪状态，并通过访谈了解引起患者负性情绪的原因，以此为依据劝解、开导患者，改善情绪障碍。

（2）指导患者合理自我暗示

自我暗示是利用心理状态的可变性，主动使疾病所致消极、不良的心理状态，转变为可增强抗病能力的积极、良好的心理状态。其实质是自觉地诱发积极、良好的心理状态。自我暗示方法有多种，语言自我暗示是常用方法之一，患者可运用语言自我暗示诱发积极情绪并保持之。例如，患者可常提醒自己"慢一步"；遇事告诫自己"冷静、沉着"等。自我暗示在睡前进行，效果较好。

（3）指导患者处理各种关系

针对患者的 A 型人格特征，指导患者凡事不要过分追求十全十美；以平和的心态对待各种竞争，合理调整期望值；正确对待其与环境的关系，随遇而安；生活中按照有进有退、有所为有所不为的原则，避免过大心理压力而引发消极情绪等。

四、支气管哮喘患者的心理护理

（一）心理特点

1. 紧张焦虑

支气管哮喘初次发作时，由于发病突然，症状明显，患者呼吸极度困难而不能平卧，甚至影响患者饮食、睡眠和正常的语言交流；而且患者对本病缺乏足够的了解和心理准备，往往产生紧张、焦虑。

2. 烦躁恐惧

因哮喘多在夜间发作，患者自觉呼吸困难、胸闷、被迫坐位、张口呼吸、发绀、大量出汗、易疲劳；哮喘持续发作时，支气管舒张剂均无效，致使患者筋疲力尽，有濒死感。患者易表现出烦躁、恐惧，对各项检查和治疗缺乏耐心和信心，过于担心疾病预后。

（二）心理护理

1. 发作期

此期患者最典型的心理问题是紧张、烦躁。心理护理的重点是提供心理支持。护士要尽量解除患者的顾虑。当哮喘症状不能很快缓解时，患者表现出消极、悲观情绪，心理护理的重点应是针对患者的病情，耐心、细致地解释与安慰，多使用支持、鼓励性的语言，使之树立战胜疾病的信心；通过榜样示范，如请疗效好、乐观的患者现身说教，告之负性情绪对缓解症状的不利影响，改善患者的消极情绪。

2. 缓解期

（1）了解发作诱因

支气管哮喘的病因目前虽不十分清楚，但一致认为主要原因是过敏和自主神经功能紊乱，重要诱因是情绪的强烈变化。故当患者哮喘状态有所缓解时，护士应耐心询问或与患者共同分析其哮喘发作的具体原因。

（2）针对性心理护理

如果患者由于沮丧、失望、恐惧等紧张情绪诱发哮喘，即针对造成其紧张情绪的事件，采取相应的情绪疏导，缓解患者的紧张；如果患者因周围有人哮喘发作，导致其情绪紧张，随之即感到憋闷、呼吸困难、哮喘发作，可在条件许可时使患者尽量远离刺激源，或实地训练和帮助患者克服敏感、焦虑、抑郁等不良人格特征。

（3）指导患者自护

患者有时会根据其经验，每当哮喘发作之前，即出现精神紧张，将注意力集中于对发病的恐惧，反而促成发病。针对此类患者，护士应指导患者进行心理的自护。指导患者在感到哮喘发作征兆时保持镇静，把注意力转移到其他事情上。可建议患者建立一份"档案"，记录每次发作的时间、轻重程度、周围环境、当时的情绪、有无其他特殊事件疲劳或剧烈活动等，以便找出其哮喘发作的诱发因素，采取适当措施避免疾病复发。

案例分析

手术室护士小李所讲的事情给我们的启示是：手术前，患者的孤独感以及对手术结果的忧虑，都使术前患者承受着巨大心理压力；而手术人员独特的衣着与准备工作使患者的焦虑加剧，术前患者心理更为脆弱。幸运的是，手术室里有许多像小李这样优秀的护士，她们用娴熟的心理护理专业技能照顾着每位住进手术室的患者，直至手术结束。

手术室不仅是技术性工作累积的医疗场所，时间安排也十分严格，手术室护士很容易忽略患者的眼泪，或用"一切都会好的"一句话轻轻带过。但护士小李发现了何女士的脆弱，她将所有工作都停下来，陪伴在她旁边，鼓励她，听她诉说，给了表面坚强的何女士一个喘息的机会，并能使何女士能理所当然地接受照顾。护士小李经历的这个案例告诉我们，不要只看表面现象，还要深入探寻下去，只有患者真正平静下来，手术才能继续。这个案例充分体现了护士对整体护理精髓的深刻理解，给我们以极其重要的启示和弥足珍贵的借鉴和启示。

推荐资料 》》》》》》》》》》》》》》》》》》》》》》》》》》》》》》

1. 推荐期刊：《中国实用护理杂志》

《中国实用护理杂志》以基层护理人员、管理人员及护理学院（系）师生为主要读者对象，报道护理领域的科研成果和护理经验以及对临床护理有指导作用，且与临床护理密切结合的基础理论研究，体现科学性、实用性、新颖性和信息性的统一。该杂志设有心理护理专栏，突出实用，面向基层，传递护理学术信息，提高护理理论与技术水平，促进护理学科发展。

2. 推荐报纸：《现代护理报》

《现代护理报》是中国卫生部医院管理研究所与现代护理报社合办，我国唯一的综合性健康护理类报纸。该报宗旨是：做白衣天使知音，为医护发展服务；做家庭护理顾问，为百姓健康导航。其中：业界动态介绍国内外业界动态、资讯。职场生涯介绍医疗护理工作职场的方法及感悟等。医护、护护、护患、医患关系畅谈、交流等。心理驿站介绍医护人员的心灵按摩室，教育地带介绍医护教育界、学校、学生身边发生的新闻。

>>

目标检测

一、单项选择题

1. 下面哪一种是一般性心理护理方法？（　　　）
　　A. 支持性心理治疗　　　　B. 行为疗法　　　　　　C. 精神分析疗法
　　D. 催眠疗法　　　　　　　E. 合理情绪疗法

2. 下列哪一项不是心理护理的要素？（　　　）
　　A. 护理人员　　　　　　　B. 患者　　　　　　　　C. 患者家属
　　D. 心理学理论与技术　　　E. 患者心理问题

3. 患者，男，70岁，因病住院，经检查被诊断为肝癌。经过一段时间的治疗，效果不好，患者意识到自己病情的严重性，脾气十分古怪。

（1）应当了解临终患者的一般心理变化规律是（　　　）。
　　A. 否认期、愤怒期、妥协期、抑郁期、接受期
　　B. 否认期、妥协期、愤怒期、接受期、抑郁期
　　C. 愤怒期、否认期、妥协期、抑郁期、接受期
　　D. 否认期、愤怒期、妥协期、接受期、抑郁期
　　E. 否认期、妥协期、愤怒期、抑郁期、接受期

（2）针对临终期的患者，下列的心理护理措施哪项是正确的？（　　　）
　　A. 稳定患者的情绪　　　　B. 尊重　　　　　　　　C. 控制患者的病痛
　　D. 以上都对　　　　　　　E. 以上都不对

二、思考题

马老师，女，48岁，已婚，本科学历。患左乳腺增生10余年，近一个月明显增大，被确诊为左乳腺癌。目前，住院接受术后化疗，情况良好，疾病确诊后，患者一直处于绝望中，情绪低落，高度恐慌，不能自拔，常诉说"死神已降临到自己头上"，对家人产生留恋、愧疚和牵挂之感。讨论下列问题：

1. 这个患者产生了哪些心理反应？
2. 如何对这个患者进行心理护理？

（张玲珊、王芳）

附录

实验课程

实验一　《气质测验量表》测试

一、实验目的

气质是个人生来就具有的心理活动的动力特征。心理学上通常把人们的气质分为胆汁质、多血质、黏液质以及抑郁质四种典型的气质类型，除此之外，还有许多混合型，比如说胆汁质—多血质混合型、黏液质—抑郁质混合型等。本实验的目的是让学生通过对气质测验量表的使用，掌握测验方法，了解自己的气质类型。

二、实验原理

高级神经活动类型是气质的主要生理基础。高级神经活动类型的不同特点使人表现出不同的行为特征。因此，可以根据人的不同行为特征来判定其所具有的不同气质类型。

三、实验器材

《气质测验量表》、计分表、铅笔。

四、实验程序

①发放《气质测验量表》和计分表。
②向学生讲解测试的目的。
③指导学生阅读测试标准化指导语，说明具体的测试方法和测试过程中应注意的事项。
④学生对四种气质类型对应的题目分别计分统计并填入计分表中。
⑤测试结果解释。

五、结果讨论

1. 气质类型的计分方法

很符合自己的情况记 2 分；比较符合的记 1 分；介于符合与不符合之间的记 0 分；比较不符合的记 −1 分；完全不符合的记 −2 分。

按照《气质测验量表》的计分表中各气质类型所对应的题目，根据上述规则分别统计四种气质类型的总分。

2. 气质类型的确定

①如果在某一种气质类型上的得分明显高出其他三种（均高出 4 分以上），则可认定属于该类气质类型；如果该气质类型得分超过 20 分，则为典型型；该型气质得分若在 10 ~ 20 分之间，则为一般型。

②如果在两种气质类型上得分接近，差异低于 3 分，且明显高于其他两种（均高出 4 分以上），则可定为这两种气质的混合型。

③如果三种气质类型得分均高于第四种，而且三种气质类型得分接近，则为三种气质混合型。

3. 主要气质类型及特征

①胆汁质：直率、热情、精力旺盛、勇敢积极，有魅力、坚韧不拔、勇于承担责任；但情绪容易激动，脾气暴躁，表情明显外露，过分自信，有时独断专行，影响人际交往。

②多血质：活泼好动、敏感、表情外露、反应迅速、善于交往、适应性强；但注意力容易转移，兴趣容易变换，做事缺乏持久性。

③黏液质：安静、稳重、沉着、善于忍耐；但沉默寡言，情绪不易外露，反应较慢，不够灵活，比较固执，不容易接受新生事物，不能迅速适应变化的环境。

④抑郁质：细心、谨慎、感情细腻深刻，想象力丰富，善于觉察到别人不易察觉的事物；但较孤僻，多忧思，心胸狭窄，疑虑重重，行动迟缓，缺乏果断，经不起强烈刺激和猛烈打击。

4. 对气质类型的探讨

气质类型反映了人的高级神经活动特点，因此没有好坏之分，关键在于如何了解各种气质类型的特征，以便在不同的生活和工作环境中扬长避短。

结合护理工作特征分析各气质类型的优势及不足，并探讨应如何发挥不同气质类型所具有的优势，如何避免和克服其不足。

5. 气质类型与成长环境和教育的关系

气质主要取决于先天的遗传，但同时也与后天生活和教育环境存在着非常复杂的相互影响。因此不能过分夸大气质类型的遗传特征，刻板看待各种气质类型，也不能错误强调改变气质类型，将气质与习惯养成混为一谈，而应该因势利导，扬长避短，充分挖掘个体的潜能。

实验二　《症状自评量表》（SCL - 90）测试

一、实验目的

《症状自评量表》（简称 SCL - 90）是从感觉、情感、思维、意识、行为直至生活习惯、人际关系、饮食睡眠等多种角度，评定一个人是否具有某种心理症状及其严重程度。它对存在心理症状（即可能处于心理障碍或心理障碍边缘）的人有良好的区分能力。通过该量表的测试和解读，学生能够掌握一种方便有效的心理障碍初步诊断工具。

二、实验原理

临床应用证明，SCL - 90 具有较高的信度、效度，其内容广泛，涵盖症状丰富，能较好地反映被试可能存在的问题及其严重程度和变化状况，是目前高校和心理咨询门诊中应用最多的一种自评量表。此量表采用 1—5 级评分方法，通过对总分和各因子的分析，可以判断被测者症状分布的情况及自感不适的程度，为心理咨询和治疗提供参考。

三、实验器材

《症状自评量表》、计分表、铅笔。

四、实验程序

①发放 SCL - 90 和计分表。
②向学生说明测验的目的，消除疑虑。
③学生阅读测试指导语，按要求如实作答。
④学生统计总分和各因子得分。
⑤指导学生正确分析自己的测试结果，了解自己的心理健康状况。

五、结果讨论

SCL - 90 的分析统计指标主要为两项，即总分和因子分。

1. 总分

①总分是 90 个项目各单项得分相加，最低分为 90 分，最高分为 450 分。
总均分 = 总分 ÷ 90，表示总的来看，被试的自我感觉介于 1 ~ 5 的哪一个范围。
②阴性项目数表示被试"无症状"的项目有多少。
③阳性项目数表示被试在多少项目中呈现"有症状"。
④阳性项目均分表示"有症状"项目的平均得分，可以看出被试自我感觉不佳的程度在哪个范围。

2. 因子分

SCL - 90 包括 10 个因子，每一个因子反映出被试的某方面症状情况，通过因子分可了解症状分布特点。

10 个因子的含义及所包含项目为：

①躯体化：包括 1、4、12、27、40、42、48、49、52、53、56、58，共 12 项。该因子主要反映身体不适感，包括心血管、胃肠道、呼吸和其他系统的主诉不适，如头痛、背痛、肌肉酸痛以及焦虑的其他躯体表现。

②强迫：包括 3、9、10、28、38、45、46、51、55、65，共 10 项。主要指那些明知没有必要，但又无法摆脱的无意义的思想、冲动和行为，还有一些比较一般的认知障碍的行为征象也在这一因子中得到反映。

③人际关系敏感：包括 6、21、34、36、37、41、61、69、73，共 9 项。主要指某些个人不自在与自卑感，特别是与其他人相比较时更加突出。在人际交往中的自卑感，心神

不安，明显不自在，以及人际交流中的自我意识、消极的期待亦是这方面症状的典型原因。

④抑郁：包括5、14、15、20、22、26、29、30、31、32、54、71、79，共13项。苦闷的情感与心境为代表性症状，还以生活兴趣的减退、动力缺乏、活力丧失等为特征。还反映失望、悲观以及与抑郁相联系的认知和躯体方面的感受，另外还包括有关死亡的思想和自杀观念。

⑤焦虑：包括2、17、23、33、39、57、72、78、80、86，共10项。一般指那些烦躁、坐立不安、神经过敏、紧张以及由此产生的躯体征象，如震颤等。测定游离不定的焦虑及惊恐发作是本因子的主要内容，还包括一项解体感受的项目。

⑥敌对：包括11、24、63、67、74、81，共6项。主要从三方面来反映敌对的表现：思想、感情及行为。其项目包括厌烦的感觉、摔物、争论直到不可控制的脾气暴发等各方面。

⑦恐怖：包括13、25、47、50、70、75、82，共7项。恐惧的对象包括出门旅行、空旷场地、人群或公共场所和交通工具。此外，还有反映社交恐怖的一些项目。

⑧偏执：包括8、18、43、68、76、83，共6项。本因子是围绕偏执性思维的基本特征而制订的：主要指投射性思维、敌对、猜疑、关系观念、妄想、被动体验和夸大等。

⑨精神病性：包括7、16、35、62、77、84、85、87、88、90，共10项。反映各式各样的急性症状和行为，限定不严的精神病性过程的指征。此外，也可以反映精神病性行为的继发征兆和分裂性生活方式的指征。

⑩其他：包括19、44、59、60、64、66、89，共7个项目，反映睡眠及饮食情况。

各因子的因子分的计算方法是：各因子所有项目的分数之和除以因子项目数。例如，强迫症状因子各项目的分数之和假设为30，共有10个项目，所以因子分为3。在1~5评分制中，粗略简单的判断方法是看因子分是否超过3分，若超过3分，即表明该因子的症状已达到中等以上严重程度。

下面是正常成人SCL-90的因子分常模。具体来说，如果某一因子分处于常模平均分上下一个标准差以内，则称之为"中等水平的症状表现"；如果处于常模平均分上下两个标准差以内，则称之为"较高水平症状表现"或"较低水平症状表现"；若超出常模平均分两个标准差，则称之为"高症状表现"或"低症状表现"。

SCL-90 因子分常模平均分和标准差

项目	平均分	标准差
躯体化	1.37	0.48
强迫	1.62	0.58
人际关系敏感	1.65	0.61
抑郁	1.50	0.59
焦虑	1.39	0.43

（续上表）

项目	平均分	标准差
敌对	1.46	0.55
恐怖	1.23	0.41
偏执	1.43	0.57
精神病性	1.29	0.42

SCL - 90 的测试结果反映了被试一段时间内的心理健康状况，但这种状况并不是稳定不变的，所以不能按照测试结果轻易下结论。

在被试认真回答的情况下，测试结果能够反映被试现实的心理健康状况，有利于被试认识自我。

实验三　《抑郁自评量表》测试

一、实验目的

通过测验了解被试者抑郁的主观感受、轻重程度，掌握个别施测的使用方法。掌握抑郁自评量表的原理、实施、记分与结果解释方法。

二、实验原理

抑郁是情绪障碍的主要表现。它是以苦闷的情感与心境为代表性症状，以生活兴趣的减退、动力缺失等为特征，来反映失望、悲观以及与抑郁相联系的认知和躯体方面的感受。长期处于抑郁状态容易导致抑郁症，因此在心理咨询中常使用《抑郁自评量表》来判断来访者的抑郁程度。根据所测结果，可以使咨询或治疗人员作出是否需要药物或心理治疗的有效依据。《抑郁自评量表》含有 20 个项目，分为 4 级评分。

三、实验器材

《抑郁自评量表》、纸和笔。

四、实验程序

①根据测试指导语向被试讲解量表的基本要求，提示题项中的反向题，要求被试如实作答，并消除被试的顾虑。

②指导被试按照测试的要求具体作答。

③对各题进行评分并统计。

④结果解释。

五、结果讨论

①《抑郁自评量表》采用 4 级评分，标准为：没有或很少时间有这种情况，计 1 分；

小部分时间有这种情况，计2分；相当多时间有这种情况，计3分；绝大部分或全部时间有这种情况，计4分。但2、5、6、11、12、14、16、17、18、20，反向计分。

计分：正向计分题按1、2、3、4计分；反向计分题按4、3、2、1计分。

总分乘以1.25取整数，即得标准分，分值越小越好，分界值为53。

将20条题项的得分相加算出总分"Z"。

根据 $Y = 1.25 \times Z$，取整数。

$Y < 53$，无抑郁症状；

$53 \leqslant Y < 59$，偶有抑郁，症状轻微；

$60 \leqslant Y < 69$，经常抑郁，中度症状；

$70 < Y$，有重度抑郁。

②关于抑郁症状的分级，除参考量表分值外，还需根据临床症状。特别是要害症状的程度来划分，量表分值仅能作为一项参考指标而非绝对标准。

③探讨在日常生活中导致抑郁情绪产生的因素，以及如何及时有效地消除抑郁情绪。

实验四 《焦虑自评量表》测验

一、实验目的

通过实验了解被试者焦虑的主观感受、轻重程度，掌握个别施测的使用方法。掌握《焦虑自评量表》的原理、实施、记分与结果解释方法。

二、实验原理

焦虑是指一种缺乏明显客观原因的内心不安或无根据的恐惧，是人们遇到某些事情，如挑战、困难或危险时出现的一种正常的情绪反应。焦虑通常情况下与精神打击以及即将来临的、可能造成的威胁或危险相联系，主观表现出紧张、害怕、烦恼和不愉快，甚至痛苦以至于难以自制，严重时会伴有植物性神经系统功能的变化或失调。《焦虑自评量表》主要用于测量焦虑状态轻重程度及其在治疗过程中变化情况的心理量表。该量表由20个问题组成，最大的特点就是简便省时，易于掌握，在医学和心理学领域被广泛运用。

三、实验器材

《焦虑自评量表》、纸和笔。

四、实验程序

①根据测试指导语向被试讲解量表的基本要求，提示题目中的反向题，要求被试如实作答，并消除被试的顾虑。

②指导被试按照测试的要求具体作答。

③对各题进行评分并统计。

④结果解释。

五、结果讨论

①《焦虑自评量表》采用4级评分，标准为：没有或很少时间有这种情况，计1分；小部分时间有这种情况，计2分；相当多时间有这种情况，计3分；绝大部分或全部时间有这种情况，计4分。但5、9、13、17、19反向计分。

计分：正向计分题按1、2、3、4计分；反向计分题按4、3、2、1计分。

总分乘以1.25取整数，即得标准分，分值越小越好，分界值为50。

将20条题项的得分相加算出总分"Z"。

根据 $Y = 1.25 \times Z$，取整数。

$Y < 50$，无焦虑症状；

$51 \leqslant Y < 59$，偶有焦虑，症状轻微；

$60 \leqslant Y < 69$，经常焦虑，中度症状；

$70 < Y$，有重度焦虑。

②关于焦虑症状的分级，除参考量表分值外，还需根据临床症状。特别是针对焦虑程度比较重的患者来说，量表分值仅能作为一项参考指标而非绝对标准。

③探讨在日常生活中导致焦虑情绪产生的因素，以及如何及时有效地消除焦虑情绪。

实验五　《A型行为问卷》测试

一、实验目的

了解《A型行为问卷》及其具体的操作方法，评定个体的行为模式。预测个体未来罹患心血管疾病的可能性大小。

二、实验原理

A型行为是美国著名心脏病学家弗里德曼（Friedman，M.）和罗森曼（Roseman，R. H.）于20世纪50年代首次提出的概念。他们发现许多冠心病患者都表现出一些典型而共同的特点，如：雄心勃勃、争强好胜、醉心于工作但是缺乏耐心、容易产生敌意情绪、常有时间紧迫感等。他们把这类人的行为表现特点称之为A型行为类型，而相对缺乏这类特点的行为称之为B型行为。大量研究表明，A型人格与心脑血管疾病存在高相关。在心理学上，这成为心理因素可以导致躯体患病的典型证据。A型人格被认为是一种心血管疾病的易患行为模式，因此通过《A型行为问卷》了解个体的行为模式来预测心血管疾病的易患性。

三、实验器材

《A型行为问卷》、纸和笔。

四、实验程序

①按照测试要求向被试讲解《A 型行为问卷》的内容、测试的目的和要求，消除被试的顾虑和担忧。

②指导被试按照测试要求如实填写问卷。

③对各项进行评分统计。

④结果解释。

五、结果讨论

《A 型行为问卷》共有 60 题，包括 3 个分量表：①"TH"是 Time Hurry 的缩写，有 25 题，表示时间匆忙感等特征；②"CH"是 Competitive and Hostility 的缩写，有 25 题，表示争强好胜，怀有戒心或敌意等特征；③"L"是 Lie 的缩写，有 10 题，为真实性校正（即测谎）。计算方法：每题的回答与标准答案相符者计 1 分，首先计算"L"量表，如积分≥7 分者表示真实性不大，就剔除该问卷，不予进一步调查。"L"量表 <7 分者进一步调查另外两个量表的计分。

1. 计分方法

TH 得分反映时间匆忙感、时间紧迫感或形式匆忙特征。高分表示：惜时如金，生活和工作节奏快，总有一种匆匆忙忙，感到时间不够用的感觉，希望在短时间内完成最多的事情，容易粗心大意、急躁。对于节奏缓慢和浪费时间的工作或事情会不耐烦、不适应。低分表示：时间利用率不高，生活节奏不快，悠闲自得，心态平和，喜欢休闲和娱乐，做事有耐心，四平八稳，容易给人一种慢条斯理的感觉。

CH 反映竞争性、缺乏耐性和敌意情绪等特征，高分表示：生活及工作压力大，渴望事业有所成就，竞争意识强烈，争强好胜，希望能出人头地，并对阻碍自己发展的人或事物表现出激烈的反感或攻击意识。低分表示：与世无争，容易与人和平相处，生活和工作压力不大，也可能生活标准不高，随遇而安，也可能是过于现实。

L 量表为测谎题，大于或等于 7 分则该份问卷不予分析。

37 ~ 50 分：典型 A 型人格；

29 ~ 36 分：偏 A 型人格；

27 ~ 28 分：中间型；

19 ~ 26 分：B 型人格。

2. A 型人格和 B 型人格的主要特点

A 型人格的特点是性情急躁，缺乏耐性。他们的成就欲高，上进心强，有苦干精神，工作投入，做事认真负责，时间紧迫感强，富有竞争意识，外向，动作敏捷，说话快，生活常处于紧张状态，但办事匆忙，社会适应性差，属不安定型人格。具有这种人格特征的人易患心血管疾病。

B 型人格的特点是性情不温不火，举止稳当，对工作和生活的满足感强，喜欢慢步调的生活节奏，遇事会审慎思考，工作较有耐心。

3. A 型人格的特点有其优势和不足

探讨在面对具有 A 型人格特征倾向或面临过重的压力时，如何在日常学习生活中有效地进行生理和心理上的调适。

实验六 放松训练

一、实验目的

掌握放松训练的基本方法和具体操作步骤，在面对紧张和焦虑时能熟练运用放松的方法进行有效的身体放松，进而达到心理上的放松，增强自身适应能力。

二、实验原理

放松训练是指使有机体从紧张状态松弛下来的一种练习过程。放松训练通过直接的肌肉放松，进而使整个机体活动水平降低，达到心理上的松弛，从而保持机体内环境平衡与稳定。

三、实验器材

安静舒适的环境，舒缓的音乐、播放器，舒适的椅子。

四、实验程序

1. 深呼吸放松法
①选择一个舒适的坐姿，闭上双眼，注意自己是用嘴还是用鼻呼吸以及呼吸的频率。
②用鼻吸气用嘴呼气，连续做几次深呼吸。
③深吸一口气，保持一会儿（约5秒），再慢慢把气呼出来，保持一会儿，自然呼吸几次后，继续做深呼吸，按照上述方法反复十多次。
④手掌放于腹部，能感觉到腹部的运动，把嘴变成"O"型，快速吸气，保持一会儿（约5秒），再慢慢地呼气，停一会儿。按照上述方法进行十余次。

2. 肌肉放松法
①帮助接受放松训练者找到一个舒适的坐姿或躺下来的姿势，这个姿势让他感到轻松，无紧张感，轻轻地闭上眼睛。
②头部的放松：
皱起前额部肌肉，像老人额前部一样皱起。
皱起眉头。
皱起鼻子和脸颊（可咬紧牙关，使嘴角尽量向两边咧，鼓起两腮，似在极度痛苦状态下使劲一样）。
放松指示：请绷紧额头的肌肉，皱紧额头，保持一会，再保持一会。好，放松，完全放松。其他的一样。
③手臂部的放松：
伸出右手，握紧拳头，紧张右前臂。
伸出左手，握紧拳头，紧张左前臂。

双臂伸直，两手同时握紧拳头，紧张手和臂部。

放松指示：伸出你的右手，握紧拳头，使劲儿握，就好像要握碎什么东西一样，注意手臂紧张感觉（集中注意和肌肉紧张），坚持一下，再坚持一下（保持紧张）。好，放松，现在感到手臂很放松了（解除紧张和肌肉松弛）。其他的雷同。

④躯干部的放松：

耸起双肩，紧张肩部肌肉。

挺起胸部，紧张胸部肌肉。

拱起背部，紧张背部肌肉。

屏住呼吸，紧张腹部肌肉。

放松指示：耸起你的双肩，使肩部肌肉紧张，非常紧张，注意这种紧张的感觉，坚持一下，再坚持一下，好，放松，非常放松。其他的一样。

⑤腿部的放松：

伸出右腿，右脚向前用力像在蹬一堵墙，紧张右腿。

伸出左腿，左脚向前用力像在蹬一堵墙，紧张左腿。

放松指示：伸出你的右腿，右脚向前用力像在蹬一堵墙，注意右腿紧张感觉，坚持一下，再坚持一下（保持紧张）。好，放松，现在感到右腿很放松了（解除紧张和肌肉松弛）。其他的雷同。

注意事项：放松训练的顺序要事先确定，一旦执行，不宜任意打乱。放松训练可由指导者先教接受放松训练者做一遍，边示范边带接受放松训练者做，第二遍由指导者发指令，让接受放松训练者跟随执行，学会后由接受放松训练者自行练习，也可由指导者提供训练的录音进行练习，通常每天练习 1~2 次，每次 15 分钟。

3. 想象放松法

想象放松法主要是通过对一些宁静、令人心旷神怡的画面或场景的想象以达到放松身心的目的。

具体的操作步骤：

①选一个安静的房间，舒适放松地躺在躺椅上，闭上双眼。

②指导者了解接受放松训练者通常在什么情境中感觉最轻松和惬意，常见的情境是大海边或景色美丽的公园或校园等。然后由指导者给予言语指导（指导者语气柔和，语调适中，节奏适当），放松训练者进行自由想象。

比如"我来到大海边，然后静静地躺在沙滩椅上，脚踩在细柔的沙子上，感受着阳光温暖的照射，望着一望无际的大海，海风轻拂过脸颊，带来了一丝海腥味，海涛在尽情地唱着有节奏的歌，海滩边上小朋友们在尽情地嬉戏，不时传来欢快的笑声。我就这样静静地看着蔚蓝天空下的大海，听着海涛美妙动听的歌声和小朋友们的嬉闹声，内心宁静、祥和，感觉无比轻松"。

③在想象的情境中停留一小段时间，然后睁开眼睛，回到现实。此时，头脑平静，全身轻松，非常舒服。

四、结果讨论

①放松训练是一种自我调整方法，一般是在安静的环境中按一定要求完成特定的动作

程序，通过反复的练习，使人学会有意识地控制自身的心理生理活动，以达到降低机体唤醒水平，增强适应能力，调整因过度紧张而造成的生理心理功能失调，有预防和治疗作用。对一般的紧张和焦虑能有较好的调适作用，也对焦虑症、强迫症、恐怖症等神经症有良好的治疗效果，甚至对一些身心疾病也有广泛的治疗作用。

②呼吸气训练的定时可由短到长，比如从 5 秒可增加至 10 秒、20 秒甚至更多。

③探讨为什么在肌肉放松时需体验肌肉紧张的感觉。

④探讨在刚开始进行放松训练时，指导者是否有必要和接受训练者一起进行。

⑤探讨肌肉放松训练的顺序是否可变。

实验七　心理护理角色扮演

一、实验目的

掌握心理护理和角色扮演的基本操作程序，运用角色扮演法对患者进行有效的心理护理。

二、实验原理

角色扮演法是美国精神病学家莫雷诺于 1960 年所创立的一种社会心理技术，就是将人暂置于他人的社会位置，并按这一位置所要求的方式和态度行事，以增进对他人社会角色的理解，从而更有效地履行自己的角色。它的实施过程以真实的情境为主线，让人身临其境地体验特定环境中的特定社会角色，增强其处理问题、解决问题的能力。

三、实验器材

心理治疗室，典型案例若干，角色扮演过程所需的物品和道具。

四、实验程序

1. 基本信息和相关知识准备

护士或学生需掌握患者的各种症状及表现，了解引发患者疾病发作的相关因素，他的家庭背景（如父母教养方式和家庭结构等）、成长经历、从事的职业、性格和人际关系等，掌握患者疾病发作时的身体和心理感受。然后根据上述的信息提取心理学、教育学、社会学、医学和伦理学等方面的知识。

2. 设置问题情境

心理医生或教师现场指导，根据典型案例的基本情况设计一个情景。

3. 角色扮演

一名护士或学生担当患者的角色，一名护士或学生对患者实施心理护理，另一名护士或学生则扮演患者的家属，其余护士或学生作为观察员。每一种角色根据典型案例患者的真实情况呈现出来，然后扮演患者的护士或学生和对患者实施心理护理的护士或学生进行角色互换，相互体验各自角色的感受。

4. 分享感受

表演者先对典型个案进行理解，然后谈论自己在扮演角色时的感受与体会，扮演患者的护士或学生以患者的身份对护士提出意见和建议，扮演护士的则袒露在对患者进行心理护理过程中所遇到的困难，观察员则发表在刚才的表演中所观察到的一些细节和重点，以旁观者的身份分享感受，进行讨论和评价。

5. 总结

心理医生或教师最后对表演和个案分享进行总结，并提出问题和进一步改进的方法，以便为患者提供高质量的心理护理。

五、结果讨论

①通过心理护理角色扮演训练可以有针对性地对患者实施心理护理，同时，通过角色扮演使护士或学生相互学习、共同探讨，提高护理质量。

②心理护理角色扮演训练为护士提供了有效体会患者真实感受的平台，让他们能够理解患者并与患者产生共情，进行人性化的互动和交流，在了解患者内心需求的基础上，促使患者的心灵成长。

③心理护理角色扮演应注意多种方法的有效结合，如放松法、强化法等。

④探讨什么是共情以及共情在心理护理中的作用。

⑤探讨心理护理角色扮演的适用性。

（王艳喜、朱小虎）

附录 常用量表及问卷

一、气质测验量表

下面 60 道题可以帮助你大致确定自己的气质类型。在回答这些问题时，你认为很符合自己情况的记 2 分，比较符合的记 1 分，介于符合与不符合之间的记 0 分，比较不符合的记 –1 分，完全不符合的记 –2 分。

1. 做事力求稳妥，不做无把握的事。
2. 遇到令人气愤的事就怒不可遏，想把心里话全说出来才痛快。
3. 宁肯一个人做事，不愿很多人在一起。
4. 到一个新环境很快就能适应。
5. 厌恶那些强烈的刺激，如尖叫、噪音、危险镜头等。
6. 和人争吵时，总是先发制人、喜欢挑衅。
7. 喜欢安静的环境。
8. 善于和人交往。
9. 羡慕那种善于克制自己感情的人。
10. 生活有规律，很少违反作息制度。
11. 在多数情况下情绪是乐观的。
12. 碰到陌生人觉得很拘束。
13. 碰到令人气愤的事，能很好地自我克制。
14. 做事总是有旺盛的精力。
15. 遇到问题常常举棋不定，优柔寡断。
16. 在人群中从不觉得拘束。
17. 情绪高昂时，觉得干什么都有趣；情绪低落时，又觉得什么都没有意思。
18. 当注意力集中于一事物时，别的事物很难使我分心。
19. 理解问题总比别人快。
20. 碰到危险情景时，常有一种极度的恐惧感。
21. 对学习、工作、事业怀有很高的热情。
22. 能够长时间做枯燥、单调的工作。
23. 符合兴趣的事情，干起来劲头十足，反之就不想干。
24. 一点小事就能引起情绪波动。
25. 讨厌做那种需要耐心、细致的工作。
26. 与人交往不卑不亢。

27. 喜欢参加热烈的活动。

28. 爱看感情细腻、描写人物内心活动的文学作品。

29. 工作学习时间长了，常感到厌倦。

30. 不喜欢长时间谈论一个问题，更愿意实际动手干。

31. 宁愿侃侃而谈，不愿窃窃私语。

32. 别人说我总是闷闷不乐。

33. 理解问题常比别人慢些。

34. 疲倦时只要短暂的休息就能精神抖擞，重新投入工作。

35. 心里有话宁愿自己想，不愿说出来。

36. 认准一个目标就希望尽快实现，不达目的，誓不罢休。

37. 同样和别人学习、工作一段时间后，常比别人更疲倦。

38. 做事有些莽撞，常常不考虑后果。

39. 老师或师傅讲授新知识、技术时，总希望他讲慢些，多重复几遍。

40. 能够很快地忘记那些不愉快的事。

41. 做作业或完成一件工作总比别人花的时间多。

42. 喜欢运动量大的剧烈体育运动，或参加各种文艺活动。

43. 不能很快地把注意力从一件事转移到另一件事上去。

44. 接受一个任务后，就希望把它迅速解决。

45. 认为墨守成规比冒风险强些。

46. 能够同时注意几件事物。

47. 当我烦闷的时候，别人很难使我高兴起来。

48. 爱看情节起伏跌宕、激动人心的小说。

49. 对工作抱认真严谨、始终一贯的态度。

50. 和周围人的关系总是处不好。

51. 喜欢复习学过的知识，重复做已经掌握的工作。

52. 希望做变化大、花样多的工作。

53. 小时候会背的诗歌，我似乎比别人记得清楚。

54. 别人说我"出语伤人"，可我并不觉得这样。

55. 在体育活动中，常因反应慢而落后。

56. 反应敏捷，头脑机智。

57. 喜欢有条理而不甚麻烦的工作。

58. 兴奋的事常常使我失眠。

59. 老师讲新概念，常常听不懂，但是弄懂以后很难忘记。

60. 假如工作枯燥无味，马上就会情绪低落。

根据以上题目所选结果对照各维度进行相加汇总。

计分表

气质类型	测验题号	总　分
胆汁质	2，6，9，14，17，21，27，31，36，38，42，48，50，54，58	
得分		
多血质	4，8，11，16，19，23，25，29，34，40，44，46，52，56，60	
得分		
黏液质	1，7，10，13，18，22，26，30，33，39，43，45，49，55，57	
得分		
抑郁质	3，5，12，15，20，24，28，32，35，37，41，47，51，53，59	
得分		

二、90 项症状自评量表（SCL－90）

以下列出了有些人可能会有的问题，请仔细阅读每一条，然后根据最近一周内下述情况影响你的实际感觉，在每项陈述对应的五个选项中选择适合你的一项。1 表示没有，2 表示很轻，3 表示中等，4 表示偏重，5 表示严重。

1. 头痛。
2. 严重神经过敏，心神不定。
3. 头脑中有不必要的想法或字句盘旋。
4. 头晕或昏倒。
5. 对异性的兴趣减退。
6. 对旁人求全责备。
7. 感到别人能控制你的思想。
8. 责怪别人制造麻烦。
9. 忘性大。
10. 担心自己的衣饰整齐及仪态的端庄。
11. 容易烦恼和激动。
12. 胸痛。
13. 害怕空旷的场所或街道。
14. 感到自己精力下降，活动减慢。
15. 想结束自己的生命。
16. 听到旁人听不到的声音。
17. 发抖。
18. 感到大多数人都不可信任。
19. 胃口不好。
20. 容易哭泣。
21. 同异性相处时感到害羞不自在。

22. 感到受骗，中了圈套或有人想抓你。

23. 无缘无故地感觉到害怕。

24. 自己不能控制地大发脾气。

25. 害怕单独出门。

26. 经常责怪自己。

27. 腰痛。

28. 感到难以完成任务。

29. 感到孤独。

30. 感到苦闷。

31. 过分担忧。

32. 对事物不感兴趣。

33. 感到害怕。

34. 感情容易受到伤害。

35. 感到别人能知道你的私下想法。

36. 感到别人不理解你、不同情你。

37. 感到人们对你不友好、不喜欢你。

38. 做事情必须做得很慢以保证做正确。

39. 心跳得厉害。

40. 恶心或胃不舒服。

41. 感到比不上别人。

42. 肌肉酸痛。

43. 感到有人在监视你、谈论你。

44. 难以入睡。

45. 做事必须反复检查。

46. 难以作出决定。

47. 怕乘电车、公共汽车、地铁或火车。

48. 呼吸困难。

49. 一阵阵发冷或发热。

50. 因为感到害怕而避开某些东西、场合或活动。

51. 脑子变空了。

52. 身体发麻或刺痛。

53. 喉咙有梗塞感。

54. 感到前途没有希望。

55. 不能集中注意力。

56. 感到身体的某一部分软弱无力。

57. 感到紧张或容易紧张。

58. 感到手或脚变沉重。

59. 想到死亡的事。

60. 吃得太多。

61. 当别人看着你或谈论你时感到不自在。

62. 有一些不属于你自己的看法。

63. 有想打人或伤害他人的冲动。

64. 醒得太早。

65. 必须反复洗手、点数目或触摸某些东西。

66. 睡得不稳不深。

67. 有想摔坏或破坏东西的冲动。

68. 有一些别人没有的想法或念头。

69. 感到对别人神经过敏。

70. 在商场或电影院等人多的地方感到不自在。

71. 感到任何事情都很困难。

72. 一阵阵恐惧或惊恐。

73. 感到在公共场合吃东西很不舒服。

74. 经常与别人争论。

75. 单独一个人时神经很紧张。

76. 别人对你的成绩没有做出恰当的评论。

77. 即使和别人在一起也感到孤独。

78. 感到坐立不安、心神不定。

79. 感到自己没有什么价值。

80. 感到熟悉的东西变陌生或不像真的。

81. 大叫或摔东西。

82. 害怕会在公共场合昏倒。

83. 感到别人想占你便宜。

84. 为一些有关"性"的想法而苦恼。

85. 你认为应该因为自己的过错而受惩罚。

86. 感到要赶快把事情做完。

87. 感到自己的身体有严重问题。

88. 从未感到和其他人亲近。

89. 感到自己有罪。

90. 感到自己的脑子有毛病。

计分表

因子	测验题号	因子总分	因子分
躯体化	1, 4, 12, 27, 40, 42, 48, 49, 52, 53, 56, 58		
得分			
强迫	3, 9, 10, 28, 38, 45, 46, 51, 55, 65		
得分			
人际关系敏感	6, 21, 34, 36, 37, 41, 61, 69, 73		
得分			
抑郁	5, 14, 15, 20, 22, 26, 29, 30, 31, 32, 54, 71, 79		
得分			
焦虑	2, 17, 23, 33, 39, 57, 72, 78, 80, 86		
得分			
敌对	11, 24, 63, 67, 74, 81		
得分			
恐怖	13, 25, 47, 50, 70, 75, 82		
得分			
偏执	8, 18, 43, 68, 76, 83		
得分			
精神病性	7, 16, 35, 62, 77, 84, 85, 87, 88, 90		
得分			
其他	19, 44, 59, 60, 64, 66, 89		
得分			
总分			
总均分			
阳性项目数			
阴性项目数			
阳性症状均分			

三、抑郁自评量表（SDS）

下面有 20 条文字，请仔细阅读每一条，把意思弄明白，然后根据您最近一周的实际情况打分。1 表示没有或很少时间有这种情况，2 表示小部分时间有这种情况，3 表示相当多时间有这种情况，4 表示绝大部分或全部时间有这种情况。

1. 我觉得闷闷不乐，情绪低落。
2. 我觉得一天之中早晨最好。
3. 我会一阵阵哭出来或觉得想哭。
4. 我晚上睡眠不好。
5. 我吃得跟平常一样多。
6. 我与异性亲密接触时和以往一样感觉愉快。
7. 我发觉我的体重在下降。
8. 我有便秘的苦恼。
9. 我心跳比平时快。
10. 我无缘无故地感到疲乏。
11. 我的头脑跟平常一样清楚。
12. 我觉得经常做的事情并没有困难。
13. 我觉得不安而平静不下来。
14. 我对将来抱有希望。
15. 我比平常容易生气激动。
16. 我觉得作出决定是容易的。
17. 我觉得自己是个有用的人，有人需要我。
18. 我的生活过得很有意思。
19. 我认为如果我死了别人会生活得好些。
20. 平常感兴趣的事我仍然感兴趣。

四、焦虑自评量表（SAS）

请仔细阅读下面每一条描述，根据您最近一周的实际感觉，选择一个最适合您的答案，请在 10 分钟左右完成。1 表示没有或很少时间有这种情况，2 表示有时有这种情况，3 表示大部分时间有这种情况，4 表示绝大部分或全部时间有这种情况。

1. 我觉得比平时容易紧张或着急。
2. 我会无缘无故地感到害怕。
3. 我容易心里烦乱或觉得惊恐。
4. 我觉得我可能将要发疯。
5. 我觉得一切都很好，也不会发生什么不幸。
6. 我手脚发抖打战。
7. 我因为头痛、背痛和颈痛而苦恼。
8. 我感觉容易衰弱和疲乏。

9. 我觉得心平气和，并且容易安静坐着。

10. 我觉得心跳得很快。

11. 我因为一阵阵头晕而苦恼。

12. 我有过晕倒发作，或觉得要晕倒似的。

13. 我吸气、呼气都感到很容易。

14. 我的手脚麻木和刺痛。

15. 我因为胃痛和消化不良而苦恼。

16. 我常常要小便。

17. 我的手脚常常是干燥温暖的。

18. 我脸红发热。

19. 我容易入睡，并且一夜睡得很好。

20. 我做噩梦。

五、A 型行为问卷

请根据您过去的情况回答下列问题。凡是符合您情况的请选择"是"；凡是不符合您情况的请选择"否"。每个问题必须回答，答案无所谓对与不对、好与不好。请尽快回答，不要在每道题目上有太多思索。回答时不要考虑"应该怎样"，只回答您平时"是怎样的"就行了。

1. 我觉得自己是一个无忧无虑、悠闲自在的人。

2. 即使没有什么要紧的事，我走路也快。

3. 我经常感到应该做的事太多，有压力。

4. 我自己决定的事，别人很难让我改变主意。

5. 有些人和事常常使我十分恼火。

6. 我急需买东西但又要排长队时，我宁愿不买。

7. 有些工作我根本安排不过来，只能临时挤时间去做。

8. 上班或赴约时，我从来不迟到。

9. 当我正在做事，谁要是打扰我，不管有意无意，我总是感到恼火。

10. 我总看不惯那些慢条斯理、不紧不慢的人。

11. 我常常忙得透不过气来，因为该做的事情太多了。

12. 即使跟别人合作，我也总想单独完成一些更重要的部分。

13. 有时我真想骂人。

14. 我做事总是喜欢慢慢来，而且思前想后，拿不定主意。

15. 排队买东西，要是有人插队，我就忍不住要指责他或出来干涉。

16. 我总是力图说服别人同意我的观点。

17. 有时连我自己都觉得，我所操心的事远远超过我应该操心的范围。

18. 无论做什么事，即使比别人差，我也无所谓。

19. 做什么事我也不着急，着急也没有用，不着急也误不了事。

20. 我从来没想过要按自己的想法办事。

21. 每天的事情都使我的精神十分紧张。

22. 就是去玩，如逛公园等，我也总是先看完，再等着同来的人。

23. 我常常不能宽容别人的缺点和毛病。

24. 在我认识的人里，个个我都喜欢。

25. 听到别人发表不正确的见解，我总想立即就去纠正他。

26. 无论做什么事，我都比别人快一些。

27. 人们认为我是一个干脆、利落、高效率的人。

28. 我总觉得我有能力把一切事情办好。

29. 聊天时，我也总是急于说出自己的想法，甚至打断别人的话。

30. 人们认为我是个安静、沉着、有耐性的人。

31. 我觉得在我认识的人之中值得我信任和佩服的人实在不多。

32. 对未来我有许多想法和打算，并总想都能尽快实现。

33. 有时我也会说人家的闲话。

34. 尽管时间很宽裕，我吃饭也快。

35. 听人讲话或报告如讲得不好，我就非常着急，总想还不如我来讲。

36. 即使有人欺负了我，我也不在乎。

37. 我有时会把今天该做的事拖到明天去做。

38. 当别人对我无礼时，我对他也不客气。

39. 有人对我或我的工作吹毛求疵时，很容易挫伤我的积极性。

40. 我常常感到时间已经晚了，可一看表还早呢。

41. 我觉得我是一个对人对事都非常敏感的人。

42. 我做事总是匆匆忙忙的，力图用最少的时间办尽量多的事情。

43. 如果犯有错误，不管大小，我全都主动承认。

44. 坐公共汽车时，尽管车开得快我也常常感到车开得太慢。

45. 无论做什么事，即使看着别人做不好，我也不想拿来替他做。

46. 我常常为工作没做完，一天又过去了而感到忧虑。

47. 很多事情如果由我来负责，情况要比现在好得多。

48. 有时我会想到一些说不出口的坏念头。

49. 即使领导我的人能力差、水平低，不怎么样，我也能服从和合作。

50. 必须等待什么的时候，我总是心急如焚，缺乏耐心。

51. 我常常感到自己能力不够，所以在做事遇到不顺利时就想放弃不干了。

52. 我每天都看电视，同时也看电影，不然心里就不舒服。

53. 别人托我办的事，我只要答应了，从不拖延。

54. 人们都说我很有耐性，干什么事都不着急。

55. 外出乘车、船或跟人约定时间办事时，我很少迟到，如对方迟到我就恼火。

56. 偶尔我也会说一两句假话。

57. 许多事本来可以大家分担，可我喜欢一个人去干。

58. 我觉得别人对我的话理解太慢，甚至理解不了我的意思似的。

59. 我是一个性子暴躁的人。

60. 我常常容易看到别人的短处而忽视别人的长处。

计分表

分量表	回答"是"的项目（计1分）	回答"否"的项目（计1分）	总分
TH 量表	2，3，6，7，10，11，19，21，22，26，29，34，38，40，42，44，46，50，53，55，58	14，16，30，54	
CH 量表	1，5，9，12，15，17，23，25，27，28，31，32，35，39，41，47，57，59，60	4，18，36，45，49，51	
L 量表	8，20，24，43，56	13，33，37，48，52	

（王艳喜、朱小虎）

参考文献

［1］［美］丹尼斯·库恩．心理学导论——思想与行为的认识之路（第9版）［M］．郑钢等译．北京：中国轻工业出版社，2004．

［2］姜俊红主编．心理学原理［M］．北京：高等教育出版社，2003．

［3］白洪海，薛花主编．医护心理学基础（第3版）［M］．北京：科学出版社，2009．

［4］陈礼翠，陈劲松主编．医护心理学基础［M］．北京：科学出版社，2013．

［5］吴玉斌主编．护理心理学［M］．北京：高等教育出版社，2003．

［6］［美］格里格，津巴多．津巴多普通心理学（第5版）［M］．王佳艺译．北京：中国人民大学出版社，2008．

［7］［美］格里格，津巴多．心理学与生活（第16版）［M］．王垒、王甦等译．北京：人民邮电出版社，2003．

［8］张春兴，杨国枢．心理学［M］．台北：三民书局，1969．

［9］林崇德主编．发展心理学［M］．北京：人民教育出版社，2009．

［10］中美联合编审委员会．简明不列颠百科全书［M］．北京：中国大百科全书出版社，1985．

［11］林增学．心理健康结构维度的研究概述及理论构想［J］．社会科学家，2000（6）．

［12］刘华山．心理健康概念与标准的再认识［J］．心理科学，2001（4）．

［13］周燕．析心理健康标准研究中存在的问题——兼评中西方心理健康观［J］．教育研究与实验，1996（4）．

［14］刘艳．关于"心理健康"的概念辨析［J］．教育研究与实验，1996（3）．

［15］罗鸣春，苏丹，孟景．中国传统文化中心理健康思想传承的四个途径［J］．西南大学学报（社会科学版），2009（3）．

［16］胡佩诚主编．医护心理学（第2版）［M］．北京：北京大学医学出版社，2008．

［17］周郁秋主编．康复心理学［M］．北京：人民卫生出版社，2010．

［18］徐光兴．临床心理学——心理健康与援助的学问［M］．上海：上海教育出版社，2001．

［19］雷秀雅主编．心理咨询与治疗［M］．北京：清华大学出版社，2010．

［20］郭念锋．国家职业资格培训教程心理咨询师（三级）［M］．北京：民族出版社，2005．

［21］郭念锋．国家职业资格培训教程心理咨询师（二级）［M］．北京：民族出版

社，2005.

[22] 张贵平主编．护理心理学［M］．北京：科学出版社，2010.

[23] 吴斌主编．护理心理学［M］．北京：科学出版社，2013.

[24] 翟惠敏．护理心理学［M］．北京：中国协和医科大学出版社，2011.

[25] ［美］帕莱格，琼斯玛．团体治疗指导计划［M］．王海芳等译．北京：中国轻工业出版社，2005.

[26] 张克主编．护理心理学［M］．北京：中国科学技术出版社，2007.

[27] 李映兰主编．护理心理学［M］．北京：人民卫生出版社，2003.

[28] 叶奕乾．普通心理学［M］．上海：华东师范大学出版社，1997.

[29] 钱铭怡编著．心理咨询与心理治疗［M］．北京：北京大学出版社，1994.

[30] 黄希庭主编．心理学实验指导［M］．北京：人民教育出版社，1987.

[31] 张小乔主编．心理咨询的理论与操作［M］．北京：中国人民大学出版社，1998.

[32] 卢建平．大学生心理咨询实用技巧与案例分析［M］．北京：中国社会教育出版社，2008.

[33] 黄发妮，付文霞．角色扮演在对焦虑症患者实施心理护理中的应用［J］．中国民康医学，2008（18）.

[34] 汪向东等编．心理卫生评定量表手册（增订版）［M］．北京：中国心理卫生杂志社，1993.

[35] 郑晓边．心理变态与健康［M］．合肥：安徽人民出版社，2005.

[36] 梁光霞主编．护理心理学［M］．上海：上海医科大学出版社，1999.

[37] 戴晓阳主编．护理心理学［M］．北京：人民卫生出版社，1998.

[38] 刘新民，谈成文主编．变态心理学导论［M］．合肥：合肥工业大学出版社，2011.

[39] 张理义主编．应激障碍［M］．北京：人民卫生出版社，2009.

[40] 李永鑫，李艺敏．国内护理工作应激研究现状［J］．护理研究，2003（11）.

[41] 方琼，吴蓓雯．护理工作应激研究进展［J］．护理研究，2007（1）.

[42] 叶一舵，申艳娥．应对及应对方式研究综述［J］．心理科学，2002（6）.

[43] 刘运合，杨伊生．心理防御机制的研究综述［J］．内蒙古师范大学学报（哲学社会科学版），2008（1）.

[44] 侯永梅．心理社会因素对心身疾病的影响［J］．中国临床康复，2004（12）.

[45] 肖计划．心身疾病（上）［J］．新医学，1999（10）.

[46] 肖计划．心身疾病（下）［J］．新医学，1999（11）.

[47] 王国强．心身疾病的心理护理原则和目标［J］．实用护理杂志，2000（4）.

[48] http://wenku.baidu.com.

[49] 张理义．临床心理学［M］．北京：人民军医出版社，2003.

[50] 梁宁建主编．基础心理学［M］．北京：高等教育出版社，2004.

[51] 林振海，陈传峰主编．心理学［M］．广州：广东高等教育出版社，2001.